湘鄂豫赣桂黔·中医适宜技术丛书

U0745542

针灸特色技术·豫

主编　邵素菊　杨永清

全国百佳图书出版单位

中国中医药出版社

·北京·

图书在版编目（CIP）数据

针灸特色技术.豫 / 邵素菊, 杨永清主编 . -- 北京：
中国中医药出版社, 2025. 4. --（湘鄂豫赣桂黔中医适
宜技术丛书）.
ISBN 978-7-5132-9387-7

Ⅰ . R245

中国国家版本馆 CIP 数据核字第 2025LQ0117 号

中国中医药出版社出版

北京经济技术开发区科创十三街 31 号院二区 8 号楼
邮政编码　100176
传真　010-64405721
廊坊市佳艺印务有限公司印刷
各地新华书店经销

开本 710×1000　1/16　印张 22.5　字数 331 千字
2025 年 4 月第 1 版　2025 年 4 月第 1 次印刷
书号　ISBN 978-7-5132-9387-7

定价　88.00 元
网址　www.cptcm.com

服 务 热 线　010-64405510
购 书 热 线　010-89535836
维 权 打 假　010-64405753

微信服务号　zgzyycbs
微商城网址　https://kdt.im/LIdUGr
官 方 微 博　http://e.weibo.com/cptcm
天猫旗舰店网址　https://zgzyycbs.tmall.com

如有印装质量问题请与本社出版部联系（010-64405510）
版权专有　侵权必究

《湘鄂豫赣桂黔·中医适宜技术丛书》

编委会

《针灸特色技术·豫》

编委会

总序

《湘鄂豫赣桂黔·中医适宜技术丛书》

中国针灸博大精深、源远流长，沉淀着几千年来我国人民和疾病斗争的临床经验与养生智慧。针灸医学在形成、应用和发展的过程中，具有鲜明的中国民族文化与地域特征，是基于中国民族文化和科学传统产生的宝贵遗产。湖南、湖北、河南、江西、广西、贵州等省、自治区中医药文化底蕴深厚，中医适宜技术特色鲜明，影响力仍在不断扩大。

湖南省，地处中国中部，位于长江中游，因大部分区域在洞庭湖以南而得名"湖南"，因省内最大河流湘江流贯全境而简称"湘"。湖湘历史，源远流长，人文荟萃，名作争辉。湖湘浩如烟海的著述，凝聚了潇湘名人学者、圣贤豪杰的聪明睿智，汇集了湖湘文化的精华。所谓"一方水土养一方人"，千百年来，湖湘区域特色不仅促成了极具内涵的湖湘文化，而且为湖湘中医的形成、发展与繁荣奠定了坚实的基础。湖湘中医是中国医学的重要组成部分，为中国医学发展作出了巨大贡献。

湖北省，地处中国中部偏南，同样位于长江中游，因在洞庭湖以北，故名湖北，简称"鄂"。湖北省东、西、北三面环山，中部为"鱼米之乡"的江汉平原。荆楚文化，因楚国和楚人而得名，是周代至春秋战国时期在江汉流域兴起的一种地域文化，它主要是指以当今湖北地区为主要辐射地的古代荆楚历史文化。荆楚文化继承了许多商周文化特点，具有鲜明的地域特色和巨大的经济文化价值。湖北是"炎帝"神农的诞生地和"药圣"李时珍的故乡，拥有尽纳百草精华的世界级"天然药园"——神农架，这里中草药资源丰富，中医药文化底蕴深厚，是中国传统医药文化的重要发祥地之一。

河南省，地处中国中东部，位于黄河中下游，古称中原、豫州、中州，简称"豫"，因历史上大部分时间此地位于黄河以南，故名河南。河南是中华民族的发源地和华夏文明的发祥地，龙的故乡，道家思想、墨家思想、名家思想、法家思想、纵横思想等均起源于此地。中医药文化也在这里萌芽并走向中华大地。由于河南地处黄河中下游，横贯黄淮海平原，河道纵横交错，造就了肥沃的土壤，四季分明，气候适宜，为农业的发展创造了良好条件。河南自古以农为本，造就了独特的人文思想和文化特色，同样造就了独具中原特色的中原中医药文化，这里有本地水土滋养的中草药，有中原大地孕育的中医巨匠。

江西省，地处中国东南部，位于长江中下游南岸，简称"赣"，因公元733年唐玄宗设江南西道而得省名，又因为江西最大河流为赣江而得简称。江西素有"物华天宝、人杰地灵"之美称，一湖（鄱阳湖）一江（赣江）孕育了兼容并蓄的江西文化，在绚丽多姿的赣文化和鄱文化影响下，江西中医人才辈出，形成了特色鲜明的赣鄱中医文化。赣鄱中医文化在汲取传统中医文化精华的同时，享受着千年赣鄱文化的滋润与哺育，受典型地域环境影响和浓郁人文环境熏陶，逐步将中医理论探索、临床实践、中药炮制、中药营销、中医教育发展融为一体。

广西壮族自治区，地处中国华南地区西部，因广西大部分地区属于秦统一岭南后所设置的桂林郡而简称"桂"，是中国少数民族自治区之一，也是西南地区最便捷的出海通道，在中国与东南亚的经济交往中占有重要地位。广西悠久的历史和独特的气候、地理环境，形成了独具岭南特色的八桂文化。八桂文化是以广西地区民族文化为主，结合鲜明的地域山水特色，形成了和谐统一的地域表征，其内容丰富，涵盖了八桂的山水、人物、神话、名胜、民俗、美食、建筑、医药等众多广西本土的文化。

贵州省，地处中国西南腹地，简称"黔"或"贵"，与重庆、四川、湖南、云南、广西接壤，是西南交通枢纽。贵州民族文化从古至今一直与中原文化相互交流，并成为了中华民族文化的一个有机组成部分，由于其独特的封闭性地理环境，贵州民族文化保存了其独特性。贵州省药材资源丰富，是全国四大中药材产地之一，自古就有"夜郎无闲草，黔地多灵药"的美誉。尤其是苗药，是苗族人民长期与疾病斗争的过程中，使用、研究和总结并代代相传下来的，具有起源时间早、资源丰富、品种繁多、用药独特、疗效显著等特点，是中医药领域的一朵奇葩，以天然、绿色而备受青睐。

在中国针灸漫长的发展历程中，一代代针灸名家潜心研究，薪火相传，使针灸理论日臻成熟，针灸技法日益完善。尤其是近现代，一大批针灸医家勇于探索，经过不懈努力，创立或发展了不少独具特色的针灸技法，表现出既有传承和发扬，又有变革和异化的特点，使针灸技法呈现出百花齐放、异彩纷呈的欣欣向荣景象，极大拓展了传统针灸的应用范围，提高了针灸的临床疗效，促进了针灸学术和技术的发展。

2010年11月16日，"中医针灸"正式通过联合国教科文组织保护非物质文化遗产政府间委员会第五次会议审议，被列入"人类非物质文化遗产代表作名录"，使中医针灸的自然、绿色健康理念与方法，将得到更多的了解、理解和尊重，为传统针灸理论方法提供了更加良好的发展环境。针灸不仅是中国的文化遗产，还是人类非物质文化遗产之一，在世界范围内提高其共享度，使其成为服务于全人类生命健康的宝贵资源。

2018 年，湖南中医药大学第一附属医院针灸科成功入选国家中医药管理局区域中医（专科）诊疗中心建设单位，专科辐射区域包括湖南、湖北、河南、广西、江西等省、自治区。为了更好地推广和传承这些区域的针灸特色技术，充分发挥这些技法的特色和优势，提高针灸临床疗效，推进中医药传承创新，进一步提升"湘、鄂、豫、赣、桂、黔"六省区中医适宜技术在各级卫生医疗机构的服务能力，充分发挥中医药适宜技术在广大基层防治常见病、多发病中的优势作用，湖南中医药大学第一附属医院国家中医药管理局区域中医（针灸）诊疗中心项目组牵头编写《湘鄂豫赣桂黔·中医适宜技术丛书》，包括《针灸特色技术·湘》《针灸特色技术·鄂》《针灸特色技术·豫》《针灸特色技术·赣》《针灸特色技术·桂》《针灸特色技术·黔》六册，丛书紧密结合湘、鄂、豫、赣、桂、黔六地的文化特色，充分体现其开创性和权威性，系统、全面地收集整理具有代表性的针灸特色技术，其内容丰富，图文并茂，技术操作简便、费用低廉，值得广泛推广应用。

湖南省针灸学会原会长

严洁

湖南中医药大学教授、博士生导师

2024 年 5 月

总前言

《湘鄂豫赣桂黔·中医适宜技术丛书》

为促进中医学术流派发展，加强对针灸名家学术经验、特色技术的传承，特组织人员编撰《湘鄂豫赣桂黔·中医适宜技术丛书》。本丛书由国家中医药管理局区域中医诊疗中心（针灸）建设项目和国家中医药管理局高水平中医药重点学科（针灸学）资助，包括《针灸特色技术·湘》《针灸特色技术·鄂》《针灸特色技术·豫》《针灸特色技术·赣》《针灸特色技术·桂》《针灸特色技术·黔》六个分册。每个分册均包括文化篇和技法篇两大篇章，文化篇主要介绍各地域文化和中医的渊源与特点，技法篇主要介绍各地域具有代表性的针灸特色技术，所载技术的入选原则包括：地域性、有效性、科学性、安全性、操作性。每项技术重点介绍该疗法特点、理论基础、适应证、疗法操作、注意事项、临床验案等，并配有图片说明，简洁直观。

在编写形式上，本套丛书结构层次清晰，遵循"科学、实用，通俗、易懂"的基本原则，紧密结合湘、鄂、豫、赣、桂、黔六地的文化特色，收集整理具有代表性的针灸特色技术，兼顾不同地区、不同层次临床医务人员对各专科常见疾病、多发疾病的认识，同时结合案例、图片等多种编撰和展现形式，进一步提高本套丛书的可读性与临床实用性。整套丛书内容简要而不失详尽，浅显易懂又全面丰富，既包含临床知识技能，又纳入许多文化底蕴和相关中医知识故事，使内容不至严肃死板，读者在丰富临床技能之余，还能了解更多地域文化知识及中医特色，使得学习变得更为生动有趣，有利于进一步提高读者学习阅读的积极性。

本丛书作为中医适宜技术丛书，对从事针灸临床工作的同人具有较大的参考价值，同时还可作为各区域医院专科技能规范化培训、继续教育及临床实习辅导丛书，提高专科人员临床水平，促进医疗技术水平的进一步提高。

参加编写《湘鄂豫赣桂黔·中医适宜技术丛书》的作者是来自湘、鄂、豫、赣、桂、黔六地医学院校及医疗机构的针灸专家，他们多在临床一线工作，在繁忙的临床和管理工作之余完成了本套丛书的编写工作，在此向他们表示衷心的感谢。全体编者均以高度认真负责的态度参加了本丛书编撰工作，但由于编写时间仓促且涉及众多区域，各区域编写人员的思维方式、知识层次、经验积累存在差异，因此书中难免存在不足之处，敬请广大读者提出宝贵意见，以便再版时修订提高。

湖南省针灸学会会长、国家"万人计划"教学名师　常小荣

国家中医药管理局高水平中医药重点学科（针灸学）负责人

章薇

湖南省名中医

2024 年 5 月

　　中原大地是中国古代文明的发祥地，见证了中华民族历史文化的起源和发展，创造了中原早期发达的农业文明，传承了瑰丽的中国传统医学医术。豫州大地中医药传说源远流传，中医文化遗迹遍布全省，中医人才辈出，道地药材资源丰富且绵延长不绝，医疗事业繁荣兴旺，豫州医学魅力无穷，影响深远。从伏羲制九针始，历代统治者均重视针灸的发展，而宋代国家医疗机构通过制作针灸铜人、规范穴位、开展医学教育等方式，极大地促进了针灸技术的发展。

　　自中华人民共和国成立以来，河南针灸技术持续创新发展。邵经明先生作为河南当代针灸事业的奠基者，与同道一起深耕于河南中医学院（现河南中医药大学），不仅创立了全国首批中医学术流派——河南邵氏针灸流派，还培养了诸多优秀针灸人才，形成了精于传承、勇于创新的针灸发展态势。作为河南针灸界的翘楚，他们在继承的基础上，根据临床需要，结合现代科学知识，提炼出众多临床疗效显著、操作简便、特色鲜明、理论新颖的特色适宜技术，为提升针灸行业水平注入了新的活力。

　　《针灸特色技术·豫》是一部展现河南省特色针灸技术的极具实用性的针灸专著。本书分文化篇与技法篇。文化篇简单介绍了河南文化和河南中医；技法篇介绍了35种针灸技术，每种技术独立成章。这些技术疗效显著、特色鲜明，是河南省众多医家经长期临床实践总结而出的，其中多位医家前辈已过世，他们的技术是由传承人在继承其学术思想的基础上，结合跟师侍诊时的经验总结而成，如邵氏五针法、毕氏环中上穴针法、王氏面三针法、中原帖氏飞针疗法、李氏龙凤补泻针法、口内三针，等等，这些针灸技术可谓河南省宝贵的中医文化遗产。

在编写中，我们基于临床需求，力求为针灸临床医师及针灸爱好者提供一些临床有效的特色技术，不足之处敬请广大读者提出意见。

《针灸特色技术·豫》编委会

2025 年 1 月

目录
CONTENT

文化篇

技法篇

文化篇

河南古称『华夏』『豫州』，河南居九州之腹，中天而立，地处黄淮大平原，适于农业耕作，因此成为中国最早出现人类活动和开发的地区之一。

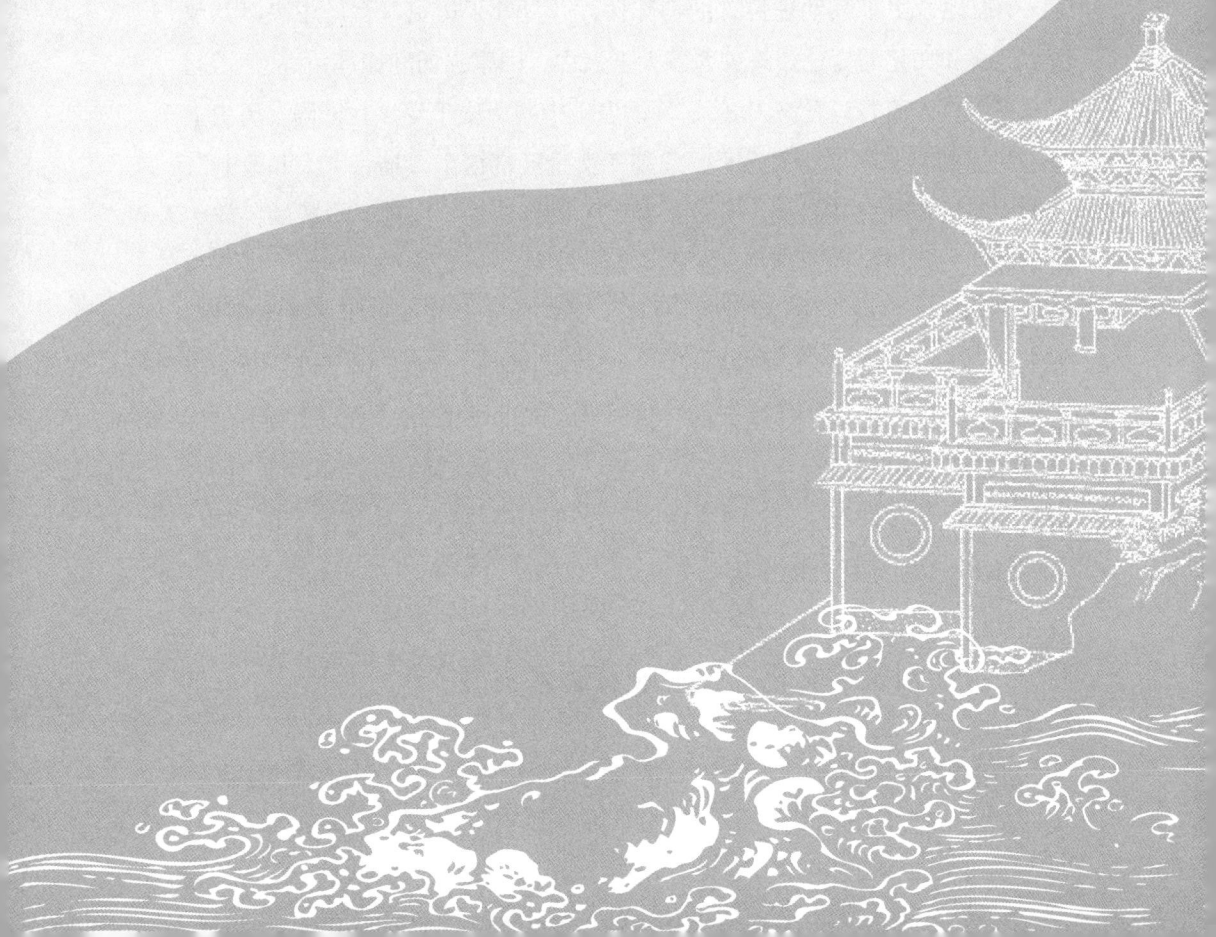

河南古称"华夏""豫州",居九州之腹,中天而立,地处黄淮大平原,适于农业耕作,因此成为中国最早出现人类活动和开发的地区之一。自古"得中原者得天下",古之帝王多建都于此。"昔三代之居,皆在河洛之间",都宛丘、葬于陈的"人文始祖"伏羲、女娲,初都于陈的炎帝,与诞生并建都于轩辕丘(今河南省新郑)的"人文始祖"黄帝成为华夏民族共同的祖先,形成了中华民族多元一体的民族格局。公元前 3000 年左右,黄帝在轩辕丘建立了"有熊国",文明曙光初现;公元前 21 世纪,启建都于阳城(今河南省登封),夏之始建,最早的中国在此形成,由此拉开中国文明的幕布。夏建国并发展在"天下之中"的中原地区,使"中国"成为中华民族国家的称谓。自夏朝以降,前后共计二十余个王朝的二百多个皇帝都在这里君临天下,几度创造了我国政治文明的巅峰,特别是在夏、商、周几个中华文化形成的关键时期,国都所在地多数都处于河南。

中原地区由于其地理位置的特殊性,一直处于历史舞台的中央,其政治、经济和文化的变迁始终关系着天下兴亡、国家强弱和民族荣辱,"若问古今兴废事,请君只看洛阳城",一语道破中国历史千年兴亡密码。历史上曾出现魏晋南北朝民族大融合,北魏孝文帝迁都洛阳,推行"太和改制",促进文明进步和民族融合,有效地缓解了民族隔阂,出现了空前的民族大团结局面。隋唐时期万国来朝,许多西北少数民族集聚东都洛阳,进一步促进了多民族融合。宋元时期,契丹、女真、蒙古等少数民族汇于中原,再次形成中原民族大融合的局面[1-2]。朝代的更迭以及东、西、南、北文化的融入、聚集和传播,使强大的"包容性"和"吸纳力"成为豫州文化特有的标签,折射至社会生活的方方面面,影响着人们的思维方式和行为方式,不仅赋予了豫州文化强大的生命力,同时也为中国传统医学的诞生、发展和壮大提供了优良的土壤。

一、豫州农耕文化,促成岐黄医术发展

河南地处黄河中下游,横贯黄淮海大平原,纵横交错的河道,造就了

肥沃的土壤。它具有先天的优势，气候温暖湿润，四季分明，为农业的发展创造了良好条件，是我国农业的重要发源地。早在新石器时代早期，河南地区已出现了原始农业，新郑县的裴李岗遗址发现了石磨盘、石斧、石铲和石镰等农业生产工具，舞阳贾湖遗址发现了稻作遗存以及牛、羊、猪、狗等家畜的骨骼，说明早在新石器时代河南地区的农业已经相当发达。

现今我们将中医称为岐黄之术，尊黄帝为中医之鼻祖，但炎帝神农氏与中医的关系远远超过黄帝：炎帝斫木为耜，揉木为耒，教人播种五谷，于是有稻、粱、麦、豆可食；教人们驯兽为畜，百姓有家畜饲养；"神农尝百草"，体察药物寒、温、平、热之性，辨七十二毒，用草药来解决百姓的疾苦；神农氏植五谷莳嘉禾，在农耕生活中累黍定尺，累黍以定丝竹之音，产生了最早的度量衡和阴阳黄钟十二律，产生角、徵、宫、商、羽五音，五音入五脏，是中医音乐疗法的起源。

《大戴礼记》和《史记》中记载："黄帝居轩辕之丘。"黄帝建都的轩辕丘在河南新密境内的曲梁乡，新密是当时炎帝神农氏活动的重要区域，现新密境内众多遗址如黄帝城、黄帝宫、轩辕宫、岐伯山、岐伯墓、岐伯泉、岐伯洞、药王庙等证明黄帝曾携岐伯、雷公、伯高、鬼臾区、桐君、俞拊等众臣子长期在新密一带活动。由此可见，河南不仅是农业的发源地，亦是岐黄文化的发祥圣地和《黄帝内经》（简称《内经》）思想的形成地。

1. 火文化与灸法发展

火的发现和使用，是旧石器时代原始人的一项特别重大的成就，也是原始农耕文化发展的关键要素。今河南商丘境内是有关原始人火发现、保存遗迹的主要区域，而关键人物是燧人氏和阏伯。燧人氏与"伏羲氏""神农氏"并称为"三皇"，燧人氏创钻木取火，并传授于民众，《韩非子·五蠹》记载："上古之世，民食果蓏蚌蛤，腥臊恶臭，而伤肠胃，民多疾病，有圣人作，钻燧取火，以化腥臊，而民悦之，使王天下，号之燧人氏。"火的运用不仅改变了先民茹毛饮血的食性，也促进了中医的发展。火的运用是中医食疗、食养的开端，是灸法、熨烫、焫法等外治疗法的构建基础；食物烹饪方式中的炮（钻火使果肉而燔之）、煲（用泥包裹后烧）和焙炒（将植物种子置于烧热的石片上炒）等技术直接促成了中药炮制技术以及中药汤剂的发展。

阏伯为火种的保存作出了突出的贡献，死后被后人尊奉为"火神"，其保存火种的地方建庙祭祀，即现在的"火神庙"，又称"阏伯庙"或"阏伯台"。李福昌先生在《人类用火方式的研究与收藏》中提到"现今河南商丘仍耸立着有 35 米高的火神台，是历代人民纪念火正阏伯的火神庙。4000 多年前，阏伯在此一边守护火祖——燧人氏的陵墓，一边在台下照看保护火种，同时观察火星的运动，研究历法，指导农耕。这里的火种代代相传，人称'中华第一火种'。"[3-4] 运用火的能力及艾草的大量种植，使豫州人民较早掌握了艾灸的用法。东汉张仲景在《伤寒论》中提出"阳证宜针，阴证宜灸"的观点，说明当时医家已经将灸法等外治技术熟练运用于医事活动中；唐代医家孙思邈在河南行医期间，运用艾灸预防传染病，扩大了艾灸的临床治疗范围，并对灸法理论进行阐述，极大地推动了灸法的学术发展。

白云苍狗，斗转星移，灸法技术在豫州大地代代传承不息，根据临床需要不断推陈出新。现今河南名医中，在中医经典理论的指导下，根据自身临床经验、科研成果形成了诸多行之有效、易于推广的灸法。如高氏透灸法，依据"灸不三分，是谓徒冤"的理论，将灸量作为疗效的重要参数，通过严格把控艾炷的尺寸和壮数控制灸量；注重灸后的机体反应，根据灸后机体出现的疼痛、灸斑、灸疮以及灸后肌肤颜色的变化作为评定透灸疗效的标准。豫派火龙灸法，在沿用古代宫廷养生秘术的基础上，经改进革新而成为补阳散寒之疗法，具有温、通、调、补等功效，疗效显著，受众面广。通督温阳长蛇灸法，取自民间，现代临床不仅扩大了传统长蛇灸的施灸部位，优化了铺灸介质，并将针、罐、药、姜、灸多种方式融为一体，发挥协同作用，大大提高了疗效。药火灸法和温筋通痹灸法均是在传统铺灸的基础上进行的创新，将艾灸与药物相结合，师古而不泥古。阴阳互引隔姜灸法，则是依《内经》"针所不为，灸之所宜"及《扁鹊心书》"保命之法，灼艾第一，丹药第二，附子第三"之论，根据"从阴引阳，从阳引阴"的治疗原则，在特定的穴位上施隔姜灸，治疗白细胞减少症、甲状腺功能减退等多种慢性疾病疗效显著。这些极具特色、传承已久的灸疗方法，通过技术的不断改进、优化，已初步形成了较为规范的操作流程，并且运用范围拓展到内、外、妇、儿等多种疾病中。灸法在豫州大地的悠久传承和广泛运用，为中医外治疗法的传承和发展作出了重要贡献。

2. 酒文化与中医药运用

随着生产力的发展，农业的进步，如高粱、谷物等产量增加，人们在满足果腹的同时逐渐掌握了酿酒技术，因此，河南既是农业的发源地，又是酒文化发源地。最新考古资料显示，中国最早的酒与酒器发源于贾湖村，被称为"贾湖文化"，贾湖遗址位于河南省舞阳县北舞渡镇贾湖村。《说文解字》对"酒"字的描述："古者仪狄作酒醪，禹尝之而美，遂疏仪狄。杜康作秫酒。"秫酒即高粱酒、白酒。在"帚"字下述："古者少康初作箕帚秫酒。少康，杜康也。葬长垣。"长垣即今河南省长垣县。

杜康创造秫酒酿造方法，为我国白酒制造业的发展奠定了基础，东汉班固在《汉书·食货志》论："酒，百药之长。"对酒的医学药用价值做了极高的评价。传统中医药文化与中国酒文化"同宗同源"。自古有"医巫同源""医易同源"之说。上古时期，巫医们在治病时借助酒力使药物发挥疗效，许慎在《说文解字》解释："醫，治病工也。从殴从酉。殴，恶姿也。醫之性然，得酒而使，故从酉。"用药酒治病、养生在历代医药著作都有大量记载，殷墟出土的甲骨文记载"鬯其酒"，是我国目前有关养生酒的最早文字资料。《素问·汤液醪醴论》中对酒进行了专门论述："黄帝问曰：为五谷汤液及醪醴，奈何？岐伯对曰：必以稻米，炊之稻薪，稻米者完，稻薪者坚。帝曰：何以然？岐伯曰：此得天地之和，高下之宜，故能至完；伐取得时，故能至坚也。""鸡矢醴"就是当时的药酒名，以"醴"治病，说明黄帝时期，酒已被广泛运用于治疗中。张仲景的《伤寒论》和《金匮要略》中就有 20 多个方剂中用到了酒，李时珍的《本草纲目》收载了 200余个药酒方，而后世各种著名药酒对防病治病也起到了重要作用 [3, 5]。

豫州人民最早掌握了酿酒技术，对药酒的制作以及用酒炮制中药更是熟稔于心，以河南道地药材四大怀药入酒的各种药酒，在豫州中医养生、治病过程中发挥了巨大的作用。

3.种植业与中草药开发

《禹贡》中载：天下"九州"中"豫州"的土壤品级为"中上"，肥沃的土壤是种植业发展的基础，而人们在农业生产开垦土地、播种、收获等环节中，工具是不可或缺的因素之一。商代是青铜时代的鼎盛时期，青铜器常作为礼器和兵器，但也应用于手工业中，经证实即为掘土翻地用的"镬"以及"斧""镰""锄"等青铜工具极大地推动了农业种植业的发展。

勤劳智慧的劳动人民在长期的农业活动中，不断发掘、筛选并培育了大量中草药，据不完全统计，约有2780多种中药材在这里生根发芽、成长收获，如怀庆府（今河南焦作）的"四大怀药"，新密的"金银花"，南阳的"山茱萸"都是声名远播的道地药材。"四大怀药"距今已有3000多年的栽培历史，自周伊始，历代都将"四大怀药"列为皇封贡品。此外，禹白芷、裕丹参、密二花、息半夏、桐桔梗、山茱萸、辛夷花、连翘、冬凌草、柴胡等，道地药材，质优量大 [3]。丰富的药材资源，为豫州中医药的发展奠定了坚实的物质基础，大批长期在中原地区从事医药活动的大家，如战国时期的神医扁鹊，三国时期外科鼻祖华佗，南北朝时期的针灸家皇甫谧，唐代著名医药学家、药王孙思邈等，都曾在河南行医采药，著书立说。河南省南阳市是"世界艾乡"和全国中药材主产区之一，在中国艾草市场中占据着重要位置，而火文化的兴起，使艾灸被广泛应用于临床，为豫州地区针灸事业的发展起到了极大的推动作用。

4.农耕文明与中医药

农业生产是人们和自然环境相互作用的过程，豫州先民们在长期与大自然做斗争、劳动耕作的实践中，逐渐认识了自然规律，月令书的产生就是最有力的见证。月令书《夏小正》即夏代历书，以干支纪元，按照一年十二个月编排了气候、物候、农事、祭祀、政治等活动，对农业生产具有重要的指导意义 [6]，人们在掌握气候对农作物生长规律的同时，通过归纳总结，掌握了二十四节气变化规律以及节气变化对人体产生的影响，同时赋予了干支阴阳五行的意义，这种古代哲学和天文学的统一，为中医理论的形成奠定了基石，在此基础上形成了藏象学说、运气学说、经络学说、子午流注、时间医学以及三才思想。

根据中医的整体观，天人合一，人体气血的运行是受时间变化的影响。豫州针灸学者们极其重视时间变化对人体气血盛衰的影响，治疗时视天、司地、法人，三才思想运用自如，疗效显著。邵氏火针疗法即是在传统针灸中的子午流注针法的基础上发展而来，运用火针治疗瘰疬，以及沿皮透刺针法分期治疗面瘫，不仅强调手法的运用，更注重分期择机治疗，充分体现了豫州针灸医家注重疾病不同发展阶段气血盛衰，真正做到"因人""因时"制宜。邵氏益肺通窍贴治疗肺系疾病时，遵循"春夏养阳、秋冬养阴"原则，选取三伏天作为贴敷治疗时机，具有未病先防、既病防变的效果。

二、宗教哲学思想，铸就豫州中医魅力

1.《易经》文化构建中医思维

"河出图，洛出书，圣人则之"，太昊伏羲氏（今河南周口市淮阳人）根据河图洛书的内容创造了先天八卦，周文王拘于羑里（今安阳汤阴）而推演后天八卦，河图洛书当中蕴含了左旋之理、象形之理、五行之理和阴阳之理等奇妙的内容，构成了中华文化、阴阳五行之术的起源[7]。中华民族的祖先通过观察自然现象的特征而不断累积的经验和智慧，也是中医药理论的根源，其中所蕴含的"天人合一"的整体观和易象思维方式，形成了中医独特的思维模式，贯穿中医的理、法、方、药、针之中，诠释人体的结构、生理功能及疾病发生规律，并指导临床的诊断、治疗与康复过程。"药神"孙思邈对中医和易学关系的高度概括为"不知易，不足以言太医"。

河南是易经文化的发祥地，千百年来日常生活中习得的易经智慧，以及医易的同源性，使豫州中医家们擅长将易学中的象数思维以及时空关系模型运用到医事活动中，针灸领域主要体现在取穴方法和针刺手法两方面。

在取穴方法方面，医易结合最为密切的是子午流注针法和灵龟八法针

法，子午流注针法是一种针灸时间医学疗法的古典针法，起源于《易经》的纳甲法和纳支法，用于描述人体经气犹如潮水，涨退有时，值时的经气为当时之气，故在"值时经"取穴效果最佳，时间便是子午流注的精髓；灵龟八法，则是根据《周易》八卦及《周易》阴阳消长原理创造的一种取穴方法，以奇经八脉的八个交会穴，配合洛书的数字，对应文王八卦的方位而成。目前，豫州太极阴阳罐疗法以太极阴阳命名，以平衡阴阳为治疗目的，理论中以火罐的大小、龙凤罐的命名、经脉的左右上下顺逆分阴阳，从阴阳相互制约及阳中求阴，操作中从以元阴元阳为鱼眼走出太极图，太极拳的起势收势，医患之间真气互动等要点，无不是易经哲学思想的体现。孙六合先生的口内三针治疗面瘫，亦是从平衡阴阳入手，把人体看成一个太极图，面颊侧为阳侧，颊黏膜侧为阴侧，颊黏膜针刺从阴施治，面部针刺从阳施治，其目的是通过"调和阴阳"使机体恢复到"阴平阳秘"的健康状态。冉氏"益气通经"指针法则以指代针，根据任、督二脉皆起于胞中，分行于人体前后正中，形成一个"如天地之子午"的整体循环的经络循行规律，利用阴阳互根的关系，阴中求阳，重用气海穴治疗腰椎间盘突出症。

　　针刺手法方面，量化的数是由"易"中之数演变而成，《周易·系辞传》中有"天一、地二、天三、地四、天五、地六、天七、地八、天九、地十"之说，《尚书·洪范》释："天一生水，地二生火，天三生木，地四生金，天五生土，此系生数也；地六成水，天七成火，地八成木，天九成金，地十成土，故谓之成数也。"手法"补"与"泻"的计量单位亦是依据《易经》中的九阳数和六阴数，如烧山火，透天凉及龙虎交战皆是以"9"或"6"作为基数的补泻手法。现代的豫州针灸医家将"数"的运用更加精准，可从治疗方法的命名和针刺手法上窥知一二。譬如以"生数"命名的"邵氏五针法""吴氏中医筋骨三针疗法""王氏面三针法""口内三针""郭氏背三针""两穴五针"以及"踝三针"等治疗方法，体现了"生生之谓易""天地之大德曰生"的《易经》思想。部分豫州医家在古法"烧山火、透天凉"的基础上进行了优化和创新，譬如李氏龙凤补泻针法、毕氏环中上穴针法等，手法运用更贴合临床，利于操作和传承，这些以手法见长的针灸技法，其根本思想亦是易经文化中"数"的运用。

2.道家思想赋予中医药哲学智慧

河南是道教鼻祖——老子的故乡，是道教的重要传播区域，亦是道家思想的发源地，老子故里即今鹿邑县境内的太清宫、老君台等旅游景区相传为当年老子授学和升仙之地。史载老子、庄子等都曾在河南大地上给我们开示了"道法自然"的哲学思想。《老子》曰"道生一，一生二，二生三，三生万物……冲气以为和"，一者，气也。道生一，即道生气，道以气之形态出现，阴阳、万物皆生于气，统一于气。这种气一元论和"生化不息"的思想在后世经典中也得到了继承和发展，《庄子·知北游》曰："人之生，气之聚也，聚则为生，散则为死……故曰通天下一气，圣人故贵一。"气一元论思想构成了以《黄帝内经》为代表的中医学理论的基础。

在豫州大地上，道家文化思想根深蒂固，使人们形成了崇尚自然的生命观，朴素的辩证法思想、"大象无形"的哲学理念深深地影响到中医大家们。譬如河南方言中常见的"中"释义为不偏不倚、折中、适中，体现了道家"以平为期"的处世之道。东汉张仲景，南阳涅阳县（今河南省邓州市穰东镇张寨村）人，在《伤寒论》中亦有"太阳病三日……此为坏病，桂枝不中与之也""伤寒五六日……但满而不痛者，此为痞，柴胡不中与之，宜半夏泻心汤"等河南方言，说明早在1700年前，豫州中医已将医道合一，追求和把握天地自然、人体变化的可循之道，以道驭医，以道驭术，在阴阳运动中寻求动态平衡点，真正做到"和于阴阳，法于术数"[7]。这种渗透于血脉中的思想理念世代相传至今，太极阴阳罐法、强基固本贴敷疗法、阴阳互引隔姜灸疗法、邵氏透刺分期疗法及择机透刺久留针疗法等，都体现了"道法自然""生化不息"和"冲气以为和"的哲学理念。

导引术与经络学说均源于古代朴素唯物主义的重要概念"气"。"气感"即经络感传，是古人创立经络学说的一个重要依据，经络的发现与导引术密不可分。道家非常注重导引术以养生，《庄子》中载："吹呴呼吸，吐故纳新，熊经鸟伸，为寿而已矣。此导引之士，养形之人，彭祖寿考者之所好也。"道教内丹术的兴起对经络学说的发展起到了积极的推动作用。腧穴命名中的关元、气海、神阙、紫宫、华盖等名称，具有典型的道教色彩，说明针灸理论的形成中受到了道家"精、气、神"理论的影响。而豫州针灸医家在操作中非常重视"气感"和"守神"，譬如"邵氏五针法""中原帖氏飞针疗法""路氏努运滞针法"等针刺手法，其目的在于加强"气感"，而操作中又以"守神"为要。此外，豫州针灸医家多注重练气和打坐，将自身养生与提升针术融为一体，娴熟地运气于针，力贯针尖，大大提升了针灸疗效。

3. 儒家思想凝结"大医精诚"

河南郑州被誉为"三教"（儒、释、道）圣地，中国"四大书院"中的"应天府书院"（今河南省商丘）和"嵩山书院"（今河南省登封）见证了儒家思想文化在豫州的繁荣昌盛，范仲淹、司马光、李纲等大儒在这里谈经论道、著书立说，宋代的程颐、程颢更是嵩山书院的领导者。"仁爱""中庸之道"以及"和谐统一"的文化思想渗透到豫州人民衣、食、住、行各个方面，无论是"方圆结合"的居民建筑，还是极具河南方言代表性的"中"，都彰显着儒学思想的智慧。

"仁学"是儒家的核心思想，仁学对中医的影响体现在重视生命，保全形体和养生摄身。孔子在《论语》提出"仁者寿"的命题，"仁者"即有道德修养的人，《论语·季氏》有云："君子有三戒：少之时，血气未定，戒之在色；及其壮也，血气方刚，戒之在斗；及其老也，血气既衰，戒之在得。"孔子的"君子三戒"被后世尊为养生信条。"中庸之道"是儒家基本的方法论原则，对养生具有非常重要的指导意义。其所崇尚人与社会、自然的统一、和谐，对中医学产生的影响更是不言而喻 [8]。

曾长期在河南地区行医的唐代医家孙思邈是儒家思想在医学领域完美融合的代表，其提出的"大医精诚"思想是中华优秀传统文化的重要组成部分，寄托着中国传统医学的终极理想，是历代医家医德医风的标杆，也是豫州中医学者从事医事活动的典范。河南针灸名家邵经明先生把《大医精诚》作为座右铭，一生都始终践行儒家文化核心"仁"，并成为其学术思想的人文底蕴。民国时黄河决口泛滥，邵经明倾囊而出买了麦子、豆饼分给乡亲，使百姓得以幸存；1999年邵经明将多年积攒的10万元捐给河南中医学院，用于奖励优秀教师和品学兼优的大学生，学院专门设立了"邵经明教学奖励基金会"。如今，河南邵氏针灸流派传承人更是将"大医精诚"视为流派精神内核，代代传承，人人践行。

4. 禅宗武术促进中医发展

河南是禅宗文化的发祥地，也是佛教圣地，洛阳的白马寺、龙门石窟，登封的少林寺等见证了禅宗文化在中原大地的兴起与繁荣。禅宗为佛教中极为重要的派别，自达摩传入我国，经历代祖师努力，使禅宗脱离了印度宗教的形式，形成了中国特色的文化形态，是中国文化的重要组成部分。禅宗的"慈悲喜舍"与中医的"仁术济世"所表达的思想一致，而禅宗主张的般若空性理论则与中医注重身心统一，调心、养心有高度的相通性。

龙门石窟是佛教建筑的代表，本意便于僧人修行，石窟中的药方洞石壁上刻有大量的中药方剂和针灸方，据统计，共刻有中药方203首，针灸方27首，涵盖中医内、外、妇、儿、五官等科72种病证，是研究我国古代医药学的重要资料，其中部分药方至今仍在临床使用。药方在制剂方法上，有丸、散、膏、汤等，用药方式上有内服、外洗、熏、敷等，在疗法上有灸法、针灸结合、针灸药物结合等，充分反映了当时中国医药事业的发达。登封嵩山少林寺被誉为"禅宗之源，武林圣地"，相传达摩看到少林寺僧众坐禅时间过长导致气血瘀滞，容易形成禅病，便创造了《易筋经》和《洗髓经》。其中《易筋经》导引术讲究动静结合，内静以收心调息，疏通经络；外动以强筋壮骨，肥厚腠理，这对针灸治疗具有非常重要的指导意义。

"八方武学，源自中州"，是金庸先生中原"论剑"时留下的感慨，此言不虚，河南是武术的故乡，这里不仅有禅武合一、威震八方的少林功夫，亦有意动劲到、刚柔并济的太极拳，二者都是河南武术文化积淀的重要表现。中国传统武术遵循中医藏象理论、精气血津液神学说和经络学说，讲究武术修习和气法的融合，秉承内外兼修、形神兼备的习武理念，多以吐纳导引之术，养气血以生气力，达到养生长寿之目的，传统武术与中医在经络腧穴学说方面交融贯通，武术绝学气功点穴及引经导气等对针灸推拿疗法的发展起到了极大的推动作用[9-10]。

针刺手法是针灸治疗学中的重要组成部分，针灸疗效的拙劣，皆在于运针的手法和功力上，如《标幽赋》载"原夫补泻之法，非呼吸而在手指"，强调指力的重要性，贯穿进针、行针和出针的整个过程。历代针灸医家注重指力的练习，要想达到"力灌指尖""运针不痛"，皆赖养气，养气不足，其功不著，练气是每个针灸大夫的基本功。除气、力的练习外，《内经》强调了"治神"的重要性，主张"用针之要，无忘其神""凡刺之真，必先治神"，若用针时忽略了"治神"，就会造成"神气不相随，入针气不至"的不良后果。针灸疗法中对"气""力""神"的运用与传统武术中对"调身""调息""调心"的要求高度统一，讲究身心兼顾，外形与内意一致，以期通过自我练习达到人体对外界、内在变化的应答，在医事活动中快速捕捉患者疾病情况，纠正偏差。

近水楼台先得月，向阳花木易为春。河南作为武术的发源地，千年来丰厚的文化积淀，让生于斯、长于斯的针灸医家在"气、力、神"的练习和造诣方面捷足先登，众多著名的针灸家日常亦习武健体、练气打坐，把传统武术的发力和功法练习方式运用在针灸、推拿、正骨等医疗活动中，不仅提高了临床疗效，而且丰富了中医治疗手段。他们将传统武术和中医高度融通，在针刺技法和学术理论上互相借鉴，实现了交融协同，形成了完备的学说体系。近现代河南名针灸家很多针刺方法和手法的运用借鉴了传统武术招式，譬如邵氏火针疗法、中原帖氏飞针疗法、筋骨三针疗法、益气通经指针疗法、龙凤补泻针法等，即是针灸疗法与传统武术在理论和技法方面的完美统一。

三、包容吸纳融汇，铸就豫州中医繁荣

河南是多朝国都所在地，国都在中华民族文化形成的关键时刻起到非常重要的作用，如唐、宋时期与周边国家外交活动频繁，西北少数民族的内迁和与汉族的相互融合，多方文化的聚集或传播，使根植于豫州文化土壤

中的传统医学秉承了极大的包容性和吸纳力，体现在医事活动中的思维方式和行为方式上，也使老子《道德经》中"知常容，容乃公，公乃王，王乃天，天乃道"和"万物归焉而不为主，可名为大"思想的外延。四方各地的针、法、方、术在豫州大地上汇聚，相互借鉴，取长补短，医疗事业蓬勃发展，洛阳龙门石窟的"药方洞"保留有北齐时期完整的医学资料。北宋名医王惟一在汴京（开封市）创制并铸造了两个针灸腧穴铜人，著成《铜人腧穴针灸图经》，经络穴位一目了然，将点穴的教学和临床有机融合，促进了后世针灸学的蓬勃发展。开封设有"尚医局""太医局""翰林医官院"等机构，将医药行政与医学教育进行分立，与"御药院""尚药局""医药惠民局"等专职药政机构一起，一直沿用到明清时期。

豫州近现代名中医的针灸疗法深受豫州文化包容、吸纳影响，不断融汇，呈现出多样化的特征。疗法方面，既有传统的刺法、灸法、火针等，又有如面三针、口内三针、背三针、筋骨三针、环中穴等八卦微针模式。针具方面，有传统的"九针"，又有水针、筋骨针、水针刀、电针等现代针具。针灸临床上的推陈出新，百家纷呈，不仅为患者提供了多种行之有效的治疗方法，也提升了针灸为广大豫州百姓服务的能力。

四、结语

河南是中医人才辈出、道地药材产出连绵不绝和医疗事业兴旺之地，这些都丰富了河南中医药文化资源。中医药传说源远流长，华佗刮骨疗毒、扁鹊拜见蔡桓公、张仲景饺子治冻疮……都在诉说着中医药的神奇和伟大。遍布全省的中医文化遗迹，如南阳仲景祠、温县神农洞、新密轩辕丘、商丘华佗墓、汤阴扁鹊祠堂、洛阳龙门药方洞、开封制作精细的"针灸铜人"都见证着中原医学文化的源远流长与博大精深。在张仲景的故乡河南南阳，清代建造的医圣祠作为供奉、纪念张仲景的场所，每年举行祭祀活动，既有医药学家的朝圣祭祀、义诊施药，也有医林会馆的学术讲堂、座谈交流，还有当地百姓祭拜问药、祈福纳祥，亦有儒家文人的赋诗颂歌，已成为蔚为壮观的文化现象。国外医家学者还专程到南阳拜谒医圣祠,将此称为"归宗",可见豫州医学文化的魅力和影响。

巍峨的太行山脉连绵不绝,澎湃的黄河浪潮奔腾汹涌,历朝历代在这里定都,无数名人从这里走出,这里就是河南,是中国古代文明发祥地,见证了中华民族历史文化的起源与发展,创造了中原早期发达的农业文明,传承了瑰丽的中国传统医学医术。五千年前中医文化从这里起步,在社会主义的新时代,漫步豫州大地,中医也必将伴随着民族复兴大业再次腾飞,从它出发的地方再启征程,走向世界医学舞台的中央。

参考文献

[1] 文祯中,郝二旭,陈江风.中原地区在中国古代的历史地位和作用[J].南都学坛,2013,33(01):36-38.
[2] 薛瑞泽.黄河文化的多源性与中原文化历史地位确立[J].黄河科技学院学报,2022,24(06):7-13.
[3] 许敬生.中医药文化寻源:中原中医药文化遗迹考察记[M].郑州:河南科学技术出版社,2017.
[4] 赵洪娟.冀鲁豫火神节之渊源考[J].民俗研究,2018(06):92-101.
[5] 张瑞,单胜华.传统酒文化及其与中医药的关系刍议[J].智慧健康,2019,5(10):38-40.
[6] 李孝纯.二十四节气:农耕文明与天人合一的智慧追求——读陈广忠教授所著《二十四节气——创立与传承》[J].淮南师范学院学报,2021,23(04):47-50.
[7] 王晶宇.《周易》"中"观念及其中原文化底蕴[J].郑州航空工业管理学院学报(社会科学版),2020,39(06):48-53.
[8] 魏聪,常丽萍,李红蓉,等.儒、释、道、医养生思想撷要(上)[J].中国实验方剂学杂志,2020,26(01):191-195.
[9] 胡勇,陈学海,付婷婷.中原传统文化对武术的影响研究[J].当代体育科技,2021,11(16):196-198.
[10] 张伟峰.试论中原地域特色拳种文化及功能特点[J].搏击(武术科学),2015,12(09):27-29.

技法篇

河南针灸特色技术是在中医针灸学的基础上，结合河南地区的医疗实践和地理环境，逐渐形成的一系列独特的针灸治疗技术和方法。这些特色技术体现了中医针灸学的精髓，同时融入了河南地区的医疗智慧和经验，具有显著地域特色和疗效优势，在河南省及周边地区得到了广泛应用和推广，并逐渐成为中医治疗领域的瑰宝之一。

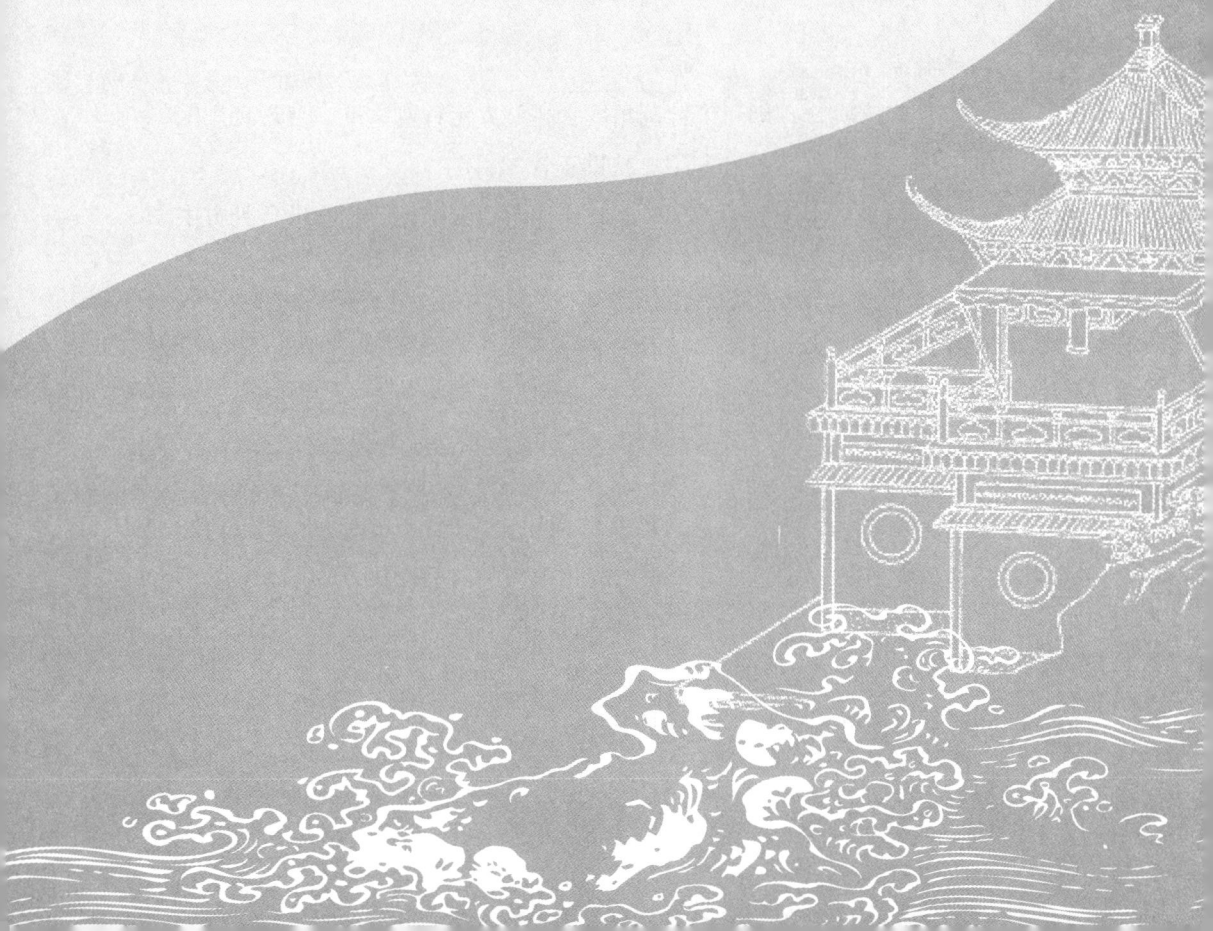

第一章 肺系病症邵氏五针法

一、技术简介

邵氏五针法，是河南邵氏针灸流派创始人、我国首批继承老中医药专家学术经验指导老师邵经明通过长期临床实践筛选确定以肺俞、大椎、风门为主穴，治疗肺系疾病的有效针灸处方。因本法所取肺俞、风门是双穴，大椎是单穴，在此三穴施针，故称"邵氏五针法"。

1.技术处方

以肺俞、大椎、风门为主穴，根据治疗肺系病症的不同病种而辨病、辨证选取配穴。

2.技术特点

通过长期临床实践，创新了针刺角度，科学界定针刺深度，合理选用配穴，以期达到宣通肺气、补肺固卫、扶助正气的目的。

（1）选穴精当，主配分明：邵经明临床注重腧穴配伍，指出针灸处方中腧穴间不仅具有协同增效作用，亦有相互拮抗作用，强调选穴贵在精而不在多。经过长期临床实践，邵经明通过对人体具有宣肺平喘、止咳通窍作用的几十个腧穴进行观察、筛选，最终将肺俞、大椎、风门确立为治疗肺系病症的主穴，并针对肺系不同病症辨证选用配穴，其操作强调取穴有主次，施术有先后，以达到方精穴简，力专效宏的治疗目的。

（2）创背部腧穴直刺法：对背俞穴的操作，《灵枢·背俞》强调背俞穴"灸之则可，刺之则不可"；《针灸甲乙经》中对肺俞的操作方法记载为"刺入三分，留七呼，灸三壮"。目前全国规划教材中背部腧穴的操作方法为斜刺。邵经明在长期临床实践中，打破常规，于20世纪30年代首创"背部腧穴直刺法"，他强调针感，提出治疗脏腑病，直刺操作作用直接，疗效优于斜刺。

（3）强调穴分主次，深浅分明：通过正交试验，证实了三穴中平喘作用以肺俞穴为佳，故将肺俞作为主穴的第一位。《素问·刺要论》曰："病有浮沉，刺有浅深，各至其理，无过其道。……浅深不得，反为大贼。"邵经明强调针刺背部腧穴治疗脏腑病症时浅刺疗效不佳，深刺则有危险，深浅得当方可获取良效。肺俞、风门的针刺深度以刺入 0.5 寸为佳。他又提出对背部腧穴的针刺深度应因人、因病而异。根据患者情况，成人一般直刺 0.5 ～ 0.8 寸，儿童直刺 0.2 ～ 0.3 寸，行针时上下提插幅度为 0.3 ～ 0.5 寸，向前向后捻转角度在 360° 以内。

（4）针、灸、罐，辨证施用：邵经明指出肺系病症不仅病因众多，临床表现多种多样，而且病有发作期和缓解期的不同，病性有寒热虚实之异。所以临证时强调应根据具体病情在采用针刺治疗的同时，有选择地配用艾灸与拔罐技法。

艾灸以固护人体阳气，调节脏腑阴阳平衡为根本，既可治病，也可防病。针对肺系病症多为阳虚，遇寒易发，冬季加重，邵经明常将针刺配合艾灸治之，以加强温通经脉，调其气血，助阳祛邪，提高机体的抗病能力。施灸时可在留针期间或起针后采用艾条温和灸，或在留针期间使用艾灸箱施灸，以达到针灸并用的效果。但对艾烟（艾味）敏感患者，则不适宜艾灸之法。

拔罐法能使毛细血管扩张，局部充血，通过机体的调整功能，从而起到通畅血脉、宣泄病邪、豁痰利气等作用，使痰浊易于排出，气道得以通畅，肺之宣发肃降得以发挥，诸症消失。邵经明认为针罐结合对阴虚内热或肺部感染有热者最为适宜。具体操作可于针后拔火罐于大椎和肺俞穴。

在"冬病夏治""春夏养阳"原则指导下，根据病情，亦可运用天灸之法防病治病。

3. 理论基础

肺系病症多为本虚标实，遵循"发作治标，平时治本"的原则，治疗以肺俞、大椎、风门为主穴，根据不同肺系病症，针对具体病情辨病、辨证配穴，从而达到调整肺脏功能，增强抗病能力，预防、减少病症发作，巩固远期疗效的目的。

（1）防治并重，冬病夏治：肺系病症的病因病机虽然复杂，但归纳起来不外乎内因与外因两方面。外因即风、寒、暑、湿、燥、火等邪侵袭人体；内因则为饮食、劳倦、七情（喜怒忧思悲惊恐）所伤，使脏腑机能减退。其病性多为本虚标实，本虚乃脏腑功能失调，尤其是肺脾肾三脏亏虚功能低下；标实则为六淫之邪外袭，痰饮、瘀血内伏。其病有宿根，常反复发作，邵经明治疗肺系病症以"发作期治标，缓解期治本，二期治疗并重"为原则，强调应从防与治两个方面入手，发作期重点在治，以除邪治标，迅速改善症状为治疗要务；在缓解期病未发作之时，应以扶正固本为主，以减少、预防发病。邵经明指出临床中防与治二者任何一方面都不可偏废，特别强调缓解期的巩固治疗，这样可避免"渴而穿井"之弊。邵经明常说长夏是脾土当令，阳气旺盛，针灸可以加强脾脏运化功能，不致水湿化生痰浊，上犯于肺；秋季是肺金当令，针灸可以宣通肺气，不致使清肃之气失常。在夏秋季节治疗有利于调整肺、脾、肾等脏腑功能，鼓舞人体正气，增强机体自身的抗病能力。邵经明根据"春夏养阳""冬病夏治"之理，提出每年的夏秋季节（5～9月）为治疗肺系病症的最佳治疗时期，制订了针灸防治肺系病的远期疗效方案。即连续三年，每年夏秋季节要求患者治疗2～4个疗程，使患者增强体质、预防发作。

（2）系统观察，科学验证：邵经明采用针灸治疗哮喘萌芽于20世纪30年代，邵经明师古而不泥古，勤于实践，勇于创新。自60年代即对哮喘发病机理及针灸治疗哮喘开展了研究，对针灸处方用穴进行了筛选；70年代即确立了针灸处方用穴，相继进行了临床观察和机制研究。通过对哮喘患者的肺功能、血液流变学、甲皱微循环、免疫功能等临床试验研究，证明了"邵氏五针法"具有增强肺功能、改善微循环、纠正血液流变学异常、提高机体免疫功能等作用。邵素菊在继承邵经明学术思想与理论研究的基础上，对哮喘进行了多方面研究。临床研究：遵守循证医学原则，带领科研团队对哮喘的不同时期（急性发作期、慢性缓解期）和不同证型（寒饮伏肺、肺脾亏虚型）开展了大样本、多中心的临床疗效评价，进一步证实了"邵氏五针法"治疗哮喘的科学性、安全性、有效性。形成了规范的技术文本，2007 年国家中医药管理局已将其作为第二批中医临床适宜技术推广项目向全国推广。并扩大了"邵氏五针法"的应用范围，对"邵氏五针法"治疗变应性鼻炎、变应性鼻炎 - 哮喘综合征、咳嗽等肺系疾病做了系统、规范的研究，获得了好的疗效。实验研究：邵素菊带领科研团队在气道炎症、气道高反应、气道重塑、免疫系统、神经系统等方面做了大量的机制研究，揭示了"邵氏五针法"可以缓解气道炎症，降低气道高反应性，改善气道重塑，降低神经源性炎症，增强免疫功能，其治疗哮喘是通过多途径、多靶点来实现。上海中医药大学杨永清运用"邵氏五针法"开展针刺抗哮喘临床与基础研究、针刺效应物质基础研究，在 2018 年 2 月 7 日，杨永清领衔的研究团队的研究成果"哮喘治疗新靶标肌动蛋白结合蛋白 2 发现和生物学功能研究"在国际著名期刊《Science Translational Medicine》上作为封面文章正式发表。他们发现"邵氏五针法"可显著改善哮喘患者呼吸功能并提高金属硫蛋白 -2（MT-2）含量。这是中国第一个自主知识产权的哮喘新靶标和新药发现，为解决当代生命科学重大疑难问题寻求新的突破和创新药物的发展提供新的研究思路，同时也为"邵氏五针法"治疗肺系疾病提供了科学依据。该成果荣登 2018 年科普中国最受公众关注的科技前沿榜单；荣获 2020 年首届中华中医药学会中医药十大学术进展和 2022 年国家自然科学基金委中医药十大代表性成果。

（3）腧穴明理，有据可依：经络腧穴是针灸临床的理论基石，腧穴是人体脏腑经络气血输注于体表的部位，是针灸治疗疾病的刺激点、治疗点。治疗肺系病症的主穴处方为肺俞、大椎、风门。肺俞隶属足太阳膀胱经，其内应肺脏，是肺脏之气输注于背部的处所，具有调理肺气、止咳平喘、实腠固卫的作用，为治疗肺系病症的主穴，可主治肺系内伤、外感诸疾。从古书记载到现代医家临床研究，都证实了肺俞在治疗肺系病症方面的重要性。如《针灸资生经》记载："凡有喘与哮者，为按肺俞无不酸痛，皆为缪刺肺俞，令灸而愈……因与人治哮喘，只缪肺俞，不缪他穴。"大椎属于督脉腧穴，被称为"诸阳之会"以及阳脉之海，能统领诸阳经，具有宣通一身之阳气、祛风散寒、宣肺平喘、理气降逆之功。《针灸甲乙经》记载："恶风时振栗，喉痹，大气满喘，胸中郁郁气热……烦满里急，身不安席，大椎主之。"风门是足太阳膀胱经穴，居于阳位，而风为阳邪，易于上犯。该穴为风邪侵袭人体的门户，临床针刺此穴既能疏风解表、调理肺气、止咳平喘；又因风门穴是足太阳膀胱经与督脉的交会穴，太阳主开，司一身之表，督脉统摄诸阳经，故取之亦可益阳固卫，预防感冒。临床研究表明，这三穴同用治疗肺系疾病，有显著改善肺功能的作用。在发作期采用"邵氏五针法"，可明显提升患者肺通气功能，使咳嗽、气喘、胸闷、打喷嚏、流鼻涕等症状即时得到缓解；在缓解期使用可增强肺功能，预防和减少疾病发作，巩固远期疗效。

二、临床应用

"邵氏五针法"是邵经明五十余年临床经验总结出治疗哮喘安全有效的方法。其学术传人邵素菊带领着科研团队继承了邵经明的学术思想，在邵经明的研究基础上做了多中心、大样本的规范化研究，扩大了"邵氏五针法"的应用范围，逐渐完善了"邵氏五针法"的临床评价体系，临床治疗肺系病症疗效显著。

肺系病位主要包括肺、皮毛、鼻、咽喉、大肠；肺系病常见症状：咳嗽、咳痰、喘息、胸闷、鼻塞、流涕、打喷嚏等。现将"邵氏五针法"治疗哮喘、咳嗽、鼻鼽、变应性鼻炎-哮喘综合征予以介绍。

1. 哮喘

邵经明指出哮喘为本虚标实，本虚乃脏腑功能失调，尤以肺脾肾三脏功能低下为主；标实则为痰饮、瘀血内伏、六淫等外邪侵袭。其病机关键为"伏痰"遇感引触，使痰随气升，气因痰阻，相互搏结，壅塞气道，肺失宣降，而致痰鸣如吼，气息喘促。其病位在肺，与脾、肾密切相关。对于哮喘的治疗邵经明强调应遵循"发作治标，平时治本""发作期与缓解期并重"的基本原则，提出哮喘骤发多为邪实，治疗应以除邪治标为主，喘平或久病未发作时多为正虚，应以扶正治本为主，攻邪、扶正和攻补兼施为原则。治疗除选用主穴肺俞、大椎、风门，应随不同病情而配穴，如外感诱发哮喘配合谷；咳嗽甚配尺泽、太渊；痰多配中脘、足三里；痰壅气逆配天突、膻中；虚喘配肾俞、关元、太溪；心悸配厥阴俞或心俞、内关；阴虚口舌干燥配鱼际。

2. 咳嗽

邵经明常说临床引起咳嗽的原因虽多，但不外乎外感、内伤两大类，外感者属邪实，因六淫之邪，由口鼻或皮毛侵入，使肺气壅遏，失于宣降而发，多为新病；内伤咳嗽属邪实或虚实并见，多是宿疾，为脏腑功能失调，属慢性咳嗽。无论邪从外入，或病自内发，均可累及肺脏，使肺气上逆而作咳。"邵氏五针"与尺泽、太渊配伍治疗咳嗽，临床证明可调节和增强肺功能，显著改善患者的临床症状、体征，并随患者病情不同而加减用穴。如外感配合谷；发热配曲池、合谷；吐痰带血配尺泽、孔最；痰多纳呆配丰隆、足三里；胸痛、胸闷配膻中、内关；咳引两胁作痛配期门、阳陵泉；咽喉干痒配鱼际；盗汗配复溜、合谷。

3. 鼻鼽

鼻鼽是临床的常见病、多发病。《素问玄机原病式·六气为病·热类》云："鼽者，鼻出清涕也。"又云："嚏，鼻中因痒而气喷作于声也。"其临床是以突然和反复发作的鼻痒、打喷嚏、流清涕、鼻塞等为主要特征，严重时可伴咽痒、眼痒、咳嗽等。邵经明指出鼻鼽属本虚标实，本虚是脏腑亏虚，卫气不固；标实乃外邪侵袭，即风、寒、热以及异气之邪。其发病多因肺气虚弱，腠理空虚，卫表不固，外邪乘虚而入，肺失宣降，水湿停聚，壅塞鼻窍而发；或脾气不足，气血乏源，母不养子，使肺脾亏虚，易于感邪，鼽嚏久而不愈；或肾阳不足，寒湿上泛，鼽嚏频作，清涕不止。鼻鼽虽病位在鼻，然鼻为肺窍属于肺系，二者生理上相互联系，病理上相互影响，正如《太平圣惠方》："肺气通于鼻，其脏若冷，随气乘于鼻，故津液流涕，不能自收也。"根据邵经明"肺鼻同治"思想，治疗时主穴选取肺俞、大椎、风门、印堂、上迎香、合谷。肺经伏热配鱼际；肺气亏虚配足三里；脾气虚弱配脾俞、足三里；肾阳亏虚配肾俞、太溪。

4. 变应性鼻炎－哮喘综合征

变应性鼻炎-哮喘综合征多由患者素体禀赋不足，外感失治误治，或内伤日久迁延不愈，导致肺气亏虚，卫表不固，当外邪侵袭时，使肺之宣降失职，鼻窍不利，气道挛急而发病。由于二者病因病机相同，临床常相互影响，其发病或先或后，或同时发病，因此治疗变应性鼻炎-哮喘综合征亦遵循邵经明"肺鼻同治"思想，将肺俞、大椎、风门、印堂、上印香、合谷作为主穴，以达到调理肺气，降逆平喘，通利鼻窍的目的。若风寒袭肺者加灸；风热犯肺者配鱼际；肺气虚弱者配足三里；脾气虚弱者配脾俞、足三里；肾阳亏虚者配肾俞、太溪；咳甚者配尺泽、太渊；痰多者配中脘、足三里。

三、技术操作

1. 施术前准备

（1）针具准备：选用规格为 0.30mm×25mm（1 寸）、0.30mm×40mm（1.5 寸）普通一次性无菌针灸针。根据患者体质、年龄、病情和腧穴部位的不同，选用不同规格的毫针。

（2）辅助工具：火罐、艾灸箱、艾条、棉签、碘伏、治疗盘、镊子、锐器盒、垃圾桶、酒精灯。

（3）腧穴定位：符合《经穴名称与定位》（GB/T 12346—2021）的规定。（注：临床选穴可根据疾病的具体情况选取）

（4）体位选择：根据针刺部位，选择患者舒适、医者便于操作的治疗体位。常用体位有坐位、侧卧位、俯卧位。

（5）环境：卫生要求符合《医院消毒卫生标准》（GB15982—2012）的规定，保持环境安静，清洁卫生，避免污染，温度适宜。

（6）消毒：施术前应对患者针刺部位进行消毒，可用 0.5%～1% 的碘伏棉球或棉签在针刺部位由中心向外做环行擦拭消毒，直径大于 5cm，每穴消毒 2 遍。施术者双手应用肥皂或洗手液清洗干净，再用速干手消毒剂消毒。

2. 施术方式

肺俞、风门、肾俞、脾俞、心俞等背部腧穴直刺 0.5 ～ 0.8 寸。

大椎直刺 1 ～ 1.2 寸。

印堂、上迎香向下平刺，进针 0.5 ～ 0.8 寸。

期门向外平刺，进针 0.5 ～ 0.8 寸。

天突 1.5 寸（40mm）毫针先直刺 0.2 寸，然后将针尖转向下方，紧靠胸骨后方刺入，进针 1 ～ 1.2 寸，用小幅度提插捻转行针法，得气后不留针，随即将针起出。

其余腧穴针刺按常规操作。行针时采用提插捻转相结合手法。每次留针30 分钟，每隔 10 分钟行针 1 次。

出针时，施术者以押手持消毒干棉球轻轻按压于针刺部位，刺手持针做轻微的提捻动作，感觉针下松动后，将针缓慢退至皮下，再将针迅速退出；然后用消毒干棉球按压针孔片刻。

针后于大椎、肺俞各加拔一中号火罐，留罐 10 分钟。若感寒而发，或为阳虚患者可加艾灸，在留针期间和起针之后，均可使用艾条在肺俞、大椎、风门穴施行温和灸，每穴灸 5 ～ 10 分钟，或视患者病情或耐受力决定多灸或少灸；或采用艾灸箱施灸（首先将艾条截成四段，点燃两端后均匀摆放在艾灸箱内的金属网上，然后将艾灸箱置于患者肺俞、大椎、风门穴部位，并用布巾将艾灸箱完全罩住，以防止热力散失。待艾条完全燃尽，患者无温热感为度）。

3. 施术疗程

每日针刺 1 次，10 次为 1 个疗程。疗程间休息 3 天后，继续第 2 个疗程的治疗，症状控制后可隔日 1 次，连续治疗 2 ～ 3 个疗程。

4. 施术后处理

针刺时腧穴局部多有酸胀感，或者出现酸胀感、麻感沿着经脉传导的现象，多在出针后自行消失，一般不需要特殊的处理。

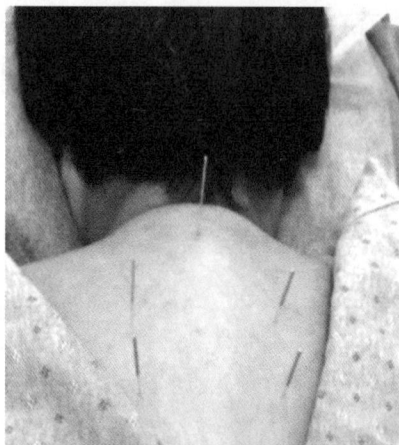

图 1-1 邵氏五针法

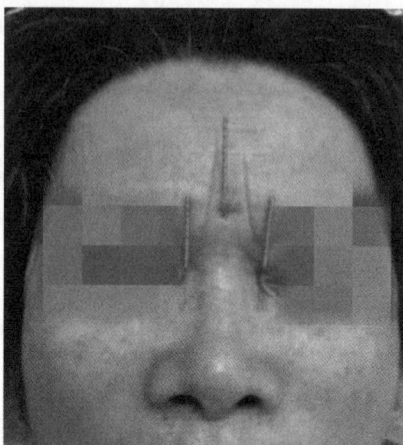

图 1-2 针刺鼻部腧穴

四、注意事项

1. 嘱患者保持良好情绪，树立战胜疾病之信心；针刺操作时术者应注意力集中，专心致志。并应向患者说明施术要求，消除恐惧心理，取得患者的合作。

2. 令患者采取舒适的体位，既有利于准确选定穴位，又有利于持久留针。对年老体弱者针刺操作时应尽量采取卧位；背部腧穴切忌深刺，以防刺伤内脏。留针过程中，防止他人碰触患者，或衣被覆盖针体，导致弯针、滞针。随时了解观察患者的感觉和反应，若患者出现头晕、恶心、心慌、胸闷或出汗，应立即将针全部取出，按照晕针处理。

3. 因天气变化对肺系病症患者影响较大，要注意防寒保暖，避免感冒以防诱发本病。要寻找过敏原，避免接触刺激性气味、灰尘、花粉等。保持居室、办公、学习场所空气流通，温度适宜。

4. 加强锻炼，增强抗病能力；注意饮食卫生，忌食生冷、油腻、辛辣等刺激性食物，戒烟酒，对虾、蟹等易引起过敏的异性蛋白，应尽量避免食用，养成良好的生活习惯。

5. 根据"发作治标，平时治本"及"春夏养阳""冬病夏治"原则，注重缓解期的治疗，以利于扶正固本，增强体质，减少或预防肺系疾病的发作，使远期疗效得到巩固。肺系疾病属外感者，如发热等全身症状明显，应适当休息，对症处理。

6.针对肺系病症的发病特点，若病情严重的，在针灸治疗的同时可考虑结合药物。应尽量鼓励痰多的患者将痰排出。咳喘无力者，可翻身拍背助痰排出。

五、临床验案

验案 1：哮喘案

赵某，男，28 岁，1992 年 7 月 11 日初诊。主诉：喘息喉鸣 16 年，加重 3 年。病史：患者 16 年前感冒后突然出现喘闷、气急，经治疗症状缓解。此后常常发作，时轻时重，间断服用地塞米松等药，缓解病情。近 3 年病情逐渐加重，每遇夏季天气闷热即发作加重，发时喘息哮鸣，呼吸气促，唇甲发绀，大汗淋漓，在某医院就诊，查过敏原，对烟味、煤气、灰尘、花粉等过敏，诊断为"支气管哮喘"，令其长期服用氨茶碱、地塞米松等药，但疗效不稳定，停药后经常复发。患者不愿继续服用西药，故来门诊求治。刻下症见：喘息，喉中痰鸣，张口抬肩，胸憋闷胀，难以平卧，遇湿热、闷热天气病情加重，吐痰量多，色白质黏，伴腹胀，纳差，神疲乏力，面黄不华，舌淡，苔薄白，脉濡细。听诊两肺满布哮鸣音。

中医诊断：哮喘。

西医诊断：支气管哮喘。

辨证：痰浊壅肺。

治法：理肺健脾，化痰平喘。

处方：肺俞、大椎、风门、天突、膻中、中脘、足三里。

操作：诸穴按技术要求针刺操作。留针 30 分钟，起针后，取大号火罐吸拔于肺俞、大椎、风门三主穴之间，留罐 10 分钟，患者立刻感觉胸闷憋气好转。再令患者坐位针刺天突穴，稍加捻转即出针。每日治疗1次。

7月15日二诊：患者述经3次针刺治疗后，已无胸闷憋气之感，可平卧，痰量明显减少，两肺听诊哮鸣音消失。遂减去天突、膻中，余穴不变，继续治疗，每日1次。

7月23日三诊：患者经过1个疗程治疗症状基本消失，偶尔吐痰，纳眠可，精神佳。令患者休息3天，按上法继续针治。

8月8日四诊：为巩固疗效，患者继续针治1个疗程。未有出现喘闷、吐痰等症状。

随访1年，病未复发。

按语：本例患者因病久伤脾，失其健运，聚湿生痰，上干于肺，肺失肃降，气道壅塞而发为哮喘。病变涉及肺、脾二脏。患者不仅表现有喘息哮鸣，胸憋闷胀，张口抬肩，难以平卧，痰多色白；且因脾虚不运，则腹胀，纳差，食少；化源不足，气血不能充达周身，上荣头面而神疲、乏力、面黄无华。邵经明认为治疗哮喘应以"急则治其标，缓则治其本"为原则，针对该患者病情治疗当以理肺健脾，化痰平喘为首要任务。取穴除选取肺俞、大椎、风门外，还伍用了天突、膻中、中脘、足三里。肺俞、大椎、风门三主穴调理肺气，降逆平喘，既可用于发作期以迅速平喘，又可用于缓解期扶正以增强肺脏功能；天突、膻中均为任脉穴，二穴配伍可宽胸理气，降痰平喘，为"急则治标"之举；中脘、足三里分别为胃之募穴、下合穴，配伍可健脾和胃，化痰降气，实为治本之穴。诸穴合用，标本同治，经3次针罐治疗，患者哮鸣音消失，已无胸闷憋气之感，吐痰明显减少，说明痰湿已去，逆气已降，病情已明显减轻，故减去具有降逆、化痰、行气之效的天突和膻中穴，继续巩固治疗。患者遵医嘱前后治疗两个疗程而获得满意疗效。

验案2：鼻鼽

宋某，女，8岁，学生，2017年7月17日初诊。主诉：打喷嚏、鼻痒间断发作2年。病史：两年前无明显诱因出现鼻痒、打喷嚏伴鼻塞、流涕等症，在某医院就诊，确诊为"变应性鼻炎"。此后晨起、遇冷空气即发。未经系统治疗，今来邵氏门诊就诊。现症见：鼻痒，喷嚏伴鼻塞、流清涕，偶有清嗓，面白。神志清，精神尚好，饮食、睡眠及大小便正常，舌淡，苔薄白，脉浮。

中医诊断：鼻鼽。

西医诊断：变应性鼻炎。

辨证：肺虚感寒。

治法：益气温肺，散寒通窍。

处方：肺俞、大椎、风门、印堂、上迎香、合谷。

操作：穴位常规消毒，大椎选用1寸毫针直刺0.8寸；肺俞、风门均选用0.5寸毫针直刺0.3寸；印堂、上迎香均采用0.5寸毫针向下平刺进针0.3寸；合谷选用0.5寸毫针，刺入0.3寸；行针时采用提插捻转相结合手法。每次留针30分钟，每隔10分钟行针1次。起针后于大椎、肺俞各加拔一小号火罐，留罐10分钟。每天治疗1次，10次为一疗程。

7月27日二诊：患儿经针罐治疗1个疗程后，流涕症状基本消失。鼻痒、鼻塞减轻。休息3天后，进行第二疗程治疗。

8月10日三诊：按上法继续治疗1个疗程后，鼻塞，鼻痒、流涕基本消失，喷嚏较前明显减轻。休息3天，继续治疗。

8月24日四诊：患儿经过3个疗程治疗，遇凉空气偶尔出现鼻痒，其他诸症皆消。

按语：患儿两年前无明显诱因出现鼻痒、打喷嚏、鼻塞、流涕等症，此乃年幼肺气不足，宣发功能失常，则皮毛失养，机体抗御外邪能力减弱，每遇风寒之邪的侵袭，易经皮毛犯于肺，侵于鼻，鼻窍气血津液代谢失常，气机不得宣调，窍道壅塞，而反复出现上述症状。肺居于五脏高位，鼻位于阳位，易被风寒外邪侵袭，肺与鼻生理上密切相关，病理上又相互影响，故遵邵经明治疗变应性鼻炎采用肺鼻同治原则，选取治肺系疾病常用穴肺俞、大椎、风门伍用印堂、上迎香、合谷穴，诸穴配伍既益气温肺止咳，又通鼻祛痒止涕。使患儿肺气充沛，宣发肃降功能正常，宣发气血于鼻部，鼻道通畅诸症皆消。

验案3：咳嗽

刘某，女，43岁，1990年5月23日初诊。主诉：咳嗽2年余，加重3个月。病史：患者2年前出差受凉出现咳嗽。因咳嗽不甚，当时工作较忙，故未治疗。后因再次受凉而使咳嗽加重，到某医院就诊，给予咳特灵、复方甘草片等药治疗，咳嗽缓解。之后咳嗽常有发生，口服上药即止。3个月前感冒发热咳嗽加重，吐痰色黄质黏，服上药无效，求治于多方，效不明显，且咳嗽加剧，吐痰量多，色黄，影响饮食、睡眠，经人介绍到邵经明诊室要求针灸治疗。现症：神志清楚，语言流利，形体中等，咳声连连，夜晚为重，吐黄黏痰，量多，纳差，睡眠差，舌红，苔薄腻稍黄，脉滑数。

中医诊断：咳嗽。

西医诊断：支气管炎。

辨证：痰热壅肺。

治法：清宣理肺，化痰止咳。

处方：肺俞、大椎、风门、尺泽、太渊、足三里。

操作：诸穴操作方法如前，行针时采用提插捻转相结合手法。每次留针30分钟，每隔10分钟行针1次。起针后于三主穴之间加拔一大号火罐，留罐10分钟。

5月24日二诊：患者述昨日在针刺留针时咳嗽明显减轻，但下午又咳嗽，夜晚较重，吐痰有所减少，余同前。按上法继续针罐治疗，每日1次。

5月29日三诊：患者经5次治疗白天偶有咳嗽，夜晚咳嗽也明显减轻，吐痰减少，色白，睡眠好转，舌淡红，苔薄稍腻，脉滑。按上法继续治疗，每日1次。

6月2日四诊：经1个疗程治疗，患者咳嗽基本消失，偶吐少量白痰，饮食有所增进，睡眠、舌脉正常。令患者休息5天。

6月8日五诊：患者咳嗽、吐痰消失，未见其他不适。为巩固效果，继续针罐治疗，改为隔日1次。

前后治疗 2 个疗程，病情稳定。随访 1 年未见反复。

按语：本例患者病初感寒，邪袭肺卫，肺失宣肃，壅遏肺气而发病。2 年之中咳嗽常有发生，尤其 3 个月前又因感冒发热出现咳嗽不止，吐痰量多，色黄黏稠等症，此乃表邪虽解，余热未尽，入里灼津为痰，痰热壅肺，肺失清肃而成。邵经明针对本例患者之病情，治疗当以清宣理肺、化痰止咳为原则，选取肺俞、大椎、风门三主穴配用尺泽、太渊、足三里。肺俞、大椎、风门调理肺气，祛邪止咳。尺泽、太渊两穴配用体现了"子母补泻法"，尺泽为肺经之合穴，五行属水，太渊为肺经之输穴，五行属土；肺脏（金）有疾，当补母泻子，泻肺经子穴尺泽，以清泻肺热，补肺经母穴太渊，以补肺气，养肺阴；子母同取，补泻兼施，益肺降逆，祛邪止咳。因患者病程较长，体内痰热较盛，故邵经明选用足阳明胃经合穴、胃腑下合穴足三里既可健脾和胃，祛除痰湿，又能扶助正气，助力清除痰热。本例患者经针罐治疗 1 个疗程后，症状消失，说明法证吻合。但因患者病已 2 年，病情反复发作，近期病情加重，表明其体内有宿疾。虽经治疗症状消失，邪气已去，然正气尚未恢复，并未达到阴平阳秘状态，故令其休息后继续给予治疗，隔日 1 次，这样既可使患者自身得到调节，又可使针治的后效应以充分发挥，从而收取最佳效果。

验案 4：变应性鼻炎 - 哮喘综合征

李某，女，31 岁，职员，2012 年 7 月 11 日初诊。主诉：咳嗽，气促，胸闷 7 年，加重 2 年。7 年前因受风、着凉感冒出现咳嗽，到某医院就诊，给予西药口服（用药不详），效不明显，但形体变胖，即停用西药，求治于偏方、验方，病情仍未改善，常无诱因即出现鼻痒、喷嚏、呼吸不畅、喉中痰鸣，尤其进入春季或夏季吹空调即发病频繁，多方求治病情有增无减。2 年前突然出现气促，胸闷，呼吸困难，到某医院就诊，诊断为哮喘，给予硫酸沙丁胺醇吸入气雾剂等药症状缓解。之后患者病情时发时止，时轻时重，严重时上楼即感呼吸困难，经人介绍前来邵氏门诊要求针灸治疗。刻诊：精神欠佳，气短气急，喉中痰鸣，胸中憋闷，每在夜晚病情加重，影响睡眠，晨起鼻痒，打喷嚏，吐痰色白，大笑、上楼即呼吸困难，饮食尚可，二便正常，听诊两肺可闻及哮鸣音，鼻腔黏膜检查多为苍白，少数充血，鼻甲肿胀。舌淡，苔白腻，脉濡细。

中医诊断：哮喘、鼻鼽。

西医诊断：变应性鼻炎 - 哮喘综合征。

辨证：肺虚痰壅。

治法：理肺化痰，利窍平喘。

处方：肺俞、大椎、风门、印堂、上迎香、合谷、足三里。

操作：诸穴操作方法同前，用提插捻转行针法，平补平泻，留针 30 分钟，每隔 10 分钟行针 1 次，起针后在大椎、肺俞各拔一 4 号火罐，留罐 10 分钟。

7 月 12 日二诊：患者述昨日针罐治疗结束后即感觉呼吸畅快，夜晚胸中憋闷减轻，睡眠较前平稳，晨起鼻痒减轻，余症同前，继续按上法治疗。

7 月 19 日三诊：按上法连续治疗 8 次，效果明显。精神可，胸闷气短明显减轻、痰少，夜间病情稳定，睡眠尚可，接触冷空气偶尔出现鼻痒，晨起打喷嚏较前减少，大笑、上楼偶尔出现呼吸困难，听诊两肺哮鸣音消失。因工作较忙，停止针治。

2013 年 6 月 18 日四诊：患者述，经去年针罐治疗后病情有所减轻，但仍有发作，临床表现基本同上。根据患者病情治疗仍按上法，嘱其坚持治疗，隔日 1 次，10 次为一疗程，疗程间休息 3 天。患者连治 2 个疗程，病情稳定，停止治疗。

2014 年 7 月 15 日五诊：患者经过上述治疗，病情明显改善，述夏季进入空调房间，偶有喉中痰鸣，其他未有不适。要求继续治疗，以巩固疗效。按上法隔日治疗 1 次，共治 5 次。

随访 6 年，患者体质较前明显改善，病未反复。

按语：变应性鼻炎－哮喘综合征分属于中医"鼻鼽""哮病"范畴，本病病位在肺、鼻，肺开窍于鼻，肺与鼻在生理上密切联系，病理上相互影响，肺气宣畅，鼻窍通利，呼吸平稳，嗅觉敏锐；鼻窍畅通则有利于肺脏的吸清排浊。反之，肺失宣降，则鼻塞、嗅觉不灵；鼻窍不通，则影响肺之吸清呼浊，肺气壅塞而气急、胸闷等。本例患者病初因感受风寒，导致外邪壅遏肺气，气不布津，聚液生痰，成为宿根。虽经多方治疗病有增无减，久病肺虚，卫外不固，每遇外邪侵袭，即引动停积之痰，内外之邪胶结，致肺失宣降，壅塞气道，滞停鼻窍而病反复发作。根据患者病情邵素菊遵循邵经明"肺鼻同治"的学术思想，治疗以理肺化痰，利窍平喘为原则，选用"邵氏五针法"合邵经明治疗鼻病的三穴，并伍用足三里。肺俞、大椎、风门三穴合用共奏调理肺气，化痰止咳，利窍平喘之功；印堂、上迎香两穴位近鼻根部，针刺可疏调鼻部经气，祛邪利窍，止痒止涕；合谷祛邪解表，宣肺利窍；足三里是足阳明胃经的合穴，可健脾和胃，理气化痰，扶正祛邪，以增强机体抗病力。针后再施以拔火罐，更能宣畅气机，祛邪外出，邪去则鼻痒、喷嚏、胸闷、气急、喉鸣、咳嗽、吐痰诸症自消。患者遵医嘱连续三年夏季治疗，获得了远期效果。

第二章 肺系病症邵氏益肺通窍贴贴敷法

一、技术简介

邵氏益肺通窍贴贴敷法，是将邵经明研制的邵氏益肺通窍贴贴敷于肺俞、大椎、风门等穴，以防治肺系疾病的方法。

1.技术处方

药物处方：白芥子、生甘遂、细辛、延胡索、干姜、丁香。

主穴：肺俞、大椎、风门、天突、膻中。

配穴：脾虚痰多配脾俞；肾虚配肾俞；体虚易感冒配足三里。其他则根据肺系疾病的不同病种，患者的不同病情而辨证配取腧穴。

2.技术特点

邵氏益肺通窍贴是邵经明针对肺系疾病的发病特点和病因病机，采用药物贴敷与邵经明治疗肺系疾病经典效方的腧穴肺俞、大椎、风门等结合，利用药物刺激腧穴，通过创新药物组成、合理选用药物剂量、贴敷时机的选择等操作以激发经气，达到宣通肺气，补肺固卫，扶正祛邪，提高机体抗病能力的目的。

（1）选穴精当：以肺俞、大椎、风门、天突、膻中5穴作为穴位贴敷的主穴处方，选穴精当，操作方便，力专效宏。

（2）组方精简：邵氏益肺通窍贴是邵经明经过几十年的临床实践总结出来的防治肺系疾病的有效药贴，是根据病情的治疗需要，利用药物的性能，规定适宜的药量而配伍成方。其药物由白芥子、生甘遂、细辛、延胡索、干姜、丁香6味药组成。方中以白芥子辛温发散，通经络，化寒痰，具有较强的走窜性、穿透性，利于药物透皮吸收。外用于皮肤后会有较强的刺激作用，可使局部皮肤发热发红，甚则起水疱，故为君药。方中以甘遂、细辛、延胡索为臣药。甘遂具有泻水逐饮，消肿散结的作用。细辛辛温入肺经，善走窜，性升浮，具有解表散寒，温肺化饮，通利鼻窍的作用；入肾经可温阳纳气，平逆化痰。延胡索味辛苦温，具有活血化瘀，兼利肺气的作用。三药共用具有温肺散结，通利鼻窍的作用，故为臣药。干姜性辛热，既可入肺化上焦之寒饮，又可入脾胃助健运，防水湿上犯，壅塞肺窍；丁香性辛温，气雄而善行，上可达心肺，下可入肝肾，其温中散寒，温肾助阳的功效较强。干姜、丁香共为佐药。本组方用生姜汁调配，因生姜汁可解表邪散寒气，温煦中上二焦，具有温肺止咳，温中止呕，解药毒等作用，故为使药。恰当的药物组合是本方取效的关键所在，也是邵经明在几十年临床中经过艰辛的探索，不断筛选的成果。

（3）天人合一：中医学认为，肺系疾病的发生多因患者阳气不足，卫外不固，内有伏痰，常因外邪引发，极易在寒冷的冬季或气候骤变时感邪而致肺系疾病的急性发作，一旦发作常缠绵难愈。邵经明强调"春夏养阳""冬病夏治"，他认为夏季，尤其是三伏时节，自然界阳气充盛，人体亦处于阳气上升，气血旺盛，经络通达，腠理开泄的状态，是养阳的最佳时机。适时调养人体的阳气，属同气相求，符合中医"天人相应"之理。此时进行穴位贴敷，药物最易由皮肤渗入穴位，从而激发经气，使人体阳气充沛，阳虚易感之体得以恢复，达到扶正固本，未病先防的目的。

3. 理论基础

肺主一身之气，司呼吸，主宣降，通调水道，朝百脉，主治节，其生理功能主要表现在气的生成与调节、水液代谢、血液循环三个方面。其病理变化主要表现为呼吸功能异常、水液代谢失调、血液循环障碍。肺系病包括肺本脏病及相关疾病。肺本脏病主要是指肺脏主要功能如主气、司呼吸、宣发肃降等形态（体）功能异常所发生的疾病，如咳嗽、哮病、喘证等。相关疾病主要指肺的在液（涕）、在体华（皮毛）、在窍（鼻）等异常所发生的疾病，如感冒、鼻衄、鼻渊等。肺本脏病及相关疾病之间常相互影响，如感冒诱发哮喘、喘证加重，哮喘日久损伤正气又易反复，罹患感冒。故治疗肺系病症时，应从调理肺脏入手，辨虚实、辨寒热。

（1）把握整体，重在治肺：肺位于胸中最高位，有华盖之称，下覆诸脏，外合皮毛，开窍于鼻，总司人体一身之气。肺系病症临床表现多种多样，常见的有感冒、鼻衄、咳嗽、哮喘、肺胀、肺痿等。因肺为娇脏，不耐寒热，又为清肃之脏，临床凡外感六淫、内伤七情、饮食不节、他脏传变等都可成为肺系病的致病因素。肺系病外感者多实，内伤者多本虚标实。外感病在肺卫，内伤病主要在肺，亦与肝脾肾密切相关；初病为实，久病多虚，或虚实夹杂。治疗应遵循"急则治其标，缓则治其本"的原则，全面考虑，灵活运用"邵氏益肺通窍贴"治之。本法所选腧穴是以邵经明"邵氏五针法"治疗肺系病症的主穴肺俞、大椎、风门加天突、膻中为组方选穴。发作期可宣肺理气，祛痰止咳以缓解症状；缓解期调理肺气，扶正祛邪，提高机体抗病能力，防止或减少复发。

（2）顺应四时，调和阴阳：邵氏益肺通窍贴的运用是邵经明遵循"春夏养阳""冬病夏治""不治已病，治未病"的中医阴阳平衡观和预防疾病观的具体体现。邵经明常说，夏季尤其是三伏时节，自然界阳气充盛，人体亦处于阳气上升，阴寒内伏，经络畅达，腠理开泄的状态，药物最易由皮肤渗入穴位，此时把邵氏益肺通窍贴贴敷于腧穴，是将腧穴和药物相结合，以充分发挥穴效和药效的双重作用，通过经络的联系，内连脏腑，外达肌表，联络四肢百骸，从而激发经气，调整脏腑功能和阴阳的盛衰，使人体阳气充沛，尤其阳虚易感之体得以恢复，达到扶正固本，调和阴阳，未病先防的目的。

（3）药穴同用，协同增效：徐灵胎《医学源流论·薄贴论》云："用膏药贴之，闭塞其气，使药性从毛孔而入其腠理，通经贯络，或提而出之，或攻而散之，较之服药尤有力，此之妙之法。""邵氏益肺通窍贴"贴敷于穴位，既有对穴位的刺激作用，又有通过皮肤组织对药物有效成分的吸收，发挥明显的药理作用，其双重治疗作用，弥补了药物内治的不足。"邵氏益肺通窍贴"的药物组成主要为白芥子、生甘遂、细辛、延胡索、干姜、丁香。方中主药为白芥子，本药性辛温，辛能入肺，温能发散，可温肺化痰，调理肺气。药理研究表明白芥子遇水后经白芥子酶的作用可以生成挥发性的白芥子油，白芥子挥发油有很强的刺激作用，应用于皮肤后，会有温热感，甚至会引起水疱，从而对穴位形成刺激。且白芥子生药粉有一定的促渗透作用，用于穴位贴敷可加强其他药物的透皮吸收作用。甘遂性味苦寒，具有泻水逐饮，消肿散结的功效，药理研究表明，甘遂不但能抑制超敏反应的发生，且有一定程度的麻痹作用，能有效缓解支气管痉挛，对皮肤刺激很强，可对穴位形成长久刺激。细辛性辛温，走窜入肺经，既可温肺散寒以治本，又可通利鼻窍而改善症状。药理研究证实细辛具有解热、抗炎、平喘祛痰、免疫抑制、促进机体代谢等作用，能有效减轻气道炎症反应。延胡索，性味辛、苦、温，活血化瘀，兼利肺气，药理研究表明，延胡索中的延胡索乙素可经皮渗透发挥镇痛作用，从而改善贴敷药物刺激皮肤后产生的刺痛感。干姜辛温大热，既可入肺经化上焦之寒饮使肺之阳气得复，又可入脾胃使中焦健运从而避免水湿上犯，壅塞于肺（鼻窍）。丁香性辛温，亦可入肺经，有温中散寒，温肾助阳的功效，药理研究表明丁香挥发油不仅自身可经皮渗透而发挥消炎抗菌的作用，且具有非常强大的促透皮吸收作用，可帮助其他药物更好地发挥作用。在贴敷之时，以生姜汁调和，生姜汁温肺解表，将其作为贴敷药物的赋形剂，可调诸药之性，并有助于诸药透皮吸收，刺激腧穴，渗入脉络，走达全身，调整脏腑。

所选腧穴中，肺俞穴内应肺脏，是肺脏精气输注于背部之腧穴。《素问·咳论》曰：“治脏者，治其俞。”肺俞具有调补肺气，祛痰止咳，通利窍络等作用，既能控制咳嗽、哮喘、变应性鼻炎的发作，又可提高机体免疫力，减少复发，巩固远期疗效。大椎为“诸阳之会”，位于督脉，统领一身之阳气，针灸大椎穴具有振奋一身之阳气，调节全身气血的作用，阳气充则腠理坚，邪气不易侵袭。《类经图翼》载：“大椎主治咳症久不愈”，现代有研究发现刺激大椎穴可松弛痉挛的支气管，增加肺的通气量，降低了气道的呼吸阻力，提升肺的呼吸功能。风门为风邪侵袭的门户，有疏风解表，调理肺气之功效。《经穴命名浅解》载：“该穴……主治伤风感冒……鼻流清涕，因名风门。”《备急千金要方·针灸下》载：“风门：治鼻鼽出清涕。”天突为任脉、阴维脉之会，又名玉户。玉：金之属也，意指肺金之源的温热水气；户：出入之通道也。本穴内应肺系，上通气窍，为气息出入之要塞，故可宣肺降逆，通利鼻窍。从现代解剖学角度分析，天突临近甲状腺及胸腺组织，持续刺激天突，也可调节机体免疫，改变患者的过敏性体质，是治疗肺系疾病的重要穴位。膻中乃心包募穴，又是八会穴之气会，为调气之要穴。《行针指要歌》云"或针气，膻中一穴分明记"，肺主气，司呼吸，膻中位居胸部正中，善调胸中大气，为治疗肺系病症的常用穴，针刺之可使气血调和，气机通利，从而改善患者之症状。若平素痰多配脾俞；年老体弱配肾俞；体虚易感冒配足三里。

在药物、腧穴双重的作用下，通过经络"内属脏腑，外络肢节，沟通表里，贯穿上下"的作用，以调整脏腑、气血功能，纠正阴阳失衡，从而达到防治疾病的目的。

二、临床应用

邵氏益肺通窍贴主要用于治疗肺系病证，如咳嗽、哮喘、鼻衄、感冒、喉痹、梅核气、体虚易感冒等，症见咳嗽，喘息，胸闷，咳痰，鼻塞，打喷嚏，流清涕等。

三、技术操作

1. 施术前准备

（1）物品：贴敷药粉、棉签、胶布、生姜汁、垃圾桶、治疗盘、镊子、剪刀。

（2）腧穴定位：符合《经穴名称与定位》（GB/T 12346—2021）的规定。（注：临床选穴可根据疾病的具体情况选取）

（3）药物配制：白芥子300g，生甘遂150g，细辛150g，延胡索100g，干姜100g，丁香100g，共为细末，装入密封瓶内备用。

（4）体位选择：患者取坐位。

（5）环境：卫生要求符合《医院消毒卫生标准》（GB15982—2012）的

规定，保持环境安静，清洁卫生，避免污染，温度适宜。

（6）消毒：施术前对受术者腧穴部位进行消毒，可用 0.5% ～ 1% 的碘伏棉球或棉签在腧穴部位由中心向外做环行擦拭消毒，直径大于 5cm，每穴消毒 2 遍。施术者双手应用肥皂或洗手液清洗干净，再用速干手消毒剂消毒。

2. 施术方式

用新鲜姜汁将药粉调成泥状，做成直径约为 1.5cm，厚约 0.5cm 的圆饼。令患者充分暴露穴位，常规消毒，用 5cm×5cm 大小的穴位贴敷专用防过敏胶布将已经制备好的药丸固定在穴位上。贴于上述穴位上，2 ～ 3 小时后取下。

3. 施术时间及疗程

于农历三伏天（初伏、中伏、末伏）各贴敷 1 次，中伏若 20 天，可加贴 1 次。每次敷贴时间为 2 ～ 3 小时，小儿为 1 ～ 2 小时。亦可根据个体差异和患者皮肤敏感度不同，适当调整敷贴时间。1 年贴敷 3 ～ 4 次为 1 个疗程，连续贴敷 3 个疗程。

4. 施术后处理

（1）施术后的正常反应：贴敷治疗期间，多数患者仅有湿、热感觉，部分患者局部皮肤可能出现痒、麻木、疼痛、针刺感等感觉，这些均属贴敷时药物吸收的正常反应，患者也多能耐受。嘱患者不要抓挠。贴敷药去除后，局部若有小的水疱或色素沉着者，不须特殊处理。

（2）施术后的异常反应：本法属天灸疗法，如贴敷过程中出现奇痒难忍者，可以随时去掉贴敷药贴；如术后起水疱较大者，可用消毒针具从疱底刺破放出疱液，并涂以复方黄柏液，注意局部卫生，防止感染。

四、注意事项

1. 施术者应严肃认真，专心致志，精心操作。贴敷前应向患者说明施术要求，消除恐惧心理，取得患者的合作。

2.贴敷时患者的体位要舒适，既有利于准确选定穴位，又有利于贴敷操作的顺利完成。

3.穴位局部有瘢痕、感染、破损者，不宜贴敷。

4.如贴敷后出现过敏反应者，应查清过敏原因，如是由于药物引起者，应停用此类药物，如是胶布过敏者，应改用纱布包扎。

5.贴敷期间尽量避免患者进行剧烈运动，以防出汗造成药饼脱位或移位。治疗期间应避免曝晒，忌食辛辣刺激性食物、海鲜、牛羊肉等发物，以及辛辣炙煿之品或肥甘厚腻，防止助湿生痰。

6.禁止抓、搓、挠贴敷治疗处皮肤，禁止使用洗浴用品及涂抹其他止痒药品，防止对局部皮肤造成进一步刺激。

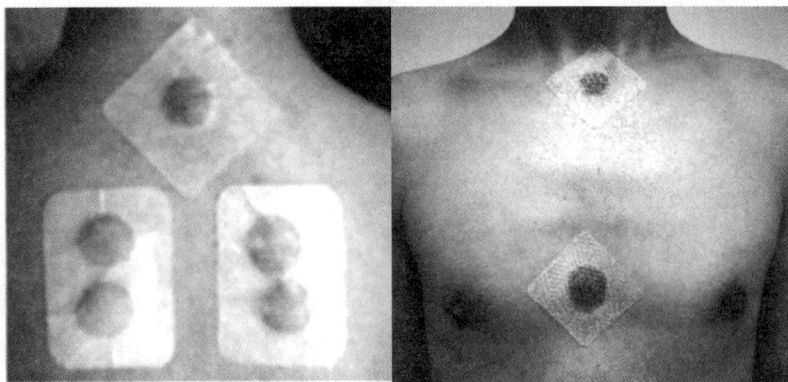

图2-1 "邵氏益肺通窍贴"治疗肺系病

五、临床验案

验案1：鼻鼽

李某，男，10岁，学生，2017年7月17日初诊。主诉：打喷嚏、流清涕、鼻痒、鼻塞间断发作2年。病史：两年前感冒后出现鼻塞、鼻痒、打喷嚏、流涕等症，经治疗症状缓解。之后每于春夏之交或受凉时上述症状频发。常口服中药、西药或鼻喷雾剂（具体用药不详），只能暂时缓解症状。对花粉、尘螨、皮毛过敏。近日天气炎热，长时间吹空调后上述症状复发。

现症：打喷嚏、流清涕、鼻痒、鼻塞，面白。神志清，精神一般，纳眠可，二便调。舌淡苔薄白，脉浮。

中医诊断：鼻鼽。

西医诊断：变应性鼻炎。

辨证：肺虚感寒。

治法：益肺温阳，通利鼻窍。

处方：邵氏益肺通窍贴。

取穴：大椎、风门、肺俞、天突、膻中。

操作：按技术要求操作。10 天后再贴第二次。

7 月 27 日二诊：经上述治疗后，鼻塞基本消失，其他诸症未见明显改善，继续治疗，10 天后复诊。

8 月 6 日三诊：经上述治疗后，鼻痒较前减轻。继续治疗，10 天后复诊。

8 月 16 日四诊：症状基本消失，偶尔打喷嚏时流少量鼻涕，舌淡苔白，脉缓。

2018 年 7 月 17 日五诊：经过去年贴敷治疗，至今症状未复发，为巩固疗效于今年三伏天每隔 10 天继贴敷 4 次。

随访 1 年，患儿诸症未见复发。

按：患儿年幼素体尚虚，两年前受寒后，寒邪入肺留滞不去，缠绵不愈，致肺虚易感，遇春夏之交或受凉时频发。近日又因吹空调受凉而使病情发作，治宜益肺温阳，通利鼻窍。其就诊时正值伏天，自然界阳气充盛，运用温热药物最易透皮吸收，刺激腧穴，激发经气，使人体阳气充沛，临床症状逐渐得以消除。次年病虽未发，患儿家长遵医嘱"冬病夏治"，坚持在三伏天贴敷，使肺虚易感之体得以恢复，从而达到扶正固本，未病先防的目的。患儿 10 岁，皮肤娇嫩，制作药饼时添加蜂蜜可减轻药物和姜汁对皮肤的刺激性，避免皮肤起疱。

验案 2：哮喘

严某，男，24 岁，自由职业，2014 年 6 月 24 日初诊。主诉：咳嗽，咳痰，伴胸闷，痰鸣间断发作 5 年。病史：患者 5 年前受凉后出现咳嗽、咳痰伴胸闷痰鸣等症，虽经治疗病有缓解，但遇寒上述症状即有发作，到某医院就诊，经肺功能检查确诊为支气管哮喘，仍未引起重视，仅发作时服用西药（用药不详）治疗。去年秋冬季发作次数较前增加，为求系统治疗欲找中医调理，经病友介绍来邵氏门诊就诊。现症见：偶有咳嗽，咳少量白痰，活动后胸闷，痰鸣，面色白，神志清、精神差，饮食尚可，二便正常。舌淡苔薄白，脉浮紧。

中医诊断：哮喘。

西医诊断：支气管哮喘。

辨证：寒哮。

治法：温肺散寒，止哮平喘。

处方：邵氏益肺通窍贴。

取穴：大椎、风门、肺俞、天突、膻中。

操作：按技术要求操作。嘱患者 2 小时后取下。要避风寒，忌食辛辣热性食物及海鲜发物，不适随诊，10 天后复诊。

7 月 4 日二诊：患者述上药贴敷 3 小时去掉胶贴，贴敷处皮肤鲜红，发痒；次日贴敷处起水疱，疼痒难忍，自行于药店购"紫药水"缓解。现可见贴敷处色素沉着，上述症状改善不甚明显。继续贴敷，嘱患者本次贴敷时间不能超过 2 个小时，10 天后复诊。

7 月 14 日三诊：患者述贴敷后局部仍发红起小水疱。见贴敷处色素沉着较上次加深，上述咳嗽，咳痰，痰鸣消失，胸闷较前明显减轻。继续治疗，10 天后复诊。

7 月 24 日四诊：患者述上次贴敷处发红起水疱，贴敷期间咳嗽胸闷等症未复发，无不适，舌淡苔薄白，脉浮。

2015 年 7 月 13 日五诊：患者述自去年贴敷后，体质明显增强，入秋冬季受凉，咳嗽，咳痰，胸闷仅出现 2 次，症状均较前减轻，效果明显。为巩固疗效，今年三伏天坚持贴敷，每隔 10 天贴敷 1 次，共 4 次。

2016 年 7 月 18 日六诊：患者述连续贴敷 2 年，上述症状未复发，且感冒次数亦明显减少。为巩固疗效，三伏天每隔10天贴敷1次，共4次。

随访1年，患者诸症未复发。

按：患者因5年前受凉感受风寒，导致外邪壅阻肺气，气不布津，聚液成痰，成为宿根，此后每遇寒冷外邪侵犯，致肺气宣降失常，即引动停积之痰而致咳嗽、咳痰、胸闷等症，结合患者舌脉属于寒哮证，治宜温肺散寒，止哮平喘。患者就诊时病情处于缓解期，症状不甚明显，且正值暑天即将入伏，进行益肺通窍贴敷治疗，此时阳盛阴弱，更易驱邪外出。选用肺俞、大椎、风门、天突、膻中穴，既可调理肺脏，畅达气血，又能扶助正气，驱邪外出，达到治病防病的目的。患者贴敷处出现发红起疱属正常反应，贴敷前已将注意事项和处理措施向患者讲明，以免引起患者恐慌或加重反应。患者坚持3年的穴位贴敷，自身正气得到提升，使"正气存内，邪不可干"，病未发作，疗效得到巩固，感冒次数也明显减少。

第三章　面瘫邵氏沿皮透刺针法

一、技术简介

邵氏沿皮透刺针法，是河南邵氏针灸流派创始人邵经明在中医经络理论指导下，以阳明经穴为主穴，采用沿皮透刺法治疗面瘫的针法。

1. 技术处方

主穴：阳白、攒竹、丝竹空、四白、下关、地仓、颊车、翳风、合谷。

配穴：耳后乳突部疼痛配完骨；枕后疼痛配风池；耳郭热痛配耳尖放血；头晕耳鸣配中渚、太冲；头痛配太阳；面颊板滞不适配颧髎；病久配太冲；体虚配足三里。

2. 技术特点

（1）分期施治，治法有别：邵素菊继承邵经明的学术思想，根据面瘫发病特点，结合患者发病的病因病机及症状、体征，将其病程分为急性期、恢复期和后遗症期。针对病程不同阶段采用相应的治疗方法。

①急性期：邪气在表，脉络空虚，针灸治疗应及早介入，针刺易浅，行针时采用捻转手法，手法宜轻。

②恢复期：邪实明显，面部经络闭阻，气血不畅，当祛邪为主，针刺可加大刺激量，施以捻转为主配合提插手法，行针后使患侧面部有温热感，并可根据病情酌情配合走、闪罐，以疏通经络，调和气血。

③后遗症期：气血亏虚，经脉、经筋失养，可根据患者不同表现，或配合艾灸补益气血，或口腔颊黏膜点刺放血祛瘀通络，或静而久留针消除痉挛，或健侧针刺防止倒错。

（2）患处透刺，直达病所：《灵枢·经脉》篇云："胃足阳明之脉……是主血所生病者……口喎唇胗。"这说明本病的发生多与足阳明胃经有关。治疗选取阳明经口面部腧穴四白、下关、地仓、颊车，伍用少阳经腧穴阳白、丝竹空与太阳经腧穴攒竹，以加强疏通面部经脉之力，调理气血，祛邪外出，体现了"腧穴所在，主治所在"的治疗规律。由于面部肌肉浅薄，毛细血管丰富，所以治疗面瘫时以平刺透穴为主。此法在《玉龙歌》中就有相关记载，如"口眼喎斜最可嗟，地仓妙穴连颊车"。平刺透穴法具有刺激范围大，针感强，治疗效果好等优点，可直达病所，发挥针灸"通经络，调气血，荣经筋"的作用。

从解剖角度讲，面瘫涉及面部多块肌肉，这些肌肉多属表情肌，表情肌的肌肉不仅小还彼此重叠。每个表情动作并非一块单独肌肉完成，而是由多块表情肌相互协调来完成。面瘫患者支配面部表情肌的神经处于麻痹状态，采用"沿皮透刺法"可一针刺激多块表情肌，例如地仓透颊车可刺激浅层降口角肌、颈阔肌、颊神经等；攒竹透鱼腰可刺激浅层额肌、皱眉肌、额神经等；四白透刺地仓可刺激浅层眼轮匝肌、提上唇肌、眶下神经等。通过透刺可刺激面神经及其所支配的肌肉，改善局部的血液循环，提高神经肌肉的兴奋性，激发其功能而获愈。

（3）刺押手并举，重治神调气：《难经·七十八难》曰："知为针者，信其左；不知为针者，信其右。"针刺治疗面瘫时刺手和押手的配合尤为重要，一是押手固定腧穴，利于刺手针刺操作；二是面部肌肉浅薄，刺押手配合可减轻进针时患者的疼痛感；三是进针后可控制针刺方向，使气至病所；四是面部毛细血管丰富，起针后易于出血，形成血肿，刺押手配合可避免出血，形成血肿。

《灵枢·始终》云："凡刺之道，气调而止。"治神调气是临床针刺获效的关键，可分为调医者之神和患者之神。作为医者，要养自身之神，首先要树立良好的医德，以德养身，以德养性，正如孙思邈在《大医精诚》中言："凡大医治病，必当安神定志，无欲无求，先发大慈恻隐之心，誓愿普救含灵之苦"；其次临床诊治疾病时要专心致志，仔细询问，不仅了解患者病情，气机变化，还要了解其生活、工作、心理等状况，明确诊断，利于治疗；再者针刺治疗时更要意守于心，精神集中，仔细体会针下的感觉和患者的反应。面瘫患者对于本病心存恐惧，多有焦虑，治疗过程中医者对患者的心理要多加疏导，多关心，多鼓励，使患者树立信心，接受治疗时安定神志，和医者配合，"必一其针，令志在针"，使针入神入，神至气至，得之于心，应之于手，即可获得好的效果。

3. 理论基础

（1）审证求因，三期论治：由于周围性面瘫所处的发病阶段不同，其正邪盛衰和临床表现有别，治疗时应审病求因，辨证施治，才能取得较好的临床疗效。

①急性期：面瘫的急性期为发病起 7 ～ 10 天。本期处于正邪交争阶段，属实证，其邪在表，尚未深入，病位尚浅，且正气不足，脉络空虚，若能及早给予正确治疗，可激发正气，截断病势，驱邪外出。

治则：运用轻刺激手法是治疗本病取效之关键，宜浅刺，行针用微微捻转手法，不适宜强刺激。

取穴：以阳明经穴为主，少阳经穴为辅。

转归：急性期病情尚未稳定，应重视生活调护，嘱咐患者加强防护，以利病愈。

②恢复期：急性期过后至 3 个月。本期病情各不相同，大多数表现为邪实明显，面部经络闭阻，气血运行不畅，经脉失养，肌肉纵缓不收较为显著。

治则：应以祛邪为主，针刺治疗可酌情配合走、闪罐。针刺时加大刺激量，施以捻转为主，配合提插手法，行针后患侧面部应有温热感，才能增强疏通阳明、少阳经气之力，调和气血，使面部肌肉得到温煦濡润，面瘫症状则逐渐得以消除。若患者表情肌瘫痪板滞未见好转，针刺配合走、闪罐法以加强局部组织气体交换，扩张局部毛细血管，促进局部血液循环，加强新陈代谢，改善局部组织的营养状况，针罐结合得当，则加速病愈。

取穴：同上，此期患者若出现流泪或眼目干涩，配太阳。

转归：可有两种情况，一则经过急性期的积极治疗，病情好转，症状减轻或消失；一则随着水肿时间的延长，面神经受压逐渐加重，病情达到高峰，临床症状最为严重。

③后遗症期：发病后 3 ～ 6 个月以上，本期多因患者病情较重，或早期未能得到及时、正确的治疗，或不注意调护。此时面瘫日久，患者面部经脉气血亏虚，经筋、肌肉失养，或出现面肌痉挛，或出现倒错，甚则面肌萎缩、塌陷等。病程不一，病情差异较大。

治则：应以患者具体病情为据，因人制宜，固护正气。

取穴：在上述处方取穴基础上配百会、足三里。若面部肌肉板滞、萎缩、塌陷配颧髎，亦可局部配用艾灸，以温通面颊部经脉；若面部板滞较重，无萎缩、塌陷者，可在口腔颊黏膜齿合线上用三棱针点刺放血，以祛瘀通络；若口歪明显，并伴有面肌痉挛，可配刺太冲，祛风邪，舒筋脉，通经络，调气血，宜采用"静而久留"针法，留针 1 小时，少行针，达到"以静制动"的目的；若出现倒错，可配刺健侧地仓、四白等，通过针刺无病之经络调节头面部之气血，协调阴阳，以促奏效。

（2）经络辨证，阳明为要：面瘫主要是风寒或风热入中面部经脉，手阳明经"入下齿中，环出夹口，交人中……上夹鼻孔"；足阳明经"起于鼻，交頞中……下循鼻外……夹口环唇，下交承浆，却循颐后下廉，出大迎，循颊车，上耳前，过客主人，循发际，至额颅"。根据经脉循行可知，面瘫患者不能闭眼、耸鼻、口角歪斜、鼓腮漏气等症状正是阳明经循行所过之处，此乃阳明经病。

阳明经为多气多血之经，阳明经气的盛衰影响经脉运行的情况，并直接关系到面瘫的疗效及预后，针刺阳明经穴使阳明经气畅通，气血充足，才能滋养其循行部位的肌肉，恢复其功能。

（3）远近相配，凸显穴效：面瘫的病位，乃手足阳明经所过之处，阳明经为多气多血之经，故治疗当以阳明经穴为主，辅以少阳、太阳经穴。通常选取阳白、攒竹、丝竹空、四白、下关、地仓、颊车、翳风、合谷。攒竹为足太阳经穴，阳白为足少阳经穴，又是手足阳明、少阳、阳维五脉之会，丝竹空为手少阳经穴，《灵枢·经脉》指出足太阳之脉"起于目内眦，上额，交颠"；足少阳之脉"起于目锐眦，上抵头角……其支者，从耳后入耳中，出走耳前，至目锐眦后；其支者，别锐眦，下大迎，合于手少阳，抵于颛，下加颊车”；手少阳之脉“其支者，从耳后入耳中，出走耳前，过客主人，前交颊，至目锐眦”。阳白、攒竹、丝竹空三穴分别向鱼腰的方向沿皮透刺，可刺激多经，以加强疏通额眼部之经气，达到协同增效的目的。四白是足阳明经治疗眼、面之疾的常用穴，善祛风邪而通经络；下关为足阳明与足少阳之交会穴，是治疗头面、口齿疾病之常用穴，功善疏风活络，通利牙关；地仓、颊车同属足阳明经，《百症赋》云“颊车、地仓穴，正口喎于片时”，二穴对刺互透，可加强疏理阳明、祛风通络、调和气血、濡养经筋之作用。翳风为手少阳经穴，也是手足少阳经交会穴，善祛风邪，治风病，刺之能祛风散邪，活络止痛，尤其对耳后疼痛者更为重要。合谷乃手阳明经之原穴，虽居手部，但因其性轻升善解表邪和头面之疾，正如《玉龙歌》所云：“头面纵有诸样疾，一针合谷效如神”，亦体现了“经脉所过，主治所及”。治疗面瘫阳明、少阳、太阳三经腧穴同取，远近相配，调整人体的阴阳失衡，通经活络，使血脉畅达，气血充盛，营卫和调，肌肉经筋得以充足濡养，迟缓不用则可得以恢复。

二、临床应用

沿皮透刺针法主要用于面瘫。根据面瘫发病特点，结合患者发病的病因病机及症状、体征，分期治疗。面瘫的主要临床表现为眼睑不能闭合，眼裂变大，额纹消失，鼻唇沟变浅，腮缓宿食，口角向健侧歪斜等。其发病急速，以单侧发病为多，若双侧发病，则呈“面具脸”。相当于西医学的周围性面神经麻痹。

三、技术操作

1. 施术前准备

（1）针具准备：选用规格为 0.30mm × 25mm（1 寸）、0.30mm × 40mm

（1.5寸）普通一次性无菌针灸针。根据患者体质、年龄、病情和腧穴部位的不同，选用不同规格的毫针。

（2）辅助工具：治疗盘、弯盘、镊子、皮肤消毒液、消毒棉签、消毒棉球、快速手消毒剂等辅助用具。必要时可备毛毯、屏风。无菌物品灭菌合格，在有效期内。

（3）腧穴定位：符合《经穴名称与定位》（GB/T 12346—2021）的规定。（注：临床选穴可根据疾病的具体情况选取）

（4）体位选择：根据针刺部位，选择患者舒适、医者便于操作的治疗体位。常用体位有仰卧位、侧卧位、坐位。

（5）环境：卫生要求符合《医院消毒卫生标准》（GB15982—2012）的规定，保持环境安静，清洁卫生，避免污染，温度适宜。

（6）消毒：施术前应该对受术者针刺部位进行消毒，可用0.5% ～ 1%的碘伏棉球或棉签在针刺部位由中心向外做环行擦拭消毒，直径大于5cm，每穴消毒2遍。施术者双手应用肥皂或洗手液清洗干净，再用速干手消毒剂消毒。

2. 施术方式

（1）选穴：百会、阳白、攒竹、丝竹空、四白、地仓、颊车、颧髎、下关、翳风、合谷、太冲、完骨、中渚、太阳、风池、足三里、耳尖。

（2）操作：押手拇食二指轻提穴位处肌肉，控制针刺方向，刺手持针。

阳白、攒竹、丝竹空沿皮向鱼腰透刺，进针0.5 ～ 0.8寸。

四白、颊车沿皮刺向地仓，地仓沿皮刺向颊车，颧髎沿皮向下平刺，进针1.2 ～ 1.3寸。

下关、翳风、合谷、太冲、完骨、中渚、太阳，进针0.5 ～ 0.8寸。

风池选用1寸毫针，针尖微下，向鼻尖斜刺0.5 ～ 0.8寸，避免伤及延髓。

足三里常规针刺1 ～ 1.2寸。

百会向前平刺0.5 ～ 0.8寸。

每次留针30分钟，每隔10分钟行针1次。起针时，押手持消毒干棉球按压针孔，以免出血。

耳尖放血，选用一次性采血针或三棱针在耳尖处直刺 2 ～ 3mm，快进快出，轻轻挤压针孔周围，挤出血数滴至颜色变成鲜红，然后用消毒干棉球按压针孔。

急性期：针刺手法不宜过重，宜浅刺，刺手行针用微微捻转手法。

恢复期：取穴同上，可适当加大针刺的刺激强度，施以捻转为主配合提插手法，行针后使患侧面部有温热感，起针后可根据患者病情配合走、闪罐法。选用 1 号罐，用闪火法将罐吸拔于患侧肌肉稍丰厚处，随即取下，再吸拔，再取下，反复吸拔至局部皮肤潮红，或罐底部发热为度，多用于面颊、额头、嘴角旁。走罐法是先于患侧面部涂上精油或凡士林等润滑剂，使用闪火法将 1 号罐吸住后，立即用手握住罐体，略用力将罐由下向上提拉萎缩、纵缓不收的面部肌肉，至皮肤潮红为度。

后遗症期：可在针刺的同时配合局部艾条灸，将艾条一端点燃，于患侧面部针刺部位上 2 ～ 3cm 处施以温和灸；若面部板滞较重，无萎缩、塌陷者，可在口腔颊黏膜齿合线上用三棱针点刺放血。若出现面部痉挛用"静而久留"针法，留针 1 小时，行针 1 次；若出现倒错，可配刺健侧地仓、四白透刺。

3. 施术疗程

每天针刺 1 次，10 次为 1 个疗程。病愈者停止治疗；若病未痊愈，可休息 3 ～ 5 天后，继续第 2 个疗程的治疗，每日或隔日 1 次。

四、注意事项

1. 本病治疗越早效果越好，但疗程不宜过长，切忌杂方乱投。

2. 对初次接受针灸治疗，或精神紧张者，尽量选取卧位，同时应做好解释工作，消除疑虑，防止晕针。

3. 头面部血管丰富，出针时无论出血与否，均应用消毒干棉球按压针孔片刻，避免出血，防止血肿。

4.嘱患者双手掌搓热后在患侧面部反复自行按摩，使面部肌肤有温热感，有助面部气血运行，以提高治疗效果。

5.在进针或留针期间，如患者出现头晕目眩，面色苍白，心慌气短，出冷汗，恶心欲吐，精神疲倦等，应立刻停止治疗，将针全部起出，令患者平卧，头部放低，松解衣带，注意保暖。轻者静卧片刻，即可恢复正常；或给予温开水饮之。重者在行上述处理后，可针刺水沟、内关等穴。

6.嘱患者治疗期间，应注意面部保暖，勿用冷水刷牙、洗脸；要避免风寒，外出时，特别是冬季、多风季节要戴口罩。

7.嘱患者注意休息，防止劳累；忌食寒凉、辛辣食物。

五、临床验案

验案1

栾某，男，24岁，学生，2023年4月11日初诊。主诉：患者左侧口眼歪斜11天。病史：10天前患者因连续熬夜复受风寒，次日晨起觉左侧面部不适，刷牙漱口左侧口角漏水，未予治疗。下午症状加重，闭目不全，口角歪向右侧，左耳后疼痛，即到某医院住院，经输液、口服激素，以及抗病毒、营养神经等药物治疗1周，病情没有变化而出院，即到邵素菊门诊就诊。现症：左侧额纹消失，左眼闭合不全伴流泪，鼻唇沟平坦，口角歪向右侧，鼓腮左侧口角漏气，左侧面部发紧，左耳后时有跳痛。神志清，精神尚可，饮食、睡眠、二便正常，舌淡红，苔薄白，脉浮紧。

中医诊断：面瘫。

西医诊断：面神经麻痹。

辨证：风寒外侵。

治法：祛风散寒，活血通络。

处方：阳白、攒竹、丝竹空、上迎香、四白、太阳、下关、地仓、颊车、口禾髎、夹承浆、翳风、风池、合谷。

操作：仰卧位，选取左侧面部腧穴，皮肤常规消毒后，诸穴按技术要求操作。留针 30 分钟，每隔 10 分钟行针 1 次，手法不宜过重。每天治疗 1 次，10 次 1 个疗程。嘱患者忌食寒凉、辛辣食物，避风寒，调情志，注意休息。

4 月 12 日二诊：昨日针治后，患者诉面部发紧、耳后疼痛消失，余症同前。按上法，继续针刺治疗。

4 月 14 日三诊：患者经针治 3 次后，患侧抬眉额纹明显，面部肌肉活动、闭眼、鼓腮较前有力，口角漏气、漱口漏水明显减轻。继续针刺治疗，嘱患者多做皱眉、耸鼻、咧嘴、鼓腮等动作，锻炼面部表情肌肉。

4 月 19 日四诊：患者因近期较忙近 5 天仅来针治 2 次，然病情明显好转，额纹、鼻唇沟基本恢复，但与右侧对比仍未完全对称，鼓腮不漏气，漱口时口角已不漏水，用力咧嘴左侧上唇力量稍弱。继续治疗，取左侧阳白、四白、下关、颊车、地仓、翳风、风池、合谷，太冲。

4 月 21 日五诊：患者特来告知，经针刺治疗 7 次，额纹、鼻唇沟两侧对称，闭眼、咧嘴两侧力量对称，面瘫诸症悉除。

按语：患者因连续熬夜致体虚卫外不固，风寒之邪侵袭面部，使面部经络痹阻，气血失调，经脉失养从而出现面瘫诸症。结合其舌脉，治疗应祛风散寒，活血通络，取穴以阳明经穴为主。阳明经为多气多血之经，取阳明经口面部四白、下关、地仓、颊车等穴，以疏通阳明经口面部气血；取合谷解表邪，疏通头面气机，行气活血。选少阳经的阳白、丝竹空和太阳经之攒竹，以加强疏通面部经脉之力，调理气血，祛邪外出。该患者耳后疼痛选用翳风穴，患者鼻唇沟变浅加上迎香；人中沟歪斜加口禾髎；颏唇沟歪斜加夹承浆，流泪配太阳穴加强疏通局部经脉之气血。患者共针治 7 次，外邪散除，脉络通畅，气血调和，诸症消失。

验案 2

李某，女，65 岁，退休，2021 年 7 月 12 日初诊。主诉：左侧口眼歪斜 3 月余。患者 3 个月前因受凉感冒后自觉左眼闭合不全，嘴角歪向右侧，喝水时漏水，即到某医院就诊，给予口服激素、维生素、甲钴胺等药，并配合膏药贴敷等方法治疗，连续治疗 3 个月，效果欠佳，遂来邵素菊处就诊。症见：左侧额纹浅、少，眼裂增大，不能闭眼，抬眉困难，左鼻唇沟变浅，口角偏向右侧，左侧鼓腮漏气，面部肌肉板滞，常感乏力，舌淡、苔薄白，脉沉细。

中医诊断：面瘫。

西医诊断：周围性面神经麻痹。

辨证：气血不足。

治法：疏通经络，调益气血。

处方：患侧阳白、攒竹、丝竹空、四白、太阳、上迎香、下关、口禾髎、地仓、颊车、夹承浆、百会、风池、翳风、合谷、太冲、足三里。

操作：患者取仰卧位，诸穴按技术要求操作，留针 30 分钟，每隔 10 分钟采用提插捻转运气手法行针 1 次，使患者左侧面部产生温热感。每天治疗 1 次，10 次为 1 个疗程。嘱患者清淡饮食，避风寒，调情志，注意休息。每日将手掌搓热，进行患侧面部揉按，被动锻炼面肌。

7 月 22 日二诊：经 1 个疗程的针刺治疗，左侧额纹增多加深，左眼可以闭合，嘴角歪斜有所改善。休息 3 天复诊。

7 月 26 日三诊：患者左眉可以抬动，鼻唇沟显现，余症未见明显变化，继上法，针刺后配合患侧面部走、闪罐治疗，隔日 1 次。

8 月 18 日四诊：经第 2 疗程针罐治疗后，患侧额横纹、鼻唇沟加深，眉毛活动度增大，但仍低于右侧，闭眼、咧嘴时患侧力弱。嘱休息 3 天，继续治疗。

8 月 23 日五诊：患者两侧额横纹、鼻唇沟对称，双侧眉毛基本平齐，左眼闭合严密，咧嘴时自觉左侧嘴角力量稍弱。继针 3 次，隔日 1 次，巩固疗效。

按：患者面瘫 3 个月，常感乏力，结合其舌脉，乃因病久，气血亏虚，面部经筋、经脉失养，属面瘫之气血不足之证，治疗时须顾护正气，宜疏通经络，调益气血。穴位除选取常用的头面部腧穴和远端合谷穴外，伍用百会、足三里、太冲。百会可升举清阳，祛风通络，调理气机；足三里可健脾和胃，补益气血，顾护正气；太冲为足厥阴肝经的原穴，《百症赋》云"太冲泻唇喝以速愈"。针刺之可祛风邪，通经络，调气血。因患者在他处已用多法治疗，故第一疗程不宜过多、过强刺激，只选用针刺之法治疗。第二疗程配合走、闪罐治疗，以加强疏通面部经脉气血的作用。诸穴合用，针罐结合，使邪去络通，益气活血，正气充足，经脉、经筋得养而病愈。

第四章　面痛邵氏择机透刺久留针法

一、技术简介

择机透刺久留针法，是邵经明在长期的临床实践中总结的治疗面痛的有效针法。根据面痛的具体病情，针对不同时机，分别采用动留针或静留针，强刺激或弱刺激，并以透刺久留针法治之，故称为"择机透刺久留针法"。

1. 技术处方

主穴：风池、太阳、下关或太阳透下关、合谷。

配穴：额眼疼痛配阳白透鱼腰；上颌部疼痛配四白透巨髎；下颌部疼痛配颊车透地仓。

2. 技术特点

本技术是直透与横透针法相结合，采用"久留针"法，并根据疼痛的不同部位合理配穴；针对病情所处的不同时期，分别施行"动留针"或"静留针"，"强刺激"或"弱刺激"操作，从而起到疏通经络，祛风止痛的作用。

（1）取穴精准，辨证配穴：邵经明常说腧穴是针灸处方的要素之一，选穴是否恰当，与临床治疗效果密切相关。强调选穴配方应少而精，简而效，不可冗杂，临床应根据病情合理组方，恰当配伍。治疗面痛以风池、太阳、下关、合谷为主穴，并根据本病的临床表现，额眼疼痛配阳白透鱼腰；上颌部疼痛配四白透巨髎；下颌部疼痛配颊车透地仓。取穴主次分明，正确施术，以提高临床疗效。

（2）透刺久留，据症施术：邵经明针刺治疗面痛采用透刺久留针法，指出因面痛处于不同发病阶段其表现各异，治疗时操作方法有别，如在疼痛持续发作时，止痛则为当务之急，可采用"动留针"，行强刺激手法，留针时间不少于 1 小时；若用常规穴位针刺疼痛不止时，当取太阳透下关法操作；若本病处于间歇期，疼痛未发作，可给予"静留针"，行轻刺激手法，留针时间不少于1小时。不同疾病阶段，采用相应针刺操作，即可获得满意疗效。

3. 理论基础

面痛多因外感六淫，内伤七情，饮食失调，使浊邪上犯，阻遏清阳；或因头面外伤，导致面部经脉受损，气血瘀滞，脉络不通，不通则痛。

（1）针取久留，强调气至：有关"久留针"，在古代文献中多有记载，如《素问·离合真邪论》曰"呼尽内针，静以久留，以气至为故，如待所贵，不知日暮，其气以至，适而自护"；《素问·针解》亦曰"刺实须其虚者，留针阴气隆至，乃去针也。刺虚须其实者，阳气隆至，针下热乃去针也"；《灵枢·终始》也有"久病者，邪气入深，刺此病者，深内而久留之"；《灵枢·邪气脏腑病形》"是故刺急者，深内而久留之"，可见通过"久留针"不仅可起到"候气"的作用，还能"调气"行施"补泻"。邵经明依据《内经》记载，针对面痛的发病特点，结合其自身多年的临床实践，治疗时应用"久留针"法，更能激发机体经气，疏经通络，缩短疗程，提高临床效果，从而达到治愈的目的。

（2）透刺针法，独具特色：透刺法最早见于元代王国瑞的《扁鹊神应针灸玉龙经》"头风偏正最难医，丝竹金针亦可施。更要沿皮透率谷，一针两穴世间稀"，针刺丝竹空透率谷治疗偏正头痛。后世医家在此基础上有所发展。邵经明在《素问·刺要论》："病有浮沉，刺有浅深，各至其理，无过其道"等理论启发下，继承前人经验，通过长期临床实践，不断总结，扩大了透刺法的应用范围。治疗面痛，疼痛剧烈，常规针刺法难以缓解时，取太阳透下关操作，缓解疼痛疗效显著，形成了独具特色的邵氏透刺法。透刺法操作一针透两穴或多穴，具有取穴少，刺激强，得气快，感应大，疗效好等优点。

（3）主配结合，力专效宏：基于面痛的发病机制和临床特点，主穴选取风池、太阳、下关、合谷。风池属足少阳胆经穴，又为足少阳与阳维脉之交会穴，是治疗风疾之要穴，无论内风、外风均可应用，具有疏风祛邪、清泄肝胆、息风止痛等作用。现代研究显示针刺风池穴可促进头面部的血液循环，缓解血管痉挛和神经的机械压迫，达到通络止痛的目的。太阳是经外奇穴，位于手足少阳、足阳明经循行路线上，临床善治头面诸疾，具有祛邪散滞、疏调气机、活络止痛的作用；下关属足阳明胃经穴，是足阳明经与足少阳经交会穴，阳明经为多气多血之经，针之可疏通局部经络气血，有疏经通络、清泻郁热、消肿止痛等功用。从现代角度讲，其穴位于三叉神经分支处，深刺直透可刺激局部神经干，阻断痛觉冲动的产生、传导，改善受损局部的微循环，使受损神经得以修复，从而达到止痛目的。合谷为手阳明经原穴，其性轻升，善治表证和头面之疾，《四总穴歌》有"面口合谷收"之说，针之能疏散风邪、清泄邪热、活络止痛，是治疗面痛不可缺少的主穴。四穴远近相伍，以祛除病邪，疏通瘀滞的脉络，从而达到活络止痛的目的。由于面痛发病的部位不同，故治疗时不仅要取用主穴，还应伍用相应配穴。配穴中四白、巨髎、颊车、地仓均为足阳明胃经穴，阳明为多气多血之经，刺之可调节阳明经气血，起到通经止痛作用；阳白为足少阳胆经穴，鱼腰虽为经外奇穴，但位居足少阳经的循行范围，针刺阳白、鱼腰穴可疏利调达肝胆气机，气为血之帅，气行而血行，行则通而不痛。临证根据患者病情，并结合疼痛部位即三叉神经的分支走向，治疗总以"腧穴所在，主治所在""经脉所过，主治所及""通则不痛"为原则，主配结合，改善患处瘀滞，疏通经脉，调理气血，修复受损的三叉神经感觉纤维，缓解头面疼痛等症状。"透刺久留针法"治疗面痛具有取穴少、透穴多、感应强、作用大且持久之特点。

二、临床应用

择机透刺久留针法主要用于治疗面痛。面痛的常见临床症状是额、眼、鼻、面颊等部出现阵发性、放射性、电击样、刀割样、烧灼样或抽掣痛，或撕裂样剧痛为主，甚或痛不可触，妨碍言语、饮食，其疼痛具有突然发生、突然停止、历时短暂、反复发作、经久不愈等特点。本病相当于西医学的三叉神经痛，疼痛多见于一侧，以三叉神经的Ⅱ、Ⅲ支发病者为多见，痛初多为单支发病，久者可多支受累。

三、技术操作

1. 施术前准备

（1）针具准备：选用规格为0.30mm×25mm（1寸）、0.30mm×40mm（1.5寸）、0.30mm×75mm（3寸）普通一次性无菌针灸针。根据患者体质、年龄、病情和腧穴部位的不同，选用不同规格的毫针。

（2）辅助工具：治疗盘、弯盘、镊子、皮肤消毒液、消毒棉签、消毒棉球、快速手消毒剂等辅助用具。必要时可备毛毯、屏风。无菌物品灭菌合格，在有效期内。

（3）腧穴定位：符合《经穴名称与定位》（GB/T 12346—2021）的规定。（注：临床选穴可根据疾病的具体情况选取）

（4）体位选择：根据针刺部位，选择患者舒适、医者便于操作的治疗体位。常用体位有仰卧位、侧卧位、坐位。

（5）环境：卫生要求符合《医院消毒卫生标准》（GB15982—2012）的规定，保持环境安静，清洁卫生，避免污染，温度适宜。

（6）消毒：施术前应该对受术者针刺部位进行消毒，可用0.5%～1%的碘伏棉球或棉签在针刺部位由中心向外做环行擦拭消毒，直径大于5cm，每穴消毒2遍。施术者双手应用肥皂或洗手液清洗干净，再用速干手消毒剂消毒。

2. 施术方式

（1）选穴：风池、太阳、下关、合谷、阳白、鱼腰、四白、巨髎、颊车、地仓。

（2）操作：

下关直刺，刺入1.2～1.3寸，使针感放射至面颊、舌、上颌、下颌等处。

风池向鼻尖斜刺，刺入 0.5 ～ 0.8 寸，避免伤及脊髓。

太阳、合谷直刺，刺入 0.5 ～ 0.8 寸。

太阳透下关，选用 3 寸毫针，刺入 2 ～ 2.5 寸，使局部产生酸胀感并扩散至半侧颜面部。

四白、阳白用 1.5 寸毫针分别透向巨髎、鱼腰；颊车与地仓用 1.5 寸毫针对刺。

行针时四白、阳白、颊车、地仓以捻转为主，提插为辅，其他诸穴均采用提插捻转相结合的行针手法。若正当疼痛发作之时行强刺激手法，采用"动留针"，若处于疼痛间歇期行轻刺激手法，并给予"静留针"。诸穴针刺得气后采用"久留针"之法，留针时间不能少于 60 分钟。

出针时，施术者以押手持消毒干棉球轻轻按压于针刺部位，刺手持针做轻微的提捻动作，感觉针下松动后，将针缓慢退至皮下，再将针迅速退出；然后用消毒干棉球按压针孔片刻，以防止出血。

3. 施术疗程

每日治疗 1 次，10 次为一个疗程，一般治疗 3 个疗程。每疗程间隔 3 日。

4. 施术后处理

针刺时腧穴局部多有酸胀感，或者出现酸胀感、麻感沿着经脉传导的现象，或酸胀感扩散至半侧颜面部，这些均为正常针刺反应，多在出针后不久自行消失。

四、注意事项

1. 首先要诊断明确，因面痛在临床上有原发性和继发性之不同，而且是一种顽固难治之病症，所以要找出病因，进行鉴别；若属继发者，一定要查明原因，针对原发病进行治疗。

2. 针刺操作时，施术者应严肃认真，专心致志，精心操作。针刺前应向患者说明施术要求，消除恐惧心理，取得患者的配合。

3. 嘱患者选择舒适体位，既利于准确选穴，又便于针刺操作、持久留针。在留针过程中，应随时了解、观察患者的反应，若患者感觉头晕、恶心、胸闷、出汗等，应立即将针取出，按照晕针处理。

4.对具有调理经血作用的合谷等腧穴，孕妇禁针。

5.嘱患者要起居有常，生活规律；避免不良的精神刺激，调畅情志；禁食辛辣、温燥等食物；避免面部过寒或过热等不适刺激；适当参加体育锻炼，增强体质。

五、临床验案

验案1

张某，女，38岁，教师，1983年3月18日初诊。主诉：右侧额顶部疼痛1年，加重1个多月。病史：1年前患者因工作繁忙，过度劳累而出现右侧额顶部疼痛，在当地医院就诊，给予口服止痛药缓解，之后时发时止，时轻时重。1个月前因受风寒疼痛加重，到省医就诊，诊断为偏头痛，给予输液、口服药（用药不详），并配用中药治疗，效果不明显，改用卡马西平治疗，初用有效，渐渐不能控制发病。洗头、洗脸即刻引起剧烈疼痛，影响正常生活，在他处曾行针灸治疗，仍不能缓解，故寻求邵经明针治。刻症：痛苦面容，面色晦暗，头部污垢，右侧额顶区疼痛，右眼难睁，痛剧时眼冒金星，在前额区有一敏感点，稍一触及即引发剧痛，常因疼痛而夜卧不安。舌紫暗，脉沉细涩。

中医诊断：面痛。

西医诊断：三叉神经痛。

辨证：瘀血阻络。

治法：祛风活络，通经止痛。

处方：风池、太阳、下关、头维、本神、神庭、阳白、合谷。

操作：头维、本神、神庭三穴用1.5寸毫针，沿皮向后刺入1.2寸；阳白用1寸毫针透鱼腰；下关选用1.5寸毫针直刺，刺入1.2寸；风池选用1

寸毫针直刺，刺入0.8寸，切忌向内上方斜刺；余穴常规针刺。留针1小时，中间行针2次，针用泻法，头维、本神、神庭三穴起针时摇大针孔，不加按闭，令其出血。

3月19日二诊：患者针刺后疼痛有所减轻。按上法继续针刺治疗，每日1次，10次为1个疗程。

3月28日三诊：患者经1个疗程针刺治疗后疼痛明显减轻，但不慎触及敏感点仍可引起疼痛发作，夜寐基本正常。令其休息3天。

4月1日四诊：患者休息期间病情稳定，面色较前有光泽，效不更方，继续第二疗程针治。

4月15日五诊：患者经2个疗程针治，现疼痛偶有发作，前额区敏感点可轻轻触及，洗头后痛未加重。按上法，继续针治，每日1次。

共治疗3个疗程，疼痛消失。随访3年病无反复。

按语：患者平素工作较忙，患病多因劳累过度，耗伤气血，正气亏虚，使气血运行无力，脉络阻痹不通，而发生面痛。更因风寒外袭，寒主收引，痹阻脉络故疼痛加重。三叉神经痛上颌支、下颌支发病率较高，然本例患者是发病率较低的眼支痛，且额区有明显的敏感点，部位固定，舌紫黯、脉涩乃瘀血之征，故在选取主穴治疗的同时，伍用局部穴，深刺、透刺并配合放血，从而起到疏通局部经气，活血化瘀，通络止痛作用。又因感受风寒后致疼痛加重，故采用久留针待阳气来复，邪气祛除，经络通畅，疼痛消失。邵经明密切根据患者的病情，适当选用不同的针刺方法，皆能收到事半功倍的效果。

验案2

连某，女，49岁，职员，2021年10月27日初诊。主诉：左侧颜面部电击样痛4年，加重2个月。4年前因工作压力较大，精神紧张突发左侧颜面部疼痛，初期较轻，自服止痛片缓解。后渐渐加重，似电击样疼痛，每天发作数次，到某医院就诊，诊断为"三叉神经痛"，给予卡马西平治疗，疼痛缓解。复因劳累后感受风寒，病情再次发作，在左侧鼻翼下有一敏感点，每因说话、吃饭、漱口等轻微刺激即引发剧痛，每日发作数十次，影响饮食、睡眠，继用卡马西平治疗疼痛不止，配服中药治疗病情得到控制，渐渐停用卡马西平。2 个月前病又反复，服中药无效，不愿西药治疗，即找邵素菊诊治。刻诊：情绪低落，表情痛苦，左侧颜面部呈电击样痛，左侧鼻翼下有一敏感点，每因说话、吃饭、漱口等轻微刺激即引发疼痛，每日发作数十次，时轻时重，说话受限，心烦，口干，纳呆，睡眠差。舌红，苔薄，脉弦细数。

中医诊断：面痛。

西医诊断：三叉神经痛。

辨证：阴虚火旺。

治法：祛邪通络，调和气血。

处方：百会、风池、太阳、下关、口禾髎、合谷。

操作：百会选用 1 寸毫针，沿皮向后刺入 0.8 寸；风池选用 1 寸毫针直刺，刺入 0.8 寸，切忌向内上方斜刺；下关选用 1.5 寸毫针直刺，刺入 1.2 寸；口禾髎选用 1 寸毫针向外平刺，刺入 0.8 寸，余穴常规针刺。留针 1 小时，中间行针 2 次，平补平泻法。

10 月 29 日二诊：患者述针刺治疗后，左侧颜面部虽仍疼痛但程度减轻，次数亦有所减少，余同上。继续针刺治疗。

11 月 5 日三诊：患者心情愉悦，述经 5 次针刺治疗，左侧颜面部疼痛显著减轻，饮食、睡眠改善，但说话多仍会引发疼痛。继续针刺治疗。

11 月 17 日四诊：患者因出差停针近两周。述左侧颜面部疼痛仍有发作，时轻时重，心烦急躁，舌红，苔薄黄，脉弦数。上方加太冲，继续针刺治疗，隔日 1 次。嘱患者放松心情，坚持连续治疗。

11 月 27 日五诊：患者近日的针刺治疗，效果非常显著，左侧颜面部偶发轻微疼痛，饮食、睡眠正常，心情舒畅。嘱其休息 5 天，继续针刺治疗。

12 月 4 日六诊：患者休息期间，病情稳定，继续针刺治疗，隔日 1 次。共治疗两个疗程，疼痛消失。随访半年病无复发。

按语：《冯氏锦囊秘录》中云："面痛为火……然暴痛多由火实，久病多因血虚……更有过劳与饥则痛者……"该例患者长期工作繁忙，发病多因劳累过度，脏腑虚弱，气血生化不足，致营血亏虚，不能上荣头面，脉络失濡而面痛。更因风寒外袭，痹阻脉络使疼痛加重。患者为上颌支、下颌支同时发病，且在左侧鼻翼下有一敏感点，部位固定，每因说话、吃饭、漱口等轻微刺激即引发剧痛，邵素菊继承邵经明学术思想，选用邵经明治疗面痛的主穴，同时伍用了百会、口禾髎。百会是督脉穴，又名三阳五会，位于颠顶，直接入络于脑，脑为元神之府，"脑为髓之海，其输在于其盖"，百会既可调益元神，健脑补髓，又可祛外风，息内风；且百会是肝经与督脉相会之处，可疏肝调气，肝气条达对情志的调控和全身脏腑经络气血的调节有重要作用。本例患者情绪低落，心烦易急，使气机郁滞，脉络痹阻，而疼痛加重，因此针刺百会可调神益髓，祛风散邪，理气止痛。患者在鼻翼下有一敏感点，古人云"有诸内必形诸外"，此为经脉不通的反应点，恰在口禾髎处，该穴是手阳明经穴，阳明为多气多血之经，针刺之能直达病所，直捣病灶，散除瘀滞，从而达到疏经活络，理气止痛的目的。患者在治疗过程中因工作繁忙停针近两周，病有反复，心烦急躁，故加刺太冲，太冲为足厥阴肝经原穴，可疏理气机，调畅情志，通络止痛。医患配合，坚持治疗从而获得满意疗效。

第五章 痫病通督健脑针刺法

一、技术简介

通督健脑针刺法，邵经明根据痫病发病的特点和病机关键，明确指出痫病的病位在脑。督脉循行"入属于脑"，根据督脉主病及与脑的联系，邵经明治疗痫病以督脉腧穴为主，同时配合不同的针刺手法，从而达到通督健脑定痫的目的，故此法取名为通督健脑针刺法。

1.技术处方

主穴：发作期选百会、水沟、合谷；间歇期选大椎、风池、百会、筋缩、间使、腰奇。

配穴：昼发配申脉；夜发配照海；痰多配丰隆；抽搐不止配涌泉；心烦、失眠配神门；胸闷配内关；久病发作频繁者配肝俞、肾俞；多梦、记忆力减退者配四神聪、神门；纳差者配足三里、中脘。

2.技术特点

邵经明认为痫病病因众多，病机复杂，病机的关键乃阴阳失衡、脏腑失调、神机失用、元神失控。针对痫病的病因病机及发病特点，邵经明提出治疗痫病应遵循"急则治标，缓则治本"的原则，选穴当以督脉穴为主，发作期当开窍醒神，息风止痉；间歇期宜通督宁志，平衡阴阳，调神益髓，防止病情复发，巩固远期疗效。

（1）病位在脑，治在督脉：邵经明认为痫病的发生与多种因素有关，常因先天禀赋不足、后天情志所伤、饮食不节、劳伤太过、外邪侵袭或由他病转来，终致机体功能紊乱、阴阳失衡、脏腑失调、元神失控、清窍被扰而发病，指出病位在脑。《杂病广要·痫》云："凡癫痫……皆由邪气逆于阳分，而乱于头中也。……其病在头颠。"《本草纲目》明确提出"脑为元神之府"，《素问集注》云："诸阳之神气，上会于头；诸髓之精，上聚于脑；

故头为精髓神明之府。"表明"神"藏于"脑""髓",而"神"是调控全身功能活动的根本。《医学入门》亦认识到:"脑者髓之海,诸髓者皆属于脑,故上至脑,下至骨骶,皆精髓升降之道路也。"《难经·二十八难》云:"督脉者,起于下极之俞,并于脊里,上至风府,入属于脑。"督脉乃奇经八脉之一,总督一身之阳,为"阳脉之海",其循行于脊里,与脊髓并行,向上行至项后风府入脑,上循颠顶,故督脉与脑、脊髓关系密切。督脉通过总督一身之阳以发挥脑髓神机之用,进而与脑共同调控生命系统功能。《素问·骨空论》载"督脉为病,脊强反折";《脉经·平奇经八脉病》说"督脉为病,大人癫疾,小儿风痫疾",可见督脉为病,经气逆乱,波及元神之府,神明遂失即可表现为暴仆、神昏、牙关紧闭,四肢抽搐,口吐痰涎,或发六畜之声等,此乃痫病之主症。邵经明根据历代文献记载,结合自身临床经验提出痫病应取督脉穴为主治之,以疏通气机,调理经脉,"虚则补之""实则泻之",扶助正气,使气、火、风、痰、瘀得以祛除,邪祛正复,因而取得显著效果。

(2)急则治标,缓则治本:邵经明指出痫病是本虚标实,临证当首辨虚实。痫病之初多属实证,病程日久、反复发作多为虚证或虚实夹杂之证。邵经明强调治疗时应权衡病之急缓,发作时病情危重,常有神志昏迷,往往危及患者生命,当首抓主要矛盾,及早缓解最危急的症状,中止发作,故选取百会、水沟、合谷以醒脑开窍,息风止痉,尽可能地降低由于脑缺氧而对脑组织所造成的伤害;缓解期应以扶正固本,以大椎、风池、百会、筋缩、腰奇为主穴,通督健脑,宁志定痫,同时,根据患者不同病情而灵活配穴,从本施治,防止病情发作,巩固远期疗效。

(3)手法独特,强调操作:邵经明治疗本病,针刺手法独特,强调针刺深度应到位。如大椎穴,在《明堂经》中载:"大椎,第一椎陷者中,三阳、督脉之会。刺入五分,灸九壮。"目前全国规划教材《针灸学》中大椎穴的针刺深度大多为0.5~1寸,而邵经明治神志病针刺大椎穴时常选用1.5寸(40mm)毫针直刺,针刺深度为1.2~1.3寸,远远超出了教材要求的针刺深度,这种特殊的针刺深度是邵经明临床取得显著疗效的关键环节之一。另如风池穴要向鼻尖方向刺入 0.5～0.8 寸，使局部产生酸麻针感，并向头部、前额、眼眶部位扩散；腰奇穴用 3 寸毫针顺督脉沿皮向上刺入 2.5 寸以上，使针感沿督脉向上传导；发作时水沟用强刺激（捣刺法）。每次留针 30 分钟，每隔 10 分钟行针 1 次。行针时上下提插幅度为 0.3～0.5 寸，向前向后捻转角度在 360° 以内。针下插时，拇指向前，上提时，拇指向后，对敏感者上述动作操作 3 次，一般患者操作 5～6 次。针刺操作时用力要柔和、均匀，切勿大幅度提插、捻转，虚补实泻。

3. 理论基础

邵经明根据历代医家之论述，结合自己的临床经验，认为引起痫病的病因繁多，病机复杂，总属本虚标实之证。本虚者，乃脏腑亏虚；标实者，与气、风、火、痰、瘀等因素有关。终因脏腑阴阳之气失衡，神明失用，元神失控而发。治疗当遵循"发作治标，平时治本"的原则，取穴重用督脉穴，健脑益智，顾护元神。

（1）通督健脑治痫病：中医学认为痫病多由先天不足，七情失调，暴受惊恐，饮食不节，跌仆损伤等，导致脏腑功能失调，气机逆乱，痰火上扰，蒙蔽心包，扰乱神明而发病，与气、火、风、痰、瘀、虚等因素关系密切。《古今医鉴·五痫》云："夫痫者有五等……皆是痰迷心窍，如痴如愚，治之不须分五，俱宜豁痰顺气。"邵经明根据痫病的病因病机和发病特点，指出痫病病机复杂，常为多种致病因素相互夹杂，共同致病，故而缠绵难愈，反复发作。其病位在脑，论治时可从脑入手。《素问·骨空论》就有"督脉者……与太阳起于目内眦，上额交颠，入络脑"；《灵枢·营气》亦说"上额循颠，下项中，循脊入骶，是督脉也"；《奇经八脉考》又云"督脉别络，上额与足厥阴同会于颠，入络于脑"。脑为"元神之府"，脑与髓相通，又有"脑为髓海"之说。督脉循行于脊中，"为阳脉之都纲"，通督一身阳脉之气。如果邪犯督脉，脑脉痹阻即出现角弓反张，项背强直，牙关紧闭，四肢抽搐，甚则神志昏迷等症状；督脉为病，精亏血少，髓海不足，脑失所荣，即出现头昏头重，眩晕健忘，耳鸣耳聋，神疲乏力等症状。针对其闭阻和失荣，邵经明提出取用督脉穴治之，可疏通督脉，亦可畅达十二经脉之气，振奋正经所属脏腑的功能，扶助正气，祛除病邪。有研究显示，针刺督脉穴时，针刺感应可沿督脉循行传入大脑建立良性的兴奋灶，改善大脑血液循环，缓解神经元异常放电，抑制癫痫发作。

（2）发作期醒脑开窍：邵经明针对痫病发作期患者昏迷抽搐，因病情急重，提出须遵循"急则治其标"的原则，选取百会、水沟、合谷穴治之。百会，位于颠顶，又名三阳五会，属于督脉，既补神益智，又疏通脑络，协调百脉。其用于神志病的治疗古书有许多记载，如《针灸大成·诸风门》治"风痫"灸"百会（一壮）"；《针灸大成·诸风门》载"凡患风痫疾，发则僵仆在地：灸风池、百会"；《针灸资生经》云"人身有四穴最急……百会盖其一也"；《针灸大成·杂病穴法歌》谓"尸厥百会一穴美"；《针灸大成·督脉图》载"虢太子尸厥，扁鹊取三阳五会，有间太子苏"。故百会亦是治疗痫病的重要腧穴，具有醒脑开窍、通督定痫之功。水沟穴是督脉与手阳明经的交会穴，为十三鬼穴之一，是醒脑急救之要穴，也是治疗中枢神经系统疾病的重要腧穴。泻水沟有开窍启闭、醒神苏厥、调理气血、平衡阴阳之效。合谷为手阳明经原穴，可行气散滞，开窍醒神，息风解痉，清泻邪热。三穴合用醒脑开窍，通督解痉的作用大大增强，促使阴阳协调，迅速缓解患者症状，神清抽止，病情好转。

（3）间歇期扶正固本：邵经明指出虽有大部分痫病患者在间歇期外表一如常人，但实际多是正气不足，故提出要遵循"缓则治其本"的原则，以通督健脑、宁志固本为治疗大法，取穴以大椎、风池、百会、筋缩、腰奇为主穴。大椎为督脉与手足诸阳经之会，能振奋全身之阳气，通督宁志，平衡阴阳，调神益髓。百会穴作为督脉与手足太阳、足厥阴肝经的交会穴，有升阳举陷、醒脑开窍之功，常用于治疗正气虚损、浊阻清窍的病证，是治疗神志病的首选穴位。大椎和百会均属督脉穴，二穴相伍可宁神益髓，安神定志。风池是足少阳胆经穴，位于脑后，乃风邪汇集入脑之要冲，具有祛风醒脑、开窍益聪之效。临床邵经明常把风池和大椎穴联合应用治疗脑髓病，取得了很好的临床效果。筋缩为督脉脉气之所发，功擅通督镇静、息风止痉、舒筋缓急，为治疗筋脉痉挛抽搐之穴。腰奇虽为经外奇穴，但位于督脉循行线上,具有定痫开窍作用,《针灸孔穴及其疗法便览》中记载:"腰奇,奇穴,位于骶骨尖端直上二寸……治疗癫痫。"筋缩、腰奇二穴配合可舒筋活络,解痉止搐。此外,邵经明根据患者病情灵活配穴,昼发配申脉;夜发配照海;痰多配丰隆;抽搐不止配涌泉;心烦、失眠配神门;胸闷配内关;久病发作频繁者配肝俞、肾俞;多梦、记忆力减退配四神聪、神门、间使;纳差配足三里、中脘。诸穴配伍,相得益彰,可防止病情发作,巩固远期疗效。

二、临床应用

通督健脑针刺法主要用于治疗痫病。痫病是以发作性抽搐,伴短暂性意识丧失为主症的病证,俗称"羊痫风",其临床以发作性的神情恍惚,甚则仆倒,不省人事,口吐白沫,抽搐强直,两目上视或口中怪叫,醒后如常人为特征。本病相当于西医学的癫痫。

三、技术操作

1. 施术前准备

(1)针具准备:选用规格为 0.30mm×25mm(1寸)、0.30mm×40mm(1.5寸)、0.30mm×75mm(3寸)普通一次性无菌针灸针。根据患者体质、年龄、病情和腧穴部位的不同,选用不同规格的毫针。

(2)辅助工具:治疗盘、弯盘、镊子、皮肤消毒液、消毒棉签、消毒棉球、快速手消毒剂等辅助用具。必要时可备毛毯、屏风。无菌物品灭菌合格,在有效期内。

(3)腧穴定位:符合《经穴名称与定位》(GB/T 12346—2021)的规定。(注:临床选穴可根据疾病的具体情况选取)

(4)体位选择:根据针刺部位,选择患者舒适、医者便于操作的治疗体位。常用体位有侧卧位、仰卧位、俯卧位。

（5）环境：卫生要求符合《医院消毒卫生标准》（GB15982—2012）的规定，保持环境安静，清洁卫生，避免污染，温度适宜。

（6）消毒：施术前应该对受术者针刺部位进行消毒，可用 0.5% ~ 1% 碘伏的棉球或棉签在针刺部位由中心向外做环行擦拭消毒，直径大于 5cm，每穴消毒 2 遍。施术者双手应用肥皂或洗手液清洗干净，再用速干手消毒剂消毒。

2. 施术方式

（1）选穴：百会、水沟、合谷、大椎、风池、筋缩、腰奇、申脉、照海、丰隆、涌泉、神门、内关、肝俞、肾俞、四神聪、足三里、中脘。

（2）操作

大椎、丰隆、足三里直刺，刺入 1.2 ~ 1.3 寸。

百会、四神聪平刺，刺入 0.5 ~ 0.8 寸。

风池向鼻尖斜刺，刺入 0.5 ~ 0.8 寸，避免伤及延髓。

合谷、申脉、照海、涌泉、神门、内关、中脘直刺，刺入 0.5 ~ 0.8 寸。

筋缩、肝俞、肾俞直刺，刺入 0.5 ~ 0.8 寸，避免深刺以防损伤脏器。

水沟向上斜刺入 0.3 ~ 0.5 寸。

腰奇选用 3 寸长毫针，沿督脉向上刺入 2.5 寸以上。

行针时百会、四神聪、申脉、照海、神门以捻转手法为主，提插为辅，其他诸穴均采用提插捻转相结合的行针手法。发作时用泻法，间歇期用平补平泻法。每次留针 30 分钟，每隔 10 分钟行针 1 次。

出针时，施术者以押手持消毒干棉球轻轻按压于针刺部位，刺手持针做轻微的提捻动作，感觉针下松动后，将针缓慢推至皮下，再将针迅速退出；然后用消毒干棉球按压针孔片刻。

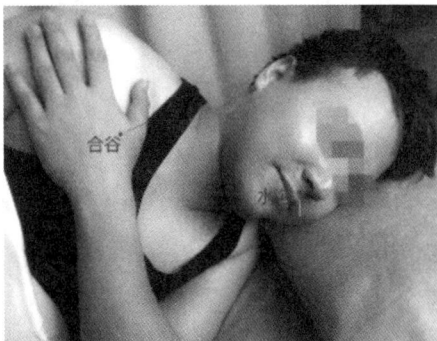

图 5-1　针刺水沟、合谷穴

3. 施术疗程

每日治疗 1 次，10 次为 1 疗程，一般治疗 3 ~ 5 个疗程。疗程间隔 3 ~ 5 天。

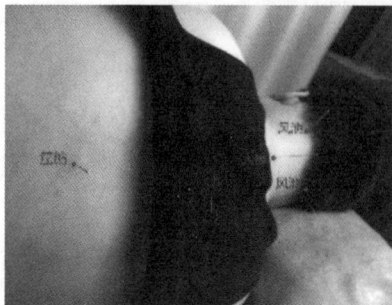

图 5-2　针刺大椎、风池、筋缩穴

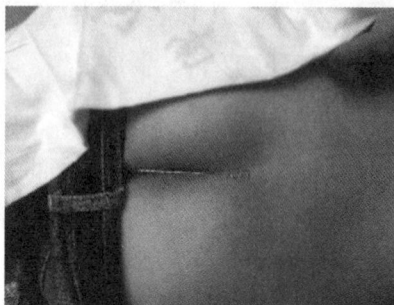

图 5-3　针刺腰奇穴

4. 施术后处理

针刺时腧穴局部多有酸胀感，或者出现酸胀感、麻感沿着经脉传导的现象，多在出针后自行消失。

四、注意事项

1. 痫病相当于癫痫，西医有原发和继发的不同。针灸治疗原发性疗效较好，对继发者针灸治疗虽有止抽之效，但更应重视原发病的治疗。所以临床应明确诊断，排除继发性癫痫，如脑肿瘤、脑出血、脑寄生虫病等。

2. 施术者应严肃认真，专心致志，精心操作。针刺前应向患者说明施术要求，消除恐惧心理，取得患者的合作。

3. 针刺时令患者选取舒适体位，既有利于准确选定穴位，又有利于针刺操作，持久留针。在针刺过程中，防止其他人碰触患者，或衣被覆盖针体，导致弯针、滞针。随时了解患者的反应，若患者出现头晕、恶心、心慌、胸闷或出汗，应立即将针全部取出，按照晕针处理。

4. 嘱患者应避免诱发因素，加强运动，增强体质；保持心情舒畅，避免精神刺激；注意休息，避免过度劳累；饮食宜清淡，忌辛辣、寒凉、油腻不易消化之品，养成良好的生活习惯。

5. 根据"发作治标，平时治本"的原则，注重缓解期的治疗有利于扶正固本，增强体质，减少发作，使远期疗效得到巩固。

五、临床验案

验案

高某，女，61 岁，农民，1986 年 3 月 10 日初诊。代诉：发作性意识丧失伴四肢抽搐 20 余年，加重 2 年。病史：20 多年前不明原因突然昏不知人，四肢抽搐约半分钟，没引起注意。之后 2 ~ 4 个月发作 1 次，因平时未有不适，发作时间短暂仍未重视治疗。近 2 年发病频繁，有时每月发病 1 ~ 2 次，多在夜间发作，发作时间延长，严重时可持续 30 分钟之多，醒后精神恍惚，时吐痰涎，到某医院就诊，经脑电图检查诊为癫痫，给予西药治疗（用药不详）。因未能规范用药，病情始终未能控制，经人介绍到邵经明处求医。刻诊：患者体质较瘦，性情易急，精神不振，表情呆滞，头昏，纳差，睡眠欠佳，舌质淡红，苔薄腻，脉弦稍滑。

中医诊断：痫病。

西医诊断：癫痫。

辨证：风痰闭阻。

治法：通督健脑，除痰息风。

处方：大椎、风池、百会、筋缩、腰奇、间使、照海。

操作：患者取侧卧屈膝位，大椎选用 1.5 寸毫针，直刺约 1.2 寸，行提插捻转手法，以局部有酸胀感为度；风池、百会、筋缩、间使、照海选用 1 寸毫针，风池向鼻尖方向针刺，进针 0.8 寸，针刺时应严格掌握进针的方向、深度，以免刺伤延髓，行提插捻转手法，使局部酸胀，头脑清醒；百会沿头皮向前平刺 0.8 寸，行捻转手法使局部酸胀；筋缩针尖微微向上斜刺 0.8 寸，行提插捻转手法，以局部有酸胀感为度；腰奇（尾骨端直上 2 寸，骶角之间凹陷中）选用 3 寸毫针，向上沿皮刺入 2.5 寸，行提插捻转手法，使针感向上传导；间使、照海直刺 0.8 寸。留针 30 分钟，中间行针 2 次。每日治疗 1 次，10 次为 1 个疗程。嘱咐患者清淡饮食，忌食辛辣、油腻之品，保证充足的睡眠，告诫其家属加强防护意识，以防发作咬伤舌唇或跌仆损伤等。

3月13日二诊：患者连续针治3次，头脑清爽，未有出现神昏抽搐，睡眠改善，余同前。继续按上法针刺治疗，每日1次。

3月17日三诊：针治5次，患者病情稳定，按上法继续针治。治疗1个疗程后，休息5天。

3月27日四诊：患者针治1个疗程后休息，病未发作，精神、身体状态好转，饮食增加，睡眠好。今开始第2个疗程的治疗，隔日1次。

4月25日五诊：按上法给患者做了15次的针治，其发作性意识丧失，四肢抽搐等未在出现。停止治疗。

4个月后随访，在治疗后痫病始终未有反复，身体健康。

按语：本例患者平素性情易急，肝郁犯脾，脾虚痰生，风痰上扰，闭阻窍络，蒙蔽神明而发痫病。选取大椎、风池、百会、筋缩、腰奇以通督健脑，除痰息风而治之。间使，《医宗金鉴》谓："有如鬼神行使其间，因名间使。"别名鬼路，为手厥阴心包经经穴，功擅疏理厥阴经经气，是厥阴气机不畅所致神志病变之常用穴，针刺之可理气通络，宁心安神。照海是足少阴肾经腧穴，肾经出络于心，心主神明；又为八脉交会穴，通于阴跷脉，阴跷脉主人窬寐，痫病为阴跷脉之主病，《针灸大成》中载"痫病夜发灸阴跷、照海也"，取照海可祛邪醒神，平衡阴阳。诸穴合用，功效相得益彰，即可获得满意疗效。

第六章　胃下垂升阳举陷法

一、技术简介

升阳举陷法，是邵经明以中脘、足三里、胃上为主穴，用于治疗中气不足、气虚下陷胃下垂的有效技术，具有健脾和胃，升阳举陷的作用。

1. 技术处方

主穴：中脘、足三里、胃上。

配穴：脾虚气陷配气海、脾俞、百会；胃阴不足配胃俞、脾俞、三阴交；脾肾阳虚配关元、脾俞、肾俞；脾虚饮停配脾俞、丰隆、天枢。纳差、恶心、泛酸配内关；腹胀配脾俞、胃俞；腹部下坠或伴有腹泻配百会、天枢；失眠配神门、三阴交；阳虚加灸。

2. 技术特点

邵经明针对胃下垂的病因病机，以经穴配奇穴，施术手法得当，从而达到调理脾胃、升阳举陷，治疗胃下垂的目的。

（1）重奇穴，巧妙组方：针对胃下垂病变脏腑的解剖位置与病因病机，邵经明不仅选用对胃腑具有直接作用的局部胃募穴中脘和远端下合穴足三里，而且选用了经外奇穴胃上穴。邵经明强调胃上穴从位置上看，在上腹部脐上 2 寸、旁开 4 寸处，穴下为腹外斜肌、腹内斜肌及腹横肌等，与胃腑内外相应，对胃腑病具有直接治疗作用，常用于治疗胃痛、胃胀、胃缓、痞满等，能改善胃腑功能，具有调理气机，健脾和胃，升阳固脱之功，是治疗胃下垂不可缺少的有效穴位。三穴伍用，共奏健脾和胃，升阳举陷之功。邵经明指出由于引起胃下垂的病因不同，临床表现各异，在选取主穴的同时，应因人、因病而异，辨证取穴，随症加减，以提高疗效。

（2）重手法，强调针感：邵经明强调针刺手法、得气是获得疗效的重要环节，由于针刺的角度、方向和深度不同，其达到的组织结构不同，疗效就会有很大差异。选用胃上穴治疗胃下垂时，邵经明常选用 3 寸长毫针，进针时将针尖向神阙穴方向沿皮刺入脂肪下肌层，刺入 2～2.5 寸，施行中强刺激手法，使患者局部有酸胀上提收缩感，效果则佳。

（3）重调护，合理饮食：胃下垂是一种慢性病，其病程长，病情缠绵。邵经明指出针灸治疗的同时应重视日常调护，嘱患者放松心情，调整情绪，减轻精神负担；饮食宜选择富有营养而易于消化的食物，少食多餐，忌暴饮暴食，禁寒凉、辛辣、油腻之品，食后避免立即劳作；平素注意体育锻炼，进行腹肌练习，增强肌力，坚持不懈，必有效验。

3.理论基础

胃下垂属于中医"胃下""胃缓""痞满""胃脘痛"等范畴。病位在胃，但与脾、肝、胆、肾密切相关。其发病以中焦脾胃虚弱为本，兼有气滞、水湿、痰饮、瘀血等病邪。

（1）顺应脾胃，升降相因：脾主升，胃主降，二者同居中焦，是脏腑气机上下升降的枢纽。脾气上升，将运化吸收之水谷精微和津液向上输布，布散全身，亦有助于胃气之通降；胃气通降，将受纳之水谷、初步消化之食糜和食物残渣通降下行，亦有助于脾气之升运。脾胃之气升降相因，既保证了饮食纳运正常，又维护了内脏位置的相对恒定。胃下垂的主要病机在于脾胃升降乖戾，浊踞清位，临证应明辨虚实，治疗宜虚实异治，且不可以"升举"统之。"治中焦如衡，非平不安"（《温病条辨》），邵经明指出治疗胃下垂应顺应脾升胃降之性情，"升"与"降"皆应兼顾，根据具体病情把握"升""降"之尺度，或升降同施，或先降后升，或降寓于升等。升降得当，脾胃纳运正常，脏腑得到气血精微之供养，筋脉收缩、升举有力，胃之位置即可复常。

（2）突出辨证，妙施穴法：胃下垂病位在胃，与脾、肝、肾关系密切。病性多虚，或虚实夹杂。邵经明针对本病之病因、病机、病位，采用对胃腑病具有直接治疗作用的中脘、足三里和经外奇穴胃上穴。中脘位于胃脘部，"腧穴所在，主治所及"，中脘为任脉穴，为八会之腑会，又是胃之募穴，有理中焦，调升降，和胃气，化湿滞，消胀满之功效；足三里是足阳明胃经之合穴，乃本经脉气所入，既是合土穴，又是胃腑下合穴，《素问》云"合治内腑"，《四总穴歌》又说"肚腹三里留"，足三里能健脾和胃，理气消胀，益气生血，强壮健身。中脘为病所取穴，足三里为循经远道取穴，中脘以升清为主，足三里以降浊为要，二穴伍用，一近一远，一上一下，相互配合，相互为用，其健脾和胃，理气消胀，调理气血之功益彰。胃上穴是治疗胃下垂之经验有效穴，虽为经外奇穴，但位居足太阴脾经，采用平透法向神阙方向针刺，可一穴刺激多经，透过足太阴脾经、足阳明胃经、足少阴肾经及任脉四条经脉，以疏调脾经、胃经、肾经及任脉之经气，健脾和胃，调理气机，补益脾肾，升提阳气，益气固脱，达到治疗胃下垂之目的。强刺激可使脾胃运化功能加强，下陷的中气得到提升。

　　现代研究表明中脘、足三里及胃上穴用强刺激针刺手法操作时，可以升高腹部骨骼肌及胃部平滑肌的肌张力，使下垂的胃复位。但因本病患者临床表现多样，临证时应根据不同证型配伍不同腧穴，如脾虚气陷配气海、脾俞、百会以健脾益气，升阳举陷；胃阴不足配胃俞、脾俞、三阴交以健脾和中，养阴益胃；脾肾阳虚配关元、脾俞、肾俞以补益脾肾，温中和胃；脾虚饮停配脾俞、丰隆、天枢以健脾和胃，祛除痰湿。纳差、恶心、泛酸配内关以健运脾胃，抑酸降逆；腹胀配脾俞、胃俞以健脾和胃，行气消胀；腹部下坠或伴有腹泻配百会、天枢以提举清气，健脾理肠；失眠配神门、三阴交以宁心安神，定志利眠；阳虚加灸温补阳气，升提固脱。邵经明强调治疗胃下垂，需认清病机，从脏腑出发，若脾虚则升举，胃浊则清降，升降失常则当调顺，肝郁则畅达，阳虚则温养，使阴阳平衡，升降和顺，脏腑协调，气血畅达，则诸症自除，胃腑复位。

二、临床应用

　　升阳举陷法主要用于治疗胃下垂。胃下垂是由于膈肌悬力不足，支撑内脏器官韧带松弛，或腹内压降低，腹肌松弛，导致站立时胃大弯抵达盆腔，胃小弯弧线最低点降到髂嵴联线以下。多发生在瘦长体形、久病体弱、长期卧床少动者，常伴有其他脏器下垂。本病属于中医"胃下""胃缓""痞满""胃脘痛"等范畴。

三、技术操作

1. 施术前准备

（1）针具准备：选用规格为 0.30mm×25mm（1寸）、0.30mm×40mm（1.5寸）普通一次性无菌针灸针。根据患者体质、年龄、病情和腧穴部位的不同，选用不同规格的毫针。

（2）辅助工具：治疗盘、弯盘、镊子、皮肤消毒液、消毒棉签、消毒棉球、快速手消毒剂等辅助用具。必要时可备毛毯、屏风。无菌物品灭菌合格，在有效期内。

（3）腧穴定位：符合《经穴名称与定位》（GB/T 12346—2021）的规定。（注：临床选穴可根据疾病的具体情况选取）

（4）体位选择：根据针刺部位，选择患者舒适、医者便于操作的治疗体位。常用体位有仰卧位、侧卧位、俯卧位。

（5）环境：卫生要求符合《医院消毒卫生标准》（GB15982—2012）的规定，保持环境安静，清洁卫生，避免污染，温度适宜。

（6）消毒：施术前应该对受术者针刺部位进行消毒，可用 0.5%～1% 的碘伏棉球或棉签在针刺部位由中心向外做环行擦拭消毒，直径大于 5cm，每穴消毒 2 遍。施术者双手应用肥皂或洗手液清洗干净，再用速干手消毒剂消毒。

2. 施术方式

（1）选穴：中脘、足三里、胃上、气海、脾俞、百会、胃俞、三阴交、关元、肾俞、丰隆、天枢、内关、神门。

（2）操作

中脘、气海、脾俞、胃俞、肾俞、内关直刺 0.5～0.8 寸。

神门直刺 0.3 ～ 0.5 寸。

百会向前平刺进针 0.5 ～ 0.8 寸。

足三里、三阴交、丰隆、天枢直刺 1.0 ～ 1.2 寸。

胃上穴选用 3 寸毫针，将针沿皮刺入脂肪下肌层，针尖向神阙穴方向捻转刺入 2 ～ 2.5 寸，施中强刺激手法，使患者胃部有酸胀上提收缩感，但在进针时，一定要掌握针刺角度、方向和深度，以免刺伤内脏，针刺一般多在空腹时进行。

余穴均按常规操作。

出针时，施术者以押手持消毒干棉球轻轻按压于针刺部位，刺手持针做轻微的提捻动作，感觉针下松动后，将针缓慢退至皮下，再将针迅速退出；然后用消毒干棉球按压针孔片刻。

3. 施术疗程

每日针刺 1 次，10 次为 1 个疗程。疗程间休息 3 天后，继续第 2 个疗程的治疗，连续治疗 2 ～ 3 个疗程。

4. 施术后处理

针刺时腧穴局部多有酸胀感，或者出现酸胀感、麻电感沿着经脉传导的现象，多在出针后自行消失，一般不需要处理。

四、注意事项

1. 针刺前应向患者说明施术要求，消除恐惧心理，取得患者的配合。

2. 令患者采取舒适体位，既有利于准确选定穴位，又有利于持久留针。

3. 留针过程中，防止衣被覆盖针体，导致弯针、滞针。随时观察、了解患者的感觉和反应，若患者出现恶心、心慌、胸闷、汗出，应立即将针取出，按照晕针处理。

4. 嘱患者饮食宜选择富有营养且易于消化的食物，少食多餐，忌暴饮暴食，禁食寒凉、辛辣、油腻之品，食后避免立即劳作，有条件可短时平卧休息。

5.患者应放松心情，调畅情志；平素注意体育锻炼，避免劳累。临床也可根据病情配合服用补中益气丸等中药。

五、临床验案

验案

刘某，女，29岁，1999年6月25日初诊。主诉：上腹部隐痛，时有坠胀感1年，加重5月余。病史：患者生活长期不规律，1年前即出现上腹隐痛不适，时有坠胀感，因自觉病情轻微，未引起重视。5个月前因工作繁忙，不能按时进餐而突发胃痛，服胃复安等药疼痛有所减轻，但仍不能完全控制，且腹胀明显，纳食减少，疲倦乏力，夜卧少寐。前往某医院检查，X线钡餐造影确诊胃下垂（Ⅱ度）。经中西药治疗效不明显，故前来求治于邵经明。视其体质较瘦，面色淡白无华，精神尚可，仰卧视诊，上腹稍呈"舟状"腹，触有痛感，脘腹坠胀疼痛，纳少，失眠，乏力。舌淡、苔薄，脉象沉缓。

中医诊断：胃缓。

西医诊断：胃下垂。

辨证：脾虚气陷。

治法：补中益气，升阳举陷。

处方：中脘、足三里、胃上、内关、神门、三阴交。

操作：患者选取仰卧位，常规消毒。百会选用1寸毫针自后向前平刺；中脘、足三里、内关、神门、三阴交等穴按常规操作；胃上穴选用3寸毫针，将针尖向神阙穴方向沿皮刺入脂肪下肌层，进针2.5寸，施以搓捻手法强刺激，使患者胃脘部有酸胀上提收缩感。进针时，一定要掌握针刺方向和深度，以免刺伤内脏。每天1次，10次为1疗程。注意空腹时进行针刺操作。

7月2日二诊：经针治6次后，患者自觉饮食逐渐增加，脘腹坠胀疼痛减轻，睡眠正常，体力有所恢复。继续针刺治疗，处方取穴百会、中脘、足三里、胃上，改为隔日 1 次。

7 月 10 日三诊：按上方针治 4 次，患者脘腹坠胀疼痛明显减轻，疲乏感消失。嘱患者休息 3 天后，继续治疗。

8 月 5 日四诊：患者先后共针治 20 次，诸症消失，X 线检查显示胃已回升至正常位置。

随访 1 年未见病情反复。

按语：本案患者久病体虚，脾胃虚弱，气血亏虚，升降失司，故形体消瘦，面色淡白无华，疲倦乏力，舌淡，苔薄，脉象沉缓，结合影像学检查，符合胃下垂诊断，中医四诊合参，辨证为脾胃虚弱证。因气血亏虚，血不养心，心神失养则夜卧少寐，故治疗取中脘、足三里、胃上为主，配内关、神门、三阴交。三主穴合用以健脾和胃，升阳举陷；神门、内关宁心安神，和胃降逆；三阴交健脾和胃，补益气血。主配合用，功效相得益彰。

第七章　瘰疬邵氏火针分期焠刺法

一、技术简介

邵氏火针分期焠刺法，是邵经明治疗瘰疬几十年临床经验的总结，将特制的火针用火烧红后，迅速灼刺痰核结节部位或溃脓部位，运用相应手法，给予一定刺激，并快速退针的一种针刺技术。

1. 技术处方

取穴：阿是穴。

2. 技术特点

邵经明认为火针能够借助火力强开外门，引动火热毒邪直接外泄，使火泻毒清；同时能够温通经脉，促进局部血气运行，气行则火散，血行则瘀化，使火毒之邪随气血运行而消散，则瘰疬得除。

（1）强调烧针，重视手法：火针乃带"火"之"针"，"借火之功"，经过火的烧灼，综合了火灸、针刺之作用。《针灸大成·火针》中载："灯上烧，令通红，用方有功。若不红，不能祛病，反损于人。"烧针在火针操作中极为重要，关系到针刺操作是否成功，能否获得好的疗效。操作时首先选择型号适宜的特制火针，可先烧针身，后烧针尖，并根据针刺所需深度，选择针体烧红的长度，烧针以针体、针尖通红炽亮为度。针烧至通红时，穿透力强，刺入皮肤时的阻力减少，进针的时间缩短，不仅减少了患者的痛苦，而且因针体温度高，刺激量强，其温通经络、行气活血之功更明显，收效迅速。

《针灸聚英》云："破痈坚积结瘤等，皆以火针猛热可用。"邵经明强调，火针的操作要求术者要有扎实的针刺基本功，运用火针时要避开大血管和重要脏器，做到"深浅操之，手有定数"，灵活把握刺激量，针刺过深，内伤良肉；针刺太浅，不能祛病。正如《针灸大成·火针》所说："切忌太深，恐伤经络，太浅不能去病，惟消息取中耳。"在具体操作时，需左右手配合。首先选定穴位，局部消毒，左手拇食二指固定瘰疬结节部位，右手持火针在酒精灯上烧至通红炽亮时，对准穴位或病变部位，迅速刺入一定深度后，将针柄稍加捻转，立即出针。整个针刺操作轻巧迅捷。

（2）病分三期，刺法有别：邵经明强调由于患者疾病所处的阶段不同，临床表现不一，治疗方法有别。初期（硬结期）瘰疬痰核未破，用火针刺其核中，以热引热，速进急出，火热毒邪随之而去，无不应瘥；中期（成脓期），痰核结块成脓，火针应刺破脓包，转动其针，停针慢出，并加拔一小号火罐，促其浊脓排出，使毒邪外泄而不内攻；后期（破溃期），痰核结块已成脓溃破，久不收口，形成瘘管或窦道，火针可刺入瘘管或窦道中，并平刺周围增生肉芽组织，使管壁脱落，恶肉尽去，化腐生肌。

3. 理论基础

火针古称"燔针""焠刺""烧针""煨针"。邵经明认为瘰疬是以脏腑功能失调为本，痰浊凝滞为标。初病多实，病邪在表在经；久病虚证多见，或虚中夹实，病邪在里在脏。临床当四诊合参、病证结合，详加辨证。

（1）火针应用，历史悠久：火针疗法在《黄帝内经》中就有记载，至今已有数千年的历史。《灵枢·经筋》云"治在燔针劫刺，以知为数，以痛为输"。论及火针的操作要点，即急刺急出，取病痛处为穴，中病即止，后世火针操作多以此为据。然对火针疗法的适应证，《黄帝内经》仅涉及痹证、寒证、经筋病、骨病4种。之后历代对火针疗法均有应用、发展。其鼎盛时期为明代，高武在《针灸聚英》中对火针的功效、适应证、禁忌证均有较为全面的论述，使火针疗法在理论和实践上都有一定的突破，奠定了火针治病的理论体系。龚居中在《红炉点雪》则更有"火有拔山之力，生发之机，凡病虚实寒热，轻重远近，无所不宜"，即寒病得火而散，热病得火而解，虚病得火而壮，实病得火而消，扩大了火针疗法的应用范围。

（2）瘰疬之治，重用火针：瘰疬的发生与郁、火、痰、瘀、虚关系最为密切，多由火毒外邪侵袭，灼津为痰，或肝郁日久，气结痰凝，或脾虚失运，痰火内生，或肺肾阴亏，虚火内炽，灼津为痰，阻于经络，结于颈部而发。火针有温经通络、行气活血、通利筋脉、消肿止痛、活血化瘀、解痉止挛、祛腐透脓、软坚散结等功。在《医宗金鉴》即有"火针者，即古之燔针也。凡周身淫邪……壅滞为病者，以此刺之"；《备急千金要方·九漏》又说"凡项边、腋下先作瘰疬者，欲作漏也……诸漏结核未破者，火针使着核结中，无不瘥者"；《外科正宗》中亦云"火针之法独称雄，破核消痰立大功。……治瘰疬、痰核……将针烧红，用手指将核握起，用针当顶刺四五分，核大者再针数针也妙，核内或痰血随即流出，候尽以膏盖之"。可见，古代医家是比较推崇用火针治疗瘰疬的。火针最大的特点就是消瘤散结，破核消痰，解除凝滞，对各种因气、血、痰、瘀等病理产物积聚而形成的肿块、包块，尤其对痰核瘰疬、鸡眼、脂瘤、胶瘤、粉瘤、纤维瘤等均有较好的效果。邵经明根据火针疗法特点，结合自身临床经验，指出火针能够借助火力强开外门，引动火热毒邪直接外泄，并能温通经脉，促进局部血气运行，使瘀滞散、火毒泻、痰凝除，则瘰疬获愈。

（3）火针效应，科学验证：火针疗法有"针刺"和"灼灸"的双重作用，既能益气壮阳，鼓舞正气，行气滞，除痰凝，促血行，散瘀结等，还可"火郁发之"，通过灼烙人体腧穴，以热引热，直接激发经气，开启经络之门，使火热邪毒、痰凝、瘀血、脓液等有形之邪和无形之邪随针由针孔外泄，以达软坚散结，去腐生肌，敛疮排脓，治愈疾病之目的。现代研究证明，火针疗法是基于热效应，达到改善局部微循环、促进病理产物的代谢吸收、抑制介质合成与释放，增强机体免疫功能的作用。火针治疗瘰疬方法简单，治疗周期短、次数少，无任何毒副作用，每收佳效，易于推广。

二、临床应用

火针治疗瘰疬。瘰疬是一种好发于颈部的慢性化脓性疾病，古人将初起形如小豆者称为"瘰"，将渐大肿硬者称为"疬"，将大小不等，三五成群、累积成串者称为"瘰疬"，俗称"老鼠疮""疬子颈""疬子筋"。其中，如长刀状者称为"马刀疬"，溃脓破口者称为"鼠疮"，破、烂而经久不愈合者称为"鼠瘘"。瘰疬相当于西医学的颈部淋巴结结核，多是由于结核杆菌通过淋巴或血行途径侵入颈部淋巴结所引起的特异性感染。起病较缓慢，初起时结核如豆，不红不痛，皮色不变，以后缓缓增大，并可相互融合窜生，成脓时皮色转为暗红，溃后脓水清稀，夹有败絮样物，此愈彼溃，经久难敛，形成窦道，愈合后易形成凹陷性瘢痕。

三、技术操作

1.施术前准备

（1）针具器械：1.2mm 粗火针、酒精灯、点火器、碘伏、棉签、无菌棉球、止血钳、小号火罐、医用盘、无菌纱布、医用胶带。

（2）腧穴定位：取阿是穴。

（3）体位选择：选择患者舒适、医者便于操作的治疗体位。常用体位有仰卧位、侧卧位。

（4）环境：卫生要求符合《医院消毒卫生标准》（GB15982—2012）的规定，保持环境安静，清洁卫生，避免污染，温度适宜。

（5）消毒：施术前应该对受术者针刺部位进行消毒，可用 0.5% ～ 1% 碘伏的棉球或棉签在针刺部位由中心向外做环行擦拭消毒，直径大于 5cm，每穴消毒 2 遍。施术者双手应用肥皂或洗手液清洗干净，再用速干手消毒剂消毒。

2.施术方式

皮肤消毒后，左手拇、食二指将瘰疬结节固定，右手持针将针尖及针身前半部在酒精灯上烧红，待发亮呈白色时（酒精灯要放置在离施术部位较近处，这样既能保持针体的温度，又便于针刺操作），对准结节，快速刺入一定深度，将针柄稍加捻转，立即拔出，用消毒干棉球按压针孔片刻。

早期硬结大者刺 2 ～ 3 针（中央部位刺上 1 针，硬结周围再刺 1 ～ 2 针），小者 1 针即可。深度以穿透肿块不达正常组织为度，刺入后迅速做半捻转动作，以彻底破坏局部组织，每周治疗 1 次，肿块逐渐缩小。

瘰疬中期脓成未溃破者，火针刺后加拔火罐，使脓液出尽，起罐后，擦拭干净后在疮口处盖一无菌敷料，用胶布固定，定期更换，保持清洁干燥，直至疮口收敛。

瘰疬后期疮口溃破脓液淋漓不尽，久则形成瘘管者，疮口局部肉芽增生，从疮口向窦道的深部进针，并平刺肉芽增生处，以破坏局部组织，达到管壁脱离、去腐生新的目的。操作结束可用乙醇棉球消毒，并在局部覆盖无菌纱布，用胶布固定。

3. 施术疗程

每周治疗1次，一般针治2～3次可愈。不愈者，可适当延长治疗时间。

4. 施术后处理

（1）施术后的正常反应：火针治疗后局部可能会微发红、灼热、发痒，或火针孔有小红点高出皮肤，这是机体对火针的正常反应，无须处理，一般一周内会自行消失。

（2）出针：火针出针后立即用无菌干棉球迅速按压针孔，一则可以减轻疼痛，再则可以保护针孔。出针后若见脓血，务求出尽，按外科常规处理。若刺得比较深，针孔比较大，可用消毒纱布外敷，胶布固定1～2天，以防感染。

四、注意事项

1. 对初次接受火针疗法者，首先要解除患者思想顾虑，消除紧张心理，做好思想工作，在征得患者同意的情况下方可进行火针治疗。

2. 施术时，应做到快、稳、准，避开血管、肌腱、神经以及重要脏器，以免伤及正常组织。

3. 火针治疗后3天内最好不要洗浴，以防针孔感染。夏季或高温湿热环境，人体出汗过多，要注意防止针孔感染。

4. 嘱患者应注意饮食调护。多饮温水，不宜食用过多的脂肪，增加优质蛋白质和含钙丰富的食品，如肉类、家禽、蛋类、豆制品及奶类，多吃些富含维生素的新鲜蔬菜，水果。忌鱼腥发物、油腻、辛辣等刺激之品，戒烟酒。

5. 嘱患者应注意生活调摄。要调畅情志，规律睡眠，避免熬夜。劳逸结合，锻炼身体增强体质。

6. 患者过度紧张、疲劳、饥饱、喜怒、悲伤以及惊恐时禁针，患有严重肺心病、高血压和心、肝、肾、脑原发性疾病以及造血系统功能异常等严重疾病者禁用火针；精神病，糖尿病、发热患者应禁用火针；孕妇、小儿及年老体弱者慎用或禁用。

7. 嘱患者应根据病情在医生指导下规范使用抗结核药物。

五、临床验案

验案

王某，女，21 岁，农民，1958 年 7 月 2 日初诊。主诉：颈部双侧硬结15 年，加重 5 年。病史：患者 15 年前颈部两侧各出现一小硬结，不痛不痒，未引起重视。之后硬结逐渐变大、增多，到当地医院治疗，病情未见好转，且渐渐加重，尤其是近 5 年结节化脓溃破 3 次，留下瘢痕。现仍有一处溃破，已有 3 个月未曾愈合，脓水常流，服用中西药治疗始终不能控制，故求治于邵经明。视其体质虚弱，贫血面容，颈部两侧硬结累累，大小不一，右侧有一铜钱大小硬结溃破，时流脓水，肉芽增生如石榴籽样数个，高出皮肤。舌淡，苔薄，脉细弱。

中医诊断：瘰疬。

西医诊断：颈部淋巴结核。

辨证：气血亏虚。

治法：祛腐生肌，扶正祛邪。

处方：阿是穴。

操作：先将破溃处脓液清除，常规消毒后，左手拇食二指将其固定，右手持针将针尖及针身前半部在酒精灯上烧红，待发亮呈白色时快速将火针刺入窦道，并平刺肉芽增生处。操作后将无菌敷料覆盖在针刺部位，胶布固定。嘱患者保持局部清洁干燥。

7月7日二诊：患者述上次治疗后疮口未有脓水流出。视其溃破处分泌物明显减少，创面较前干燥，肉芽增生已有萎缩。治疗仍用火针按上法操作。

8月1日三诊：按上法火针治疗5次后，溃破处肉芽萎缩，溃疡面基本愈合。今针对其颈部其他多个小结节治疗。将火针针尖和针身前半部烧红发亮呈白色后，对准结节，快速刺入一定深度，稍加捻转针柄，立即拔出，用消毒干棉球按压针孔片刻。

8月18日四诊：根据病情治疗需要，令患者按上法火针治疗每周1次。连续针治3次后，结节全部消失。

随访多年，病情未见复发，体质逐渐增强。

按语：患者虽仅21岁，然患瘰疬则15年。《外科正宗》云："瘰疬者，饮食冷热不调，饥饱喜怒不常，多致脾气不能传运，遂成痰结。"患者自幼饮食失调，脾胃受损，日久痰浊凝聚，滞于血络，使血脉瘀滞，痰瘀互结，久而化火，灼伤肌肤，则肉腐成脓，溃破成疮；伤津耗血，气血亏虚，肌肤失养，疮溃而难敛。邵经明以祛腐生肌，扶正祛邪为总则，选用火针治之，并根据病情的不同阶段，采取不同焠刺之法。治疗之初，针对右侧硬结溃破流出脓水，肉芽增生，首先将火针直接刺入窦道，以平刺肉芽增生处，治疗5次后，使久不愈合的溃破之处基本愈合，肉芽已萎缩，增生消失。因患者颈部左右两侧仍有多个硬节，邵经明指出，患者病初即是颈部有小结节，未引起重视而后酿成大病，所以治疗定要穷追不舍，斩草除根。邵经明仍用火针刺之，以温通局部经络，运行气血，活血化瘀，软坚散结，消除痰浊败血，祛邪扶正，使硬结消失，体质渐强，病无反复。

第八章　瘿病理气散结法

一、技术简介

理气散结法，是邵经明在长期的临床实践中总结出的以阿是穴、合谷为主穴治疗瘿病的技术，并根据具体病情随症加减，疗效满意。

1. 技术处方

主穴：阿是穴、合谷穴。

配穴：心悸、手颤配内关、足三里；呼吸不利配天突；性情急躁配太冲，其他随症加减。

2. 技术特点

邵经明治疗瘿病重用阿是穴以疏通局部经气；并用独特的"捻转运气法"，补虚泻实；取穴配伍倡方精穴简，远近相配，以达到疏通经气，调理气血，开散郁结之目的。

（1）重取阿是，直击病灶：邵经明认为，瘿病多因忧思恼怒，情志抑郁以致气结不化，痰瘀互凝；或由外感六淫之邪，导致气血郁滞，搏于颈部而成。重取病灶局部之阿是穴，直捣黄龙，宣通局部经气，疏导壅滞，调理气血，以达消肿散结之目的。

（2）审视病情，治法有别：邵经明在治疗瘿病时，常根据患者颈部肿块的有无或大小而采取不同的针刺操作方法。若颈部无明显结节肿块，可在相当于人迎穴上、下各 0.5 寸处阿是穴双侧共刺 4 针；若结节性肿块较大者采用围刺法，即在肿块中心刺 1 针，沿肿块周围呈 45° 斜刺 3 ～ 4 针，均使针尖刺入肿块；如遇甲状腺弥漫性肿大者，也可用围刺法治疗，但在进针时应避开气管及大血管，斜刺 0.5 ～ 0.8 寸。

（3）捻转运气，针法独特：针刺手法是取效之关键环节。邵经明运用针灸治疗强调针下得气的重要性，治疗本病时，根据患者病情，将针刺手法与气功相结合，采用捻转运气法，补虚泻实。

（4）方精穴简，远近相配：针对瘿病的病因病机和病位，邵经明临证选取阿是穴、合谷为主穴治之。他常说"腧穴所在，主治所在"，在病部选用阿是穴可宣通局部经气，疏导壅滞；合谷穴是手阳明经原穴，阳明为多气多血之经，颈部又属阳明经之分野，合谷主气，轻清升散，循经远取合谷具有疏通阳明经经气，调理气血，散结消瘿之功。远近相配，相得益彰。

3. 理论基础

瘿病的病位在颈部喉结两旁，发病关键是气滞、痰凝、瘀血，与肝、脾、胃关系最为密切。因本病病程绵长，在不同阶段可呈现虚实不同证型，病初多实，久病转虚，或虚实夹杂。邵经明治疗瘿病以阿是穴、合谷穴为主穴，并根据具体病情随症加减，其理论基础源自以下方面。

（1）病灶围刺，增强功效：围刺又称围剿刺法、围针法，源于《灵枢·官针》十二刺中的"扬刺法"，是在病变局部运用多针进行包围式针刺的一种治疗方法。《灵枢·官针》言："扬刺者，正内一，傍内四而浮之，以治寒气之博大者也。"扬刺法属多针浅刺类针法，在病灶中央直刺 1 针，前后左右各刺 1 针，其针刺覆盖面较单针刺广泛，更易激发经气，调节经络气血，增强治疗作用。围刺针法是在扬刺法基础上的进一步发展，针刺不拘于针刺数量，可根据病变部位大小决定针数。治疗瘿病时邵经明在病灶部取阿是穴多针刺或围刺，既体现了"腧穴所在，主治所在"的规律，发挥腧穴的近治作用，又扩大了针刺范围，加大了刺激量，阻断了邪气向四周扩散，从而促进局部组织正气强盛，增强宣通局部经气，疏导壅滞，开瘀散结，调理气血之功效。

（2）病位阳明，循经远取：瘿病多因气滞、痰凝、血瘀痹阻脉络，壅结于颈部而成。颈部是阳明经循行所过之处，根据"经脉所过，主治所及"之理，选用手阳明经手部之原穴合谷。合谷穴为原气所发，善于调气，是调理人体气机之大穴，其性轻清升散，循经远取，与病部阿是穴远近相配，其改善机体状态，疏通阳明经气，调理气血，散结消瘿之功，相得益彰。

（3）理明证清，有据可依：邵经明治疗瘿病时，常针对具体病情辨证配穴，随症加减。若患者表现有心悸、手颤配内关、足三里。内关是手厥阴心包经之络穴，又为八脉交会穴之一，通于阴维脉，具有疏利三焦，清泄心包络，宽胸理气，宁心安神等功，《针灸甲乙经》曰"心澹澹而善惊恐，心悲，内关主之"；《备急千金要方》云"凡心实者，则心中暴痛，虚则心烦，惕然不能动，失智，内关主之"。足三里是足阳明胃经的合穴、胃腑下合穴，善治"阳气有余，阴气不足，则热中善饥"（《灵枢·五邪》），具有调节整体功能，健脾和胃，补血养心，通经活络，调理气血的作用。两穴伍用可调理气血，宁心解痉。若患者呼吸不利配天突，天突是任脉穴，位居胸腔之上，气管之前。《针灸甲乙经》记载其主治"咳上气，喘，暴喑不能言""喉痹，咽中干急不得息，喉中鸣"。气以通为顺，天突善治气管、咽喉等局部病症，有下气降痰，利咽开音之功。若性情急躁配太冲，太冲是足厥阴肝经的输穴，又是原穴，具有疏肝理气，畅达气机，清潜肝阳的作用。现代研究显示，针刺太冲穴可调节与情绪相关的前额叶、杏仁核等脑区的功能，进而发挥抗焦虑、抑郁的作用。邵经明治疗瘿病根据具体病情随症加减，常可收到良好效果。

二、临床应用

理气散结法临床主要用于治疗瘿病。瘿病又称瘿气、瘿瘤，俗称"大脖子病"，是以颈前喉结两侧肿大结块为主要临床特征的一类疾病。中医的瘿病泛指西医的甲状腺疾病，如甲状腺炎、甲状腺功能亢进症、桥本甲状腺炎、结节型甲状腺、甲状腺囊肿等。

三、技术操作

1. 施术前准备

（1）针具准备：选用规格为 0.30mm×25mm（1 寸）、0.30mm×40mm（1.5 寸）普通一次性无菌针灸针。根据患者体质、年龄、病情和腧穴部位的不同，选用不同规格的毫针。

（2）辅助工具：治疗盘、弯盘、镊子、皮肤消毒液、消毒棉签、消毒棉球、快速手消毒剂等辅助用具。必要时可备毛毯、屏风。无菌物品灭菌合格，在有效期内。

（3）腧穴定位：符合《经穴名称与定位》（GB/T 12346—2021）的规定。（注：临床选穴可根据疾病的具体情况选取）

（4）体位选择：根据针刺部位，选择患者舒适、医者便于操作的治疗体位。常用体位有仰卧位，或侧卧位。

（5）环境：卫生要求符合《医院消毒卫生标准》（GB15982—2012）的规定，保持环境安静，清洁卫生，避免污染，温度适宜。

（6）消毒：施术前应该对受术者针刺部位进行消毒，可用 0.5% ～ 1% 的碘伏棉球或棉签在针刺部位由中心向外做环行擦拭消毒，直径大于 5cm，每穴消毒 2 遍。施术者双手应用肥皂或洗手液清洗干净，再用速干手消毒剂消毒。

2. 施术方式

合谷、内关、太冲穴均直刺，刺入 0.5 ～ 0.8 寸。

足三里直刺，刺入 1 ～ 1.2 寸。

天突选用 1.5 寸毫针，将针尖刺入皮下 0.2 寸后，沿胸骨柄后斜向下方，刺入 1.2 寸，勿伤气管，注意针尖不可斜向两侧。

阿是穴在针刺时可根据不同病情采取不同的针刺方法。

若颈部无明显结节肿块，可在相当于人迎穴上、下各 0.5 寸处，直刺进针 0.5 ～ 0.8 寸，双侧共刺 4 针。

若结节性肿块较大者可采用围刺法，选用 1 寸毫针在肿块中心刺 1 针，沿肿块周围以 45° 角斜刺 3 ～ 4 针，均使针尖刺入肿块，刺入 0.5 ～ 0.8 寸。

留针 30 分钟，每隔 10 分钟行针 1 次，根据患者病情，采用捻转运气法，虚补实泻。

出针时，施术者以押手持消毒干棉球轻轻按压于针刺部位，刺手持针做轻微地提捻动作，感觉针下松动后，将针缓慢退至皮下，再将针迅速退出；

然后用消毒干棉球按压针孔片刻。

3. 施术疗程

每日针刺 1 次，10 次为 1 个疗程。疗程间休息 3 天。若肿块尚未消失，可按前法继续治疗下 1 疗程。

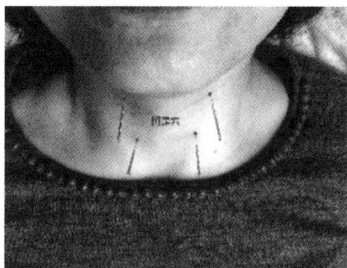

图 8-1　瘿病针刺阿是穴

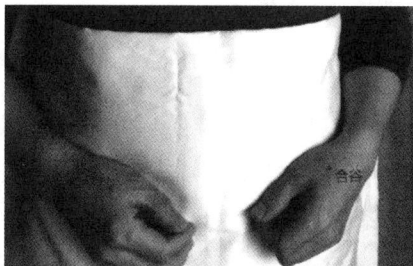

图 8-2　瘿病针刺合谷穴

4. 施术后处理

针刺时腧穴局部多有酸胀感，或者出现酸胀、麻感沿着经脉传导的现象，多在出针后自行消失，一般不需要处理。

四、注意事项

1. 瘿病发病缓慢，早期临床表现不明显，易被忽视而延误治疗。故应早发现、早治疗。及时、正确地治疗，预后好。若病情迁延失治则较难治愈。

2. 由于本病与患者精神情志有密切关系，因此保持心情舒畅，气机调和，血脉通畅，则有助于疗效的获得。患者应注意饮食，平时应进食富有营养的食物和新鲜蔬菜，多食海带、紫菜等含碘食物，忌食辛辣等刺激性食物和肥甘之品。

3. 医者在针刺阿是穴时应注意角度、深度，防止刺伤气管、咽喉或大血管；出针时无论出血与否均应用消毒棉球按压针孔片刻，以防止出血形成血肿。

4. 如甲状腺肿块通过针刺治疗明显缩小，仍需继续治疗，以消失为度。如遇弥漫性肿大者，可用围刺法治疗，操作时应避开气管、大血管进针，严格按照操作要求操作。

5.甲状腺明显肿大而出现压迫症状时，可考虑手术治疗。若出现高热、呕吐、谵妄等症状时，应考虑甲亢危象之可能，需要采取综合措施救治。

五、临床验案

验案

庞某，女，22岁，1978年6月2日初诊。主诉：颈部肿大伴心悸3个多月，加重1个月。病史：患者3个月前无明显诱因出现周身乏力，心慌胸闷，多食易饥，颈肿，初起症状轻微，渐渐加重，即到某医院就诊，体格检查示：颈软，双侧甲状腺Ⅲ度肿大，右侧有血管杂音，心率140次/分，律整，手颤（＋）。行碘131吸碘率检查提示：吸碘率明显增高，吸碘率高，高峰前移即为甲状腺功能亢进：2小时67.9%，4小时69.0%，24小时64.8%。甲状腺扫描显示：甲状腺右叶结节。诊断为甲状腺功能亢进，并给予甲巯咪唑治疗。服药1周后，心悸等症状有所减轻。1个月前因劳累病情反复，症状加重，颈肿增大，右侧尤甚，眼球较前明显突出，烦躁易怒，体热汗出，失眠多梦，自发病以来体重下降5千克，继服甲巯咪唑未见明显好转，为求中医治疗，故前来邵经明处针治。现症：患者性情急躁，易怒，颈部肿大，右侧为甚，双侧眼突，心悸、胸闷，手颤明显，消谷善饥，怕热易汗出，失眠，二便尚可，舌边红、苔薄黄、脉弦数。

中医诊断：瘿病。

西医诊断：甲状腺功能亢进。

辨证：肝火炽盛。

治法：理气化痰，消瘿散结。

处方：阿是穴、天突、合谷、内关、足三里、太冲。

操作：患者仰卧，天突、足三里选用1.5寸毫针，阿是穴、合谷、内关、太冲选用1寸毫针。常规消毒，针刺天突时，针尖直刺0.2寸后，改变针刺方向，向下沿胸骨柄后缘、气管前缘刺入 1.2 寸，勿伤气管，采用捻转运气法，得气即出针；阿是穴（约在人迎上下各 0.5 寸，左右共 4 穴）进针时注意避开气管和大的血管，采用捻转法；合谷、内关、足三里常规针刺操作。得气后留针 30 分钟，中间行针 2 次。每日治疗 1 次。嘱咐患者调畅情志，保证充足的睡眠。

6 月 7 日二诊： 连续针治 5 次，患者自觉颈部较前舒适，心慌减轻，视其颈部肿大比治疗前明显缩小，出汗减少，睡眠改善，其他症状同上。守上方，继续针治，改为隔日治疗 1 次。

6 月 16 日三诊： 隔日针治 5 次后，患者左侧颈部肿大基本消失，右侧稍显肿大，时有心慌、胸闷，手颤减轻，眼突缩小，出汗减少，纳食尚可，睡眠基本正常。令患者休息 5 日复诊。

6 月 21 日四诊： 患者休息期间病情稳定，未有反复，按上方继续针刺治疗，隔日 1 次。10 次为 1 个疗程。

7 月 11 日五诊： 患者经过第 2 个疗程的治疗，颈部肿大已消失，遇情绪变化或劳累仍有心慌、胸闷，烦躁不安，手颤偶有发生，眼突基本消失，汗出消失。令其休息 1 周后，继续针刺治疗，隔日 1 次。

8 月 8 日六诊： 患者前后经过 3 个疗程的针刺治疗，精神状态佳，心情愉悦，诸症皆消，停止治疗。

10 月 25 日七诊： 患者于 24 日到某医院复查，甲状腺吸碘 131 率已在正常范围（2 小时 23.3%，4 小时 29.1%，24 小时 42.3%）。特来告知。

随访 8 年，未有复发。

按语： 瘿病以颈前喉结两旁结块肿大为主要特征，常分为气瘿、肉瘿、血瘿、筋瘿、石瘿五种，以气瘿、肉瘿为多见，其次为石瘿。邵经明常说其病位虽在喉结两侧，但与肝关系密切，肝为风木之脏，内寄相火，以血为体，以气为用，主疏泄条达，若长期情志不畅，肝失条达，气郁化火，灼津为痰，痰气胶滞，阻碍血之运行而成瘀，痰、气、瘀搏结于颈部而成瘿肿。瘿病之病机关键为气滞、痰凝、血瘀交结壅于颈部，这也是瘿病患者多见于女性的原因。女性之经、带、孕、产、乳与肝经、气血息息相关，调摄稍有疏忽，即引起肝郁、气滞、痰凝、血瘀等。

邵经明根据本例患者病情和临床表现，认为本例是肝火炽盛证之气瘿，治疗以理气化痰，消瘿散结为大法，取阿是穴、天突、合谷、内关、足三里、太冲。阿是穴以调理局部经气，疏导壅滞，消肿散结；天突位于颈部胸骨上窝正中，针之能疏通局部经气，理气化痰，散结行滞，利咽开音；合谷为手阳明大肠经原穴，阳明经为多气多血之经，颈部又为阳明经之分野，循经远取合谷穴，以达疏通经络，调理气血，消散瘿结之目的；内关是手厥阴心包经之络穴，有疏利三焦，清泄包络，宽胸理气，宁心定悸等功；足三里是足阳明胃经的合穴、胃腑之下合穴，有健脾和胃，调理气血，通经活络，调节整体功能的作用；太冲是足厥阴肝经原穴，有疏肝理气，清潜肝阳，平肝息风的作用。诸穴合用，远近相配，可达理气化痰，消瘿散结之功。

第九章　急喉瘖利喉通窍法

一、技术简介

利喉通窍法，是根据邵经明治疗咽喉疾病的临床经验，结合急喉瘖的证候特点，治疗急喉瘖时以人迎、廉泉、扁桃、合谷为主穴，以达"通利咽喉，开声启闭"之效。

1. 技术处方

主穴：人迎、廉泉、扁桃（位于下颌角前1寸，下颌骨内缘凹陷处）、合谷。

配穴：发热配大椎、风池；鼻塞配印堂、迎香；咳痰配肺俞、风门；咽喉干痛配鱼际；喉间憋闷配天突、膻中；咽喉肿痛配少商、商阳。

2. 技术特点

（1）强调辨证，远近配穴：急喉瘖病位于颈部咽喉，该部位是众多经脉循行所过之处，根据急喉瘖的发病原因，病位所在，本病与手太阴经、手阳明经、足阳明经及任脉关系极为密切。运用经络辨证，遵循"腧穴所在，主治所在"和"经脉所过，主治所及"的原则，治疗选取咽喉局部腧穴和远端腧穴，远近相配，即局部人迎、廉泉、扁桃，远端合谷，四穴合用，共奏宣通肺气，清利咽喉，散结增音之功。临证时根据病情选择配穴，主配结合，相辅相成。

（2）腧穴不同，手法各异：根据选取腧穴所在部位不同，施术行针时手法有别：廉泉以重捻转、轻提插手法操作，得气后即出针；人迎、扁桃只做小幅度捻转，不提插，得气后即出针；天突施以小幅度提插捻转法，行针得气后即出针。其余诸穴均采用提插捻转相结合的行针手法。

（3）辨证施法，刺络放血：急喉瘖是喉病中的急证，多因邪毒侵袭肺金而致，其病机为"金实不鸣"或"窍闭而瘖"。《圣济总录》中有言："咽喉肿痛，语声不出者，风邪壅热，客于脾肺之经，邪热随经，上传于咽喉，则血脉壅遏，故令喉间肿痛，甚则气道窒塞，语声不出也。"《张氏医通》曰："若咽喉声嘶而痛，是火邪遏闭伤肺。"若患者肺热壅遏，咽喉肿痛严重取少商、商阳点刺出血，井穴为本经脉气初发，是阴阳经相交接之处，可清本经之热，清泄表里经之热，清泄周身之热。点刺少商、商阳放血，对急喉瘖的治疗具有立竿见影的特殊疗效，可清泄肺热，通经活络，利咽消肿，止痛除烦。

3. 理论基础

急喉瘖的病位在咽喉，与肺、肾关系密切。临床多属实证，病机关键为"金实不鸣"或"窍闭而喑"。

（1）正本溯源，辨证施治：中医学认为喉上连舌咽通于鼻窍，下接气道直贯入肺，是呼吸之通道，发声之关要，为肺系所属。肺为喉之根本，喉之所以能发声，实乃肺气所推动，当然，也离不开宗气的作用，只有宗气足，肺气清，才能使喉发声洪亮而持久。此外肾为气息之根，又为声音之根，下纳入肾之气，复而上行充肺灌喉，击金而鸣，使喉的发声饱满而有根。故肺为气之主，肾为气之根，声音出于肺系而根于肾。急喉瘖的发生不仅与脏腑关系密切，而且其病位于颈部咽喉，颈咽部是众多经脉循行所过之处，故临床无论外邪侵袭，致脏腑功能失调，还是经络气血紊乱均可导致本病。正如《素问·气交变大论》云："岁火不及，寒乃大行……心痛暴瘖。"《灵枢·经脉》亦云："足阳明之别……上络头项，合诸经之气，下络喉嗌，其病气逆，则喉痹卒喑。"《医学纲目》曰："喉瘖……本病多因风邪袭肺，肺气失宣，或邪客于声门，致其开合不利而发病。"对于本病的治疗古代文献也有记载，如《灵枢·杂病》曰"厥，胸满面肿，唇漯漯然，暴言难，甚者不能言，取足阳明"；《灵枢·寒热病》曰"暴喑气鞕，取扶突与舌本出血"等。邵经明根据古书记载，结合临床实践，针对本病之病因病机、症候特点，强调辨证施治，局部近穴与循经远取相结合，巧施配穴，以宣肺泄热，润喉通窍，散结开瘖，止咳祛痰。

（2）刺血疗法，泄热解毒：《素问·离合真邪论》指出："疾出以去盛血，而复其真气……刺出其血，其病立已。"《素问·调经论》又云："血有余，则泻其盛经出其血。""病在脉，调之血；病在血，调之络。"急喉瘖是指以声音不扬甚至嘶哑失音、声带充血肿胀为特征的急性喉病。王清任在《医林改错》中指出："热毒之邪在内烧炼其血，血受烧炼必凝。"本病可因外感热邪，使邪热蕴郁，熏灼咽喉，热毒内遏，血流不畅，脉络瘀滞。邵经明指出刺络放血有泄热解毒、活血消肿、利咽止痛之效。

（3）主配结合，协同增效：利喉通窍法是以人迎、廉泉、扁桃、合谷为主穴。人迎是足阳明胃经与足少阳胆经之交会穴，位居颈部喉结之旁，当胸锁乳突肌的前缘，颈总动脉搏动处，具有理气通络，散结利喉之功，常用于治疗喉咽部病症；廉泉是任脉与阴维脉的交会穴，又名舌本。《灵枢·根结》云"少阴根于涌泉，结于廉泉"，说明其与肾关系密切。廉泉位居颈部，当前正中线喉结上方，舌骨上缘凹陷处，具有生津滋阴，清利咽喉，通调舌络，消散壅滞等功效，是治疗舌体、咽喉疾病的常用穴。扁桃是经外奇穴，位于下颌角前1寸，下颌骨内缘凹陷处，具有利喉开音，止痒润燥，散结消肿，通经活络的作用。手阳明经循行于颈部，阳明经为多气多血之经，合谷为手阳明大肠经原穴，其性轻升，善治表证和头面五官诸疾，具有清宣肺气，疏泄邪热，行气散滞，通络止痛等作用。四穴远近配伍，功效相得益彰。因本病引起的原因各不相同，表现各异，针刺治疗时应根据具体病情配伍相应腧穴，如发热配大椎、风池：大椎是督脉与手、足三阳经的交会穴，为"诸阳之会"；风池是足少阳经与阳维脉的交会穴，足少阳经又与足厥阴经相表里，二穴伍用有退热宣肺、祛风利喉之功效。鼻塞配印堂、迎香：印堂为经外奇穴，迎香为手、足阳明经之交会穴，二穴伍用可宣发肺气，通利鼻窍。咳痰配肺俞、风门：此二穴均是足太阳经穴，肺俞为背俞穴，是肺脏之气输注于背部的穴位；风门为足太阳与督脉的交会穴，二穴伍用可宣肺解表，祛痰止咳。咽喉干痛配鱼际，鱼际为手太阴经荥穴，"荥主身热"，用此穴可清肺润喉，利咽止痛。喉间憋闷配天突、膻中，此二穴为任脉穴，天突为任脉与阴维脉的交会穴；膻中为心包之募穴，又是八会穴之气会，二穴伍用可宽胸理气，宣肺宁心，通利咽喉，行气活血。咽喉肿痛配少商、商阳刺络放血，少商、商阳分别为手太阴肺经和手阳明大肠经的井穴，采用三棱针点刺二穴，令其出血数滴，有宣肺解表、泄热利咽、通络止痛之功效。

二、临床应用

利喉通窍法用于治疗急喉瘖。急喉瘖是以突然声音嘶哑、甚或失声为主要特征的一种急性喉病，是临床的常见病、多发病。因其发病急，病程短，又有"暴瘖""卒瘖"等名称。急喉瘖是以声音嘶哑，喉内干燥或疼痛，重者伴发热，恶寒，咳嗽等为主要临床表现。本病相当于西医学的急性喉炎、变应性喉炎等。

三、技术操作

1. 施术前准备

（1）针具准备：选用规格为 0.30mm×25mm（1 寸）、0.30mm×40mm（1.5 寸）普通一次性无菌针灸针（根据患者体质、年龄、病情和腧穴部位的不同，选用不同规格的毫针），三棱针或采血针。

（2）辅助工具：治疗盘、弯盘、镊子、皮肤消毒液、消毒棉签、消毒棉球、快速手消毒剂等辅助用具。必要时可备毛毯、屏风。无菌物品灭菌合格，在有效期内。

（3）腧穴定位：符合《经穴名称与定位》（GB/T 12346—2021）的规定。（注：具体疾病选穴可根据临床具体情况选取）

（4）体位选择：根据针刺部位，选择患者舒适、医者便于操作的治疗体位。患者采取仰靠坐位或仰卧位。

（5）环境：卫生要求符合《医院消毒卫生标准》（GB15982—2012）的规定，保持环境安静，清洁卫生，避免污染，温度适宜。

（6）消毒：施术前应该对受术者针刺部位进行消毒，可用 0.5%～1%

碘伏棉球或棉签在针刺部位由中心向外做环行擦拭消毒，直径大于5cm，每穴消毒2遍。施术者双手应用肥皂或洗手液清洗干净，再用速干手消毒剂消毒。

2. 施术方式

（1）进针方法：廉泉选用1.5寸毫针，向舌根方向斜刺0.8～1寸；人迎、扁桃选用1寸毫针，直刺0.3～0.5寸；风池选用1寸毫针，向鼻尖方向刺入0.5～0.8寸；合谷、鱼际、风门、肺俞选用1寸毫针，直刺0.5～0.8寸；印堂选用1寸毫针，向下平刺0.3～0.5寸；迎香选用1寸毫针，向上斜刺0.2～0.5寸；天突选用1.5寸毫针，先直刺0.2寸，然后将针尖转向下方，紧靠胸骨后方刺入，进针1～1.2寸；膻中用1.5寸毫针，向下平刺1～1.2寸。

（2）行针手法：廉泉行针以重捻转、轻提插，得气后即出针；人迎、扁桃行针只做小幅度捻转，不得提插，得气后即出针；天突行针小幅度提插捻转法，得气后即出针。其余诸穴均采用提插捻转相结合的行针手法。

（3）留针：除廉泉、人迎、扁桃、天突行针得气后即出针外，其余腧穴均留针30分钟，每隔10分钟行针1次。

（4）出针：出针时，施术者以押手持消毒干棉球，刺手持针做轻微提捻动作，感觉针下无紧滞，将针提至皮下后快速起出，随即用消毒干棉球按压针孔片刻以防出血。若感觉针下紧滞，可安慰患者不要紧张，同时用指尖在腧穴周边轻轻敲几下，令局部肌肉放松，再将针起出。

（5）刺络放血：咽喉肿痛者取少商、商阳点刺出血。首先医者戴一次性乳胶手套，在患者拇、食二指桡侧由掌指关节处向指端轻轻推搓，使局部充血，然后分别在少商、商阳穴处用碘伏棉签消毒，左手拇、食二指夹持穴位两侧，右手拇、食、中三指持三棱针迅速刺入0.1寸，令其出血0.5mL左右，之后，用消毒干棉球按压针孔进行止血，取乙醇棉球将手指上血迹擦拭干净。

3. 施术疗程

每日针刺1次，轻症患者治疗2～3次即可治愈；音哑或失音重者可连续治疗，10 次为 1 个疗程。

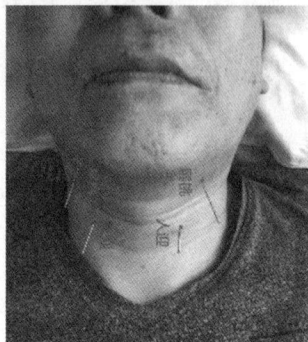

图 9-1 针刺扁桃、人迎

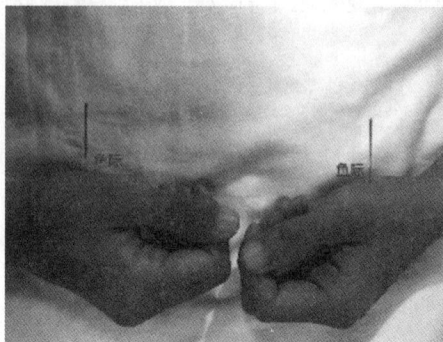

图 9-2 针刺鱼际

4. 施术后处理

针刺时腧穴局部针下多有酸麻沉胀感，或者出现针感沿经脉传导的现象，多在出针后自行消失。

四、注意事项

1. 施术者要心态平和，专心致志，精心操作。针刺前对初次接受针灸治疗的患者做好解释工作，消除其恐惧心理，取得患者的配合。本法孕妇禁用。

2. 对体质虚弱者或初次接受针刺治疗，精神紧张者应选取卧位。患者在过于疲劳、饥饿和精神过度紧张的情况下不宜针刺。嘱患者戒烟酒、忌食寒凉、煎炸及辛辣刺激性食物。

3. 嘱患者注意合理用嗓，若声音嘶哑要严格休声，包括耳语和小声说话，以减少声带摩擦。积极治疗口、鼻、鼻窦、咽部的急、慢性病症，防止感染下传引发喉部病变。

4. 对意外情况的处理：对凝血机制差或服用抗凝血药物的患者，起针时要注意按压针孔，防止出血。患者在针刺时或留针过程中，出现头晕恶心、面色苍白、心慌气短、出大汗等情况，应立即将针全部取出，令患者平卧，松开衣带，注意保暖。轻者静卧片刻，给予温开水或糖水饮之，可很快恢复正常。若经上述处理仍不见效，可按揉或针刺水沟、内关、足三里等穴。还应密切观察患者的神色、心跳、呼吸及血压等，一旦有异常情况应立即配合其他急救措施，防止发生意外。

五、临床验案

验案 1

赵某，女，48 岁，公务员，2018 年 10 月 9 日初诊。主诉：声音嘶哑、咳嗽 1 周。病史：1 周前带领合唱团参加演出，因说话过多声大、唱歌用声过度，加之汗出感寒，出现咽喉部疼痛发紧，声音嘶哑等症，在他处诊治效不明显，故来寻求邵素霞针灸治疗。刻诊：精神不振，痛苦面容，声音嘶哑，咽喉部疼痛发紧，鼻塞，流清涕，咳嗽，有少量稀痰；间接喉镜检查见：声带肿胀充血，声门闭合不全。舌苔薄白，脉浮紧。

中医诊断：急喉瘖。

西医诊断：急性喉炎。

辨证：风寒袭肺。

治法：疏风散寒，宣肺开音。

处方：人迎、廉泉、扁桃、合谷、大椎、肺俞、风池、鱼际。

操作：患者取仰靠坐位。皮肤常规消毒后，主穴按技术要求操作。大椎直刺 1.2 寸；风池向鼻尖方向刺入 0.5 寸；鱼际、肺俞直刺 0.5 寸，留针 30 分钟，诸穴均采用提插捻转相结合的手法，每隔 10 分钟行针 1 次。治疗结束患者即感喉部轻松，鼻子通气。嘱患者每日针刺 1 次。

10 月 10 日二诊：经治疗后患者已无鼻塞流涕，偶有咳嗽，少痰；咽喉疼痛明显减轻，声音嘶哑有所改善。守上方继续治疗。

10 月 11 日三诊：患者症状继续改善，已无咳嗽，喉部基本不痛，发声略显嘶哑；继续治疗。

10 月 12 日四诊： 患者症状进一步改善，声音较前清亮。上方去风池、鱼际，余穴不变，按上法继续治疗。

10 月 13 日五诊： 患者症状完全消失，发声已恢复正常。间接喉镜检查见：咽喉部黏膜表面光滑，声带运动正常，舌脉正常。为巩固疗效继续针治 1 次。并嘱患者注意休声，忌食辛辣、寒凉之品。

按语： 本例患者因连日劳累、过度用声，加之感受风寒后，出现咽喉部疼痛发紧，声音嘶哑，咳嗽，鼻塞，流清涕，舌苔薄白，脉浮紧。此乃风寒外袭，伤于肺卫，致肺失宣肃，气机不畅，邪凝于喉，使声门开合不利而发病。诊为急喉瘖，乃风寒袭肺证。治宜疏风散寒，宣肺开音，选用"利喉通窍法"，取人迎、廉泉、扁桃、合谷以宣通肺气，清利咽喉，散结增音；大椎、肺俞、风池、鱼际，可清肺止咳，润喉通窍。诸穴合用，共奏疏风散寒，宣通肺气，利喉开音的功效。经 5 次针刺治疗而获痊愈。

验案 2

张某，女，38 岁，职员，2019 年 5 月 10 日初诊。主诉：咽喉疼痛，声音嘶哑 3 天。病史：3 天前患者到南方旅游，因天气较热，喝水少，多食辛辣，加之旅途劳累，登山时汗出当风，出现咽喉部干痒疼痛，声音嘶哑，咳嗽等症，即在当地诊所就诊，给予口服消炎药、润喉片等药治疗，效不明显，返回家后，即到邵素霞处就诊。刻诊：痛苦面容，声音嘶哑，咽喉部干痒疼痛，咳嗽，吐痰色黄黏稠不易咳出，发热 37.9℃，舌质红苔薄黄，脉浮数。间接喉镜见：喉部黏膜水肿，声带鲜红肿胀，声门闭合不全。

中医诊断： 急喉瘖。

西医诊断： 急性喉炎。

辨证： 风热犯肺。

治法： 疏风清热，宣肺开音。

处方： 人迎、廉泉、扁桃、合谷、大椎、风池、肺俞、少商、商阳。

操作： 患者取仰靠坐位。皮肤常规消毒后，诸穴按技术要求操作。大椎直刺 1.2 寸；风池向鼻尖方向刺入 0.5 寸；肺俞直刺 0.5 寸，诸穴留针 30

分钟，均采用提插捻转相结合的手法，每隔 10 分钟行针 1 次。少商、商阳用刺血针点刺，每穴出血 5 ～ 6 大滴（约 0.5mL），之后，用消毒干棉球按压针孔止血。针刺放血后，患者喉部干痒、疼痛症状明显减轻。嘱患者每日治疗 1 次。

5 月 11 日二诊：经治疗后，体温 36.8℃，咽喉部疼痛减轻，时有干痒，咳嗽咳痰，上方减去少商、商阳穴，继续针刺治疗。

5 月 13 日三诊：经上方治疗两次，声音嘶哑等诸症均有减轻。继续针刺治疗。

5 月 16 日四诊：经针刺治疗 5 次，咽喉部疼痛、干痒症状消除，偶有咳嗽，咯吐少量稀痰，可轻松发声，声音低沉。舌淡红苔薄，脉弦。守原方，每日针治 1 次。

5 月 17 日五诊：患者述咳痰症状消失，发声较前响亮，说话多时咽喉部稍有发干。继续治疗。

5 月 21 日六诊：经 10 次治疗后，诸症消失，发声洪亮。间接喉镜检查见：喉部黏膜颜色淡红，声带运动两侧对称。声门开闭灵活。

嘱患者注意生活规律，忌食辛辣、寒凉之品。

按语：本案患者由于旅途劳累，多食辛辣，饮水不足，加之登山时汗出当风，遂出现咽喉部干痒疼痛，声音嘶哑，发热，咳嗽，吐痰等。查其舌质红，苔薄黄，脉浮数，诊为急喉瘖，证属风热犯肺。治宜疏风清热，宣肺开音。选用利喉通窍法治疗：针刺人迎、廉泉、扁桃、合谷以宣肺利咽，散结增音；大椎、风池、肺俞伍用少商、商阳刺络放血，可清肺泄热，利咽止咳，润喉通窍。诸穴合用，共奏疏风清热，宣肺利喉，启闭开音的功效。

第十章　毕氏环中上穴针法

一、技术简介

环中上穴针法，是首批全国名老中医毕福高研究员在多年临床经验基础上，结合现代解剖医学，以"环中上穴"为主穴，在此穴位以不同针刺方向分别施以针刺补泻手法，又称一穴三针针刺法。

1. 技术处方

主穴：环中上穴。

配穴：配以百会、长强；肾虚血瘀配以肾俞、血海；脾肾阳虚配以肾俞、脾俞、足三里；阴阳两虚配足三里、关元、气海、中极；肺肾气虚配肾俞、肺俞、曲池；气滞血瘀配血海、膈俞、合谷、太冲。

2. 技术特点

毕氏环中上穴针法主要针对下肢和前后二阴病症特点，以经络理论为基础，结合现代医学神经解剖学知识，辅以独特的针刺补泻手法和不同针刺角度，使气至病所，令经络感传达于前阴、下肢，以激发经气，疏通经络气血，产生小刺激大反应的效应，达到穴少力宏之效。

（1）重视经络理论：《灵枢·经脉》曰："经脉者，所以能决死生，处百病，调虚实，不可不通。"经脉通畅与否直接关系到人体的健康与疾病，经脉通则身康健，经脉塞则百病生。毕福高认为：经络学说的起源和针灸的关系十分密切，经络学说用于指导临床实践，以针灸为最早，其后随着中医学理论的发展，才被广泛地应用到其他各学科中，所以经络学说从孕育、诞生到发展，皆与针灸息息相关。正如《灵枢·经别》中所说"夫十二经脉者，人之所以生，病之所以成，人之所以治，病之所以起，学之所始，工之所止也"。临床治疗疾病如失去经络学说的指导，就会缺乏理论依据，迷失方向，在千变万化的病例面前，茫然不知所措。经络学说是中医学的核心理论之一，经络关系到人体的生理、病理以及疾病的发生和治疗。毕福高临床诊治时十分重视灵活运用经络理论进行诊断和治疗疾病，认为学医者不懂经络腧穴，开口动手便错。毕福高认为临证辨证首先应以经络为要，"得之则为良医，失之则为粗工"。经络既是"所纲维统纪于其间"者，也是阴阳气血运行的通道。"内而五脏六腑，外而四体百形，表里相应，脉络相通"。因此毕福高将辨经络作为临床诊病察证的主要方法之一。在临床治疗中面对错综复杂的症状，首先要根据经络、经筋循行路线分析并确定病变所在的经络，然后以此为基础选取病变经络的穴位进行治疗。毕福高遵循"循经按之，气有连属，穴无不正，疾无不除"，常常在经脉循行线上采用寻、按、揉等方法，确定患者病患所在，将比较敏感的压痛点或反应点作为治疗部位，结合经穴、特定穴制定适宜的针灸处方，如此则能取得又快又好的效果，反之，若不能熟练运用经络理论，则难取其效。其独创的"环中上穴"就是在长期临床实践中，结合经络理论逐渐总结出的经验效穴，临床治疗泌尿系疾病、坐骨神经痛、子宫脱垂疾病，疗效非凡。

（2）精研针刺手法：毕福高在长期临床实践中体会到，正确运用针刺手法是取效之关键，尤其是治疗脏腑病时效果显著。他在临床上应用双手施术爪切进针，患者往往毫无痛感，然后以全身之力运于右手持针腕部，继而运用大拇指、食指、中指进行施术，其手法亦成为他的一个诊疗特点。其运用"环中上穴"治疗二阴病，以针尖向内侧稍倾斜5°～10°，创造"腕弹点刺，提插补泻"针法，以"雀啄术"外叼内啄，犹如雀鸟啄米叼食之状，针感可根据针刺方向不同，达到不同部位，如达到前阴、肛门、胞宫等。对于针感，毕福高也有独特体会，提出手法成败主要关键在于：①切实掌握进针、退针的层次，提插均匀，层次分明；②刺激量须适度；③施术必须在得气的基础上进行；④嘱患者配合医生守神，细心体会针感，以免忽略轻微的感应，但不要给予暗示；⑤如果施术目的未达到，可结合25～40分钟的留针，往往能提高疗效。

（3）组方精练、穴简效宏：毕福高认为，针灸处方配穴，有其一定的组成规律，要整体辨证，识别标本，权衡缓急。一般以局部和邻近病所的腧穴为主穴，以经络循行所到处四肢的腧穴为配穴进行处方，选穴精练，层次清晰，反对取穴庞杂，主张取穴少而精，宁缺毋滥。毕福高常常一针一穴即可起痼疾，"环中上穴"针法，一穴三针不同角度取穴治疗多种疾病即是此原则的具体运用，并取得了满意的疗效。

3. 理论基础

"环中上穴"居于膀胱经，位于骶管裂孔与股骨大转子最高点连线中点上2寸外上0.5寸处，取穴时需患者侧卧，健肢在下而伸直，患肢在上而半屈，针刺"环中上穴"可直接刺激病变部位，使气至病所，又兼以配合针刺肺俞、脾俞、肾俞、足三里、关元等腧穴，标本兼顾。"环中上穴"从现代解剖学上看深部为坐骨神经经过坐骨结节与股骨大转子高点连线中、内1/3交点垂直下降前的部位，针刺时更易刺激到阴部神经，故其治疗前后二阴及妇科、男科等疾病疗效显著。

二、临床应用

毕氏环中上穴针法可用于前后二阴及妇科、男科疾病，如老年性夜尿频多症，亦可以治疗下肢疾病，如坐骨神经痛。

三、技术操作

1. 施术前准备

（1）针具准备：选用规格为0.35mm×100mm（4寸）或0.35mm×75mm（3寸）普通一次性无菌针灸针。根据患者体质、年龄、病情和腧穴部位的不同，选用不同规格的毫针。

（2）辅助工具：治疗盘、弯盘、镊子、皮肤消毒液、消毒棉签、消毒棉球、快速手消毒剂等辅助用具。必要时可备毛毯、屏风。无菌物品灭菌合格，在有效期内。

（3）腧穴定位：符合《经穴名称与定位》（GB/T 12346—2021）的规定。

（注：具体疾病选穴可根据临床具体情况选取）

（4）体位选择：患者侧卧，健肢在下而伸直，患肢在上而半屈。

（5）环境：卫生要求符合《医院消毒卫生标准》（GB15982—2012）的规定，保持环境安静，清洁卫生，避免污染，温度适宜。

（6）消毒：施术前应该对受术者针刺部位进行消毒，可用 0.5% ～ 1% 的碘伏棉球或棉签在针刺部位由中心向外做环行擦拭消毒，直径大于 5cm，每穴消毒 2 遍。施术者双手应用肥皂或洗手液清洗干净，再用速干手消毒剂消毒。

2. 施术方式

环中上穴用 4 寸或 3 寸毫针，直刺过皮后，针尖稍向内侧倾斜 10° ～ 15°（前阴部、生殖器和少腹部）以提插为主，用雀啄点刺手法，可产生触电样针感放射至前阴部（生殖器）和少腹部，针至有感觉为度。一般点刺 3 ～ 5 次，每次针一侧，每天针一次，两侧穴位交替使用，不留针，不捻转。

3. 施术疗程

每日针刺 1 次，10 次为 1 个疗程。疗程间休息 3 天后，继续第 2 个疗程的治疗，连续治疗 2 ～ 3 个疗程。

4. 施术后处理

（1）施术后的正常反应：针刺时腧穴局部多有酸胀感，或者出现酸胀感、麻感沿着经脉传导的现象，多在出针后自行消失。

（2）出针：出针时，施术者以押手持消毒干棉球轻轻按压于针刺部位，刺手持针做轻微的提捻动作，感觉针下松动后，将针缓慢退至皮下，再将针迅速退出；然后用消毒干棉球按压针孔片刻。

四、注意事项

1. 针刺前先嘱患者排空尿液，过于紧张或者饥饿状态下，一般不建议针灸。

2. 进针后以提插雀啄法为主，不捻转，不留针。

3.针刺深度要视患者的体质胖瘦和针感情况而灵活掌握为宜。

4.不宜针刺过重，若刺激手法过重时，一般会引起少腹疼痛。

5.有出血性疾病或者出血倾向的患者不建议针灸；有皮肤感染或者肿瘤的部位不建议针灸。

五、临床验案

验案 1

秦某，男，73岁，退休。2022年7月26日初诊。主诉：尿频10余年，加重伴小便不能自控2月余。病史：患者10多年前无明显诱因出现尿频，夜尿次数增多，小便次数每晚4～5次，每次尿量少，查尿常规细菌计数增多，泌尿系彩超示前列腺增生并钙化，余无明显异常。曾口服中药汤剂，症状时轻时重，腰部隐痛，伴有腰膝酸软，夜间盗汗，左上肢震颤。纳食可，睡眠不安，大便难，小便频。舌暗，苔白，脉沉细无力。

中医诊断：尿频。

西医诊断：夜尿症。

辨证：肾气不足。

治法：温肾助阳，化气止遗。

处方：环中上穴、腰阳关、肾俞、足三里、三阴交。

操作：针刺环中上穴并使针感传向肛门方向；针刺足三里、腰阳关用补法。采用快速进针，雀啄点刺，针感宜明显，能向远端放射更好。施于上述针法，疗效缓慢者，可改用提插补泻或捻转补泻手法。

8月5日二诊：接受治疗后，夜尿频数次数有所减少，按原方案继续治疗。

8月15日三诊：接受2个疗程治疗后，夜尿频数基本消失，腰部隐痛及腰膝酸软症状明显改善；夜间盗汗症状明显改善，舌暗红，苔薄，脉沉。为进一步巩固疗效，再坚持1个疗程治疗。

8月25日四诊：接受3个疗程治疗后，夜尿频数基本消失，腰部隐痛及腰膝酸软症状基本消失；夜间盗汗症状进一步改善，偶有尿频；舌暗红，苔薄，脉沉。

按语：患者老年男性，已过八八之年，《素问·上古天真论》云："男子八八，天癸竭，精少，肾脏衰，形体皆极，则齿发去。"患者久病，病久则虚，又现腰膝酸软等体征，可判断为肾气亏虚，膀胱气化无力，收缩开合无常，当以温肾助阳，化气止遗为治则。环中上穴深面则为坐骨神经经过坐骨结节与股骨大转子高点连线中内1/3交点垂直下降前的部位，靠近马尾神经，能调节患者对大小便控制的敏感度。针刺可使局部血液循环改善，新陈代谢旺盛，起到通经活络、理气活血、通则不痛的作用。根据针刺方向不同，针刺此穴，针感可分别传至趾端、胞宫、肛门治多种疾病。因此，针刺时手法应按病情、体质、病程灵活施行，使针感向病患部位远端传达为佳。腰阳关、肾俞具有温肾补阳，化气止遗的作用。足三里为胃的下合穴，具有通调腑气，补益后天的作用，促使气血生化有源。三阴交为肝脾肾三经的交会穴，具有滋阴健脾、补气益肾的作用。

验案 2

黄某，男，60岁，工人，2021年10月30日初诊。主诉：尿频8年余，加重伴时有遗尿7天。病史：患者8年前无明显诱因出现尿频，尿意来时，难以坚持，7天前患者症状加重，夜眠时，遗尿而不自知。查腰骶部DR示：S1椎体隐性脊柱裂，余无明显异常。查尿常规细菌计数未见异常，患者及家属拒绝手术治疗。患者为求中医针灸治疗，遂至我科就诊。刻下见：患者神志清、精神差，神倦乏力，面色萎黄；诉小便频数，淋漓不尽，尿液不清，食欲不振，畏寒怕冷，手足不温，大便稀薄，眼睑浮肿，舌质淡、有齿痕，苔薄腻，脉细弱。

中医诊断：尿频。

西医诊断：夜尿症。

辨证：脾肾阳虚。

治法：温补脾肾，升提固摄。

处方：环中上穴、百会、腰阳关、肾俞、脾俞。

操作：环中上穴、百会穴，采用快速进针，雀啄点刺，针感宜明显，能更好向远端放射。以施于上述针法，疗效缓慢者，可改用提插补泻或捻转补泻手法；腰阳关、肾俞、脾俞施以补法以健脾肾，助阳气。

11月10日二诊：接受治疗后，夜尿频数次数有所减少，按原方案继续治疗。

11月20日三诊：接受2个疗程治疗后，夜尿频数基本消失，神倦乏力明显改善，食欲较前有所改善，畏寒怕冷有所改善，大便稀薄，舌质淡、苔薄腻，脉细弱。为进一步巩固疗效，再坚持1个疗程治疗。

按语：患者病史8年余，久病体质则虚，又现神倦乏力，面色萎黄，食欲不振，畏寒怕冷，手足不温，大便稀薄，眼睑浮肿，结合舌苔脉象，诊为脾肾阳虚，膀胱气化无力，当以温肾健脾，化气止遗为治则。针刺环中上穴可调节逼尿肌与括约肌功能，使排尿正常。百会为诸阳之汇，可调度身体诸阳气，且提气助阳、醒神开窍。肾俞、腰阳关用补法，具有壮腰补肾，祛寒除湿的作用，脾俞为脾的背俞穴，具有补益脾气，益气固摄的作用。

第十一章　三叉神经痛王氏面三针法

一、技术简介

王氏面三针法，是河南王氏针灸流派创始人王宗学总结出以"面三针"为主穴，用于治疗三叉神经痛的有效处方。因"面三针"分别位于三叉神经第Ⅰ、第Ⅱ、第Ⅲ支分布处，通过采取毫针刺激疼痛局部神经干的方法来治疗三叉神经痛，故称"王氏面三针法"。

1.技术处方

主穴：面穴 1、面穴 2、面穴 3。

配穴：头维、太阳、颧髎、下关、颊车、大迎、翳风、合谷、外关、足临泣、太冲。

第Ⅰ支痛选用面穴 1、头维、太阳；第Ⅱ支痛选用面穴 2、颧髎、下关；第Ⅲ支痛选用面穴 3、颊车、大迎。以上均加翳风、合谷、外关、足临泣、太冲。

2.技术特点

王宗学根据三叉神经痛的发病机制，又结合多年的针刺麻醉实践经验，将神经分布、经脉循行、辨证论治三者结合，择优选穴，筛选出"面三针"、面局部穴位和手足阳明、少阳经之远端穴位，手法采用"王氏补泻雪心法"，辅以连续波、高频率的电针，疏通阳明、少阳之经脉气血，达到"通则不痛"的目的，在临床诊治中取得了较为满意的疗效。

（1）综合选穴，直达病位：王宗学在中医辨证论治理论指导下，根据疾病证型的不同、疼痛部位的各异以及多年的实践经验选择腧穴。一般遵循以下原则：①根据神经分布取穴："面三针"腧穴位于三叉神经所分布部位，王宗学采取直接刺激神经干的方法，针对不同的疼痛部位推断并针刺病变的神经分支，达到缓解疼痛的目的。②病变局部取穴：选取疼痛局部的穴位，以达到疏经活络止痛的效果。③循经取穴：选取经过三叉神经分布部位的手足阳明、少阳经之远端穴位，以调阳明、少阳之经脉气血，使通则不痛。④随证取穴：依据本病证型特点采取具有祛风、散寒、清热、行气、调气、通络等作用的腧穴。

（2）尊崇经典，凝练补泻手法：王宗学临床重视针刺补泻手法，从古代文献《雪心补泻歌》等古籍中得到启发，经过自己多年反复实践和筛选，总结出以捻转补泻和烧山火、透天凉手法作为针刺治病的基本手法。捻转补泻法是在原来手法的基础上，根据左侧、右侧进针的不同，拇指捻转方向也不同。烧山火：是在原来手法的基础上，配合捻转补法，在留针时采用"震颤法""刮针法"反复操作以加强其作用；透天凉：是在原来手法的基础上，配合捻转和提插。

（3）强调电针的应用：电针是将针和脉冲电两种刺激结合在一起，作用在经络腧穴上治疗疾病的方法。研究发现高频电刺激可促使强啡肽释放，强啡肽在脊髓中发挥镇痛作用，适宜的电针强度可使正常人的痛阈和耐痛阈提高 65% ~ 180%，从而达到镇痛的目的。故王宗学在治疗三叉神经痛时选择连续波、高频率 70 ~ 100Hz 的电针，起到止痛、镇静、缓解肌肉和血管痉挛的作用，减少三叉神经痛的疼痛程度和发作频率，电针强度一般以患者能耐受为度。

3. 理论基础

（1）现代医学与针灸学结合指导选穴："面三针"腧穴位于三叉神经支所分布部位，根据解剖学和生理学等现代医学理论，直接刺激疼痛部位所属神经干可以治疗面部周围神经痛。另外，从脏腑经络方面，头面部乃一身阳经所会，足三阳经筋结合于面颧部，手三阳经筋则会于头侧部。若素体脾虚，痰湿内盛，复受风寒或风热侵袭，风邪挟痰闭阻经络，脉络不通，或忧思恚怒伤肝，肝失条达，郁而化火，肝火上犯闭阻面部经络，或面部疼痛日久，气虚血瘀，病邪入血入络，脉络瘀滞，"不通则痛"。故在选穴上，三叉神经第Ⅰ支疼痛配合头维、太阳；第Ⅱ支疼痛配合颧髎、下关；第Ⅲ支疼痛配合颊车、大迎；此外均加翳风、合谷、外关、足临泣、太冲。

合谷属手阳明大肠经原穴，善治头面部疾病；太冲属足厥阴肝经，两穴相配为"四关穴"，可以祛风通络止痛。头维、太阳、颧髎、下关、颊车、大迎、翳风都为局部取穴，根据"腧穴所在，主治所在"的原则，针刺可直达病所，舒通经筋，通络止痛；外关、足临泣分别属手少阳、足少阳经穴，依据"经脉所过，主治所及"的规律，疏通气血，使气血调和，通则不痛。

（2）继承经典，创新补泻手法：王宗学基于《席弘赋》《补泻雪心歌》《神应经》中补泻手法和自己多年的临床实践经验写就"王氏补泻雪心法"。具体操作方法如下：捻转补泻之泻法，进针得气后，针刺左侧，拇指向前，食指向后；针刺右侧，食指向前，拇指向后，频频捻针。捻转补泻之补法，进针得气后，针刺左侧食指向前，拇指向后；针刺右侧，拇指向前，食指向后。烧山火：三进一退，紧按慢提，分三步进针法，即天、人、地三部，每一部以老阳数"九"进行捻转补法以此反复九遍，留针，在留针时采用"震颤法""刮针法"反复操作以加强其作用；透天凉：一进三退，慢按紧提，分三部施老阴数"六"进行捻转和提插，如此反复六遍留针。为便于记忆，编写了"王氏补泻雪心法"歌诀：行针补泻分寒热，泻寒补热须分别，捻指向内补之方，捻指向外泻之诀，泻左须当大指前，泻右拇指向后拽，补左食指向前搓，补右食指向后拽，督任二脉居中线，男随左侧女随右。

二、临床应用

王氏面三针法主要用于治疗原发性三叉神经痛。三叉神经痛是较常见的神经系统疾病，是一种反复发作在三叉神经支配区域内的短暂性阵发性剧痛。疼痛呈电击样、烧灼样、刀割样和撕裂样，疼痛发作常由说话、咀嚼、刷牙和洗脸等面部随意运动或触摸面部某一区域（如上唇、鼻翼、眶上孔、眶下孔和口腔牙龈等处）而被诱发，这些敏感区称为"扳机点"。发作时间数秒至数分钟不等，间歇期完全正常。疼痛多发生于单侧，突发突止。

三、技术操作

1. 施术前准备

（1）针具准备：选用规格为 0.38mm×25mm（1 寸）、0.38mm×40mm（1.5 寸）、0.38m×50mm（2 寸）普通一次性无菌针灸针。根据患者体质、年龄、病情和腧穴部位的不同，选用不同规格的毫针。

（2）辅助工具：电针仪、治疗盘、弯盘、镊子、皮肤消毒液、消毒棉签、消毒棉球、快速手消毒剂等辅助用具。必要时可备毛毯、屏风。无菌物品灭菌合格，在有效期内。

（3）腧穴定位：符合《经穴名称与定位》（GB/T 12346—2021）的规定。（注：临床可根据具体疾病情况选穴）

（4）体位选择：根据针刺部位，选择患者舒适、医者便于操作的治疗体位。患者采取仰靠坐位或仰卧位。

（5）环境：卫生要求符合《医院消毒卫生标准》（GB15982—2012）的规定，保持环境安静，清洁卫生，避免污染，温度适宜。

（6）消毒：施术前应该对受术者针刺部位进行消毒，可用 0.5%～1%的碘伏棉球或棉签在针刺部位由中心向外做环行擦拭消毒，直径大于 5cm，每穴消毒 2 遍。施术者双手应用肥皂或洗手液清洗干净，再用速干手消毒剂消毒。

2. 施术方式

面三针采用透刺、直刺法，行针时需产生较强的针感为宜，进针后主穴连接电针，用连续波、高频率 70～100Hz 的脉冲电刺激，其强度以患者能耐受为度；其他穴位用"王氏补泻雪心法"之泻法行针。每次留针 30～40 分钟，除电针外每隔 10 分钟行针一次。

面穴 1，用 1.5 寸毫针从攒竹穴进针至鱼腰达眶上裂。

面穴 2，用 2 寸毫针从鼻旁巨髎穴处进针，针尖略向外上方斜刺，刺向眶下孔四白处。

面穴 3，用 1.5 寸毫针从口角旁地仓外下方直刺刺入颏孔内。

头维，1寸毫针平刺进针0.5～1寸。

太阳、颧髎、下关，用1.5寸毫针直刺1～1.5寸。

大迎、颊车，用1.5寸毫针斜刺1～1.5寸。

合谷、外关、足临泣，用1.5寸毫针直刺1～1.5寸。

太冲，用1寸毫针直刺0.5～1寸。

3. 施术疗程

每日针刺1次，10次为1个疗程。疗程间休息3天后，继续第2个疗程的治疗，连续治疗2～3个疗程。

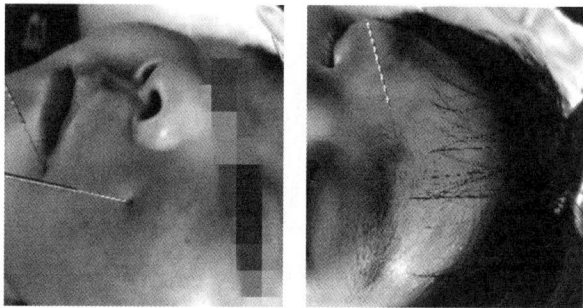

图 11-1　面三针

4. 施术后处理

（1）施术后的正常反应：针刺时腧穴局部多有酸胀感，或者出现酸胀感、麻感沿着经脉传导的现象，多在出针后自行消失。若后遗针感持久不消失可给予按压或艾灸。

（2）出针：出针时，施术者以押手持消毒干棉签轻轻按压于针刺部位，刺手持针做轻微的提捻动作，感觉针下松动后，将针缓慢推至皮下，再将针迅速推出，然后用消毒干棉签按压针孔片刻。

四、注意事项

1. 施术者应严肃认真，专心致志，精心操作。针刺前应向患者说明施术要求，消除恐惧心理，取得患者的合作。

2.针刺时患者的体位要平正舒适，既有利于准确选定穴位，又有利于针刺的顺利完成。

3.在针刺过程中，防止其他人碰触患者，导致弯针、滞针。随时了解患者的反应，若患者感觉恶心、胸闷，立即将针取出，按照晕针处理。

4.起居有规律，加强运动，增强体质，注意饮食营养。

5.叮嘱患者避风寒，可用温水洗脸，保持心情舒畅，避免情绪过激。

五、临床验案

验案1

李某，女，56岁，退休工人，2020年5月16日初诊。主诉：左侧面部疼痛3月余。病史：2月初外出后出现阵发性面部疼痛，一般持续时间为数秒钟，发作频率不定，可从一日数次至一分钟数次不等。痛时可引起面肌抽搐，并伴有面色红、目赤流泪或流涎等，发作期说话、吞咽、刷牙、洗脸等动作均可诱其发作。病初疼痛持续时间较短，间隔时间较长，随着病程发展，疼痛越频繁，缓解期越缩短。严重时，轻微碰触，即可引起疼痛发作。在眶下孔、鼻旁有压痛点。疼痛发作时，呈阵发性闪电样剧烈疼痛，如刀割、钻刺、烧灼。痛势剧烈，伴面色苍白，遇冷加重，得热较舒，舌淡苔白，脉小或弦紧；有时可现面部虚浮，舌淡苔白腻、脉濡滑等。

中医诊断：面痛。

西医诊断：三叉神经痛（上颌支）。

辨证：风寒夹痰。

治法：疏风散寒、温通经络。

处方：面穴2、颧髎、下关、合谷、外关、足临泣、太冲。

操作：仰卧位，皮肤常规消毒后，诸穴按技术要求操作。每次留针30～40分钟，除电针外每隔10分钟行针一次。

5月20日二诊：接受治疗4次后，患者诉面痛发作时疼痛程度较前减轻，仍需间断服用卡巴西平，继续治疗。

5月26日三诊：患者经针刺治疗1疗程，面痛发作次数、疼痛程度均减少，痰变少，苔白而薄，脉弦有力，为进一步巩固疗效，再坚持1疗程治疗。

6月20日四诊：经针刺治疗3个疗程，面痛发作次数、持续时间、疼痛程度均明显好转，面色红润，舌红苔白，脉弦有力。

按语："面痛"，在历代医家的论述中多混于"头痛"中，如《灵枢·经脉》有"颌痛""颊痛""目外眦痛"，《素问·缪刺论》有"齿唇寒痛"等类似本病的描述。《张氏医通》谓："面痛……不能开口言语，手触之即痛。"此外在《医学纲目》《普济本事方》中，有面痛治验的记载。本病的病因与外邪侵袭有关。中医认为，头部为一身阳气所会，如"头为诸阳之会""头为精明之府""诸阳所会，百脉相通"，头部经络穴位密集，头部毛发覆盖区域有督脉、足太阳膀胱经、足少阳胆经、手少阳三焦经、足厥阴肝经等五条经脉循行经过。同时，足三阳经筋结合于面颊部，手三阳经筋会于头角部。若风寒或风热等外邪侵袭手足三阳之络，闭阻经络，气血阻滞，不通则痛；风为六淫之首，善行而数变，风邪致病，疼痛骤发骤止，故治疗以疏风散寒、温通经络为主，取穴以"王氏面三针法"中的面穴2为主，配以颧髎、下关、合谷、外关，面局部穴位和手足阳明少阳经之远端穴位，手法采用"王氏补泻雪心法"，且辅以连续波高频率的电针，以疏通阳明、少阳之经脉气血，达到"通则不痛"的目的，取得了较为满意的疗效。

验案2

李某，女，38岁，职员，2022年10月18日初诊。主诉：右侧面部疼痛1周。病史：10月感染新冠病毒后出现右侧面部疼痛，起初以为是牙痛，自行口服布洛芬胶囊，疼痛缓解不明显。到医院口腔科就诊，经X线检查后未发现牙周炎，继续口服普瑞巴林治疗。1周后患者晚上进食时诱发疼痛，疼痛难忍，影响进食、睡眠及工作，故就诊于我科。面部疼痛时发时止，如火灼，如刀割，剧烈难忍，面红生火，目赤多眵，心烦易怒，胸胁胀闷，口干面苦，溲黄便结。舌质红而苔黄，脉象弦滑数等。

中医诊断：面痛。

西医诊断：三叉神经痛（下颌支）。

辨证：肝郁化火。

治法：疏肝解郁，清热泻火。

处方：面穴 3、颊车、大迎。

操作：面三针采用透刺、直刺法，行针时需产生较强的针感为宜。面穴 3：用 28 号 1.5 寸毫针，从口角旁地仓外下方直刺刺入颏孔内。大迎、颊车用 28 号 1.5 寸毫针斜刺 1.2 寸；合谷、外关、足临泣用 28 号 1.5 寸毫针直刺 1 寸；太冲用 28 号 1 寸毫针直刺 0.5 寸。进针后主穴连接电针，用连续波、高频率 70 ～ 100Hz 的脉冲电刺激，其强度以患者能耐受为度；其他穴位用"王氏补泻雪心法"之泻法行针。每次留针 40 分钟，除电针外每隔 10 分钟行针 1 次。

10 月 20 日二诊：接受治疗 2 次后，患者诉面痛发作时疼痛程度似有减轻，仍需服用普瑞巴林，继续针刺治疗。

10 月 30 日三诊：患者经针刺治疗 1 疗程后，面痛发作次数、持续时间均缩短，睡眠改善，口苦减轻，仍易怒，舌红苔薄黄，脉弦数，为进一步巩固疗效，患者坚持针刺治疗。

11 月 15 日四诊：经针刺治疗 2 个疗程，面痛发作次数、持续时间、疼痛程度均明显好转，患者面色红润，露齿微笑，大便规律，小便可，脉沉有力。

按语：新冠病毒的传播速度非常快，传染性也很强，不仅可以攻击损害人体的肺脏，同时还可以引发肝脏、肾脏、脑部、心脏多器官多组织的病变。并且，在感染新型冠状病毒的肺炎患者的脑脊液当中也检测出了新冠病毒，因此新冠病毒可以引起神经系统疾病。本患者感染新冠肺炎病毒后出现三叉神经的损伤而引起面痛，后又因患者性格暴躁疼痛加重。中医学认为，肝喜条达恶抑郁，诸般抑郁皆可使肝气不舒而失疏泄条达。同时，

《黄帝内经》把肝比喻为"将军之官","怒伤肝",脾气急躁者往往都是肝火旺之人。治疗以疏肝理气、清热泻火为主。根据疼痛的部位选取"王氏面三针法"中的面穴3,配穴为颊车、大迎、足临泣、太冲,以面部腧穴配合足阳明、足少阳及足厥阴腧穴,重用补泻手法。适宜的电针强度可使正常人的痛阈和耐痛阈提高65%～180%。频率较高的连续波在镇痛、放松肌肉和缓解血管痉挛等方面效果较好,有研究发现高频电刺激可促使强啡肽释放,强啡肽在脊髓中发挥镇痛作用,故王氏电针选择高频率100Hz且连续波。同时,嘱咐患者平时加强运动,增强体质,保持心情舒畅。

第十二章　中原帖氏飞针疗法

一、技术简介

中原帖氏飞针，是帖亚林根据元代医家何若愚主张的"针入贵速，既入徐进"的进针理念，在传统针刺基础上，探索出的针刺方法。此法具有进针快速、无痛、得气明显、疗效显著的特点。

1.技术特点

中原帖氏飞针进针快速、无痛、得气明显、疗效显著。医者治疗时以右手拇、食、中三指指腹握持针柄，左手将穴位处的皮肤绷紧并固定针刺部位，进针时拇指内收，食、中指同时相应外展，此时针体便迅速转动，当针处于快速旋转接近穴位时，通过肘、腕、指力将旋转的针弹射入穴位，患者无任何感觉，此时即刻捻转针体，引气至病所。此法将针如弓箭般急速射入穴内，再进行缓慢捻进，几乎没有疼痛，进针层次分明，可分为燕飞式进针、针下辨气，针下聚气。

（1）燕飞式进针：是利用银针的韧性，手指的旋转捻力，手腕的瞬时爆发力综合产生的一种快速弹射进针方法。本法遵循"针入贵速"的原则，手法讲究进针一瞬间的爆发力，持针时要求力发于脊、行于肩，经肘下达于腕、指，进针时以腕作为支柱，腕抖指随，将针射入穴位皮下。本法轻巧柔和，一瞬即入。使用好燕飞式进针法必须不断加强指力练习。

（2）针下辨气：指针刺后，通过医者指端的触觉以辨析针下的反应，从而测知患者机体内抗病机能之盛衰消长，并结合临床表现，作为施行补泻等手法的依据。①针下辨实：指邪气紧急而至，针下感到紧束其针。②针下辨虚：指针下松弛，针感迟缓而至，甚或寂然无闻。③针下辨寒：针被吸紧的感觉，针下感觉比较沉。④针下辨风：在天部有吸针感且稍有空感。⑤针下辨湿：针有扎在胶皮上的韧感。⑥针下辨热：针下有被顶的感觉。

（3）聚气针法：收拢聚集患者真气，使之不脱。此法可以挽救气将脱而尚未脱绝之急危症。"聚气针法"需要结合针下辨气，控制针感，使经络之气循经感传，引导经络之气聚集于某一穴位或某一处，即气至病所。经络之气的作用是运行气血，针刺可以调整经络之气，使气血调和，达到防病治病的目的。只有针下辨气达到一定造诣，才能够掌握聚气针法，这不仅需要深厚的功力、丰富的临床经验，也需要坚实的理论基础。运用此法必须练气以使内气注于手指，将针缓慢刺入一定深度，切勿提拔，医者气沉丹田，运动内劲，提气于肩臂、贯注于手指，拇、食、中指持针，于穴位四周轻轻摆动或缓慢盘针，感到气动即气微微有上提之意（气在内的深度位置并未动），缓缓收气，使气渐聚于针下，然后紧捻其针微上提（仅使肌肤随针微微上提），微行，即运动内劲徐震其针（三指微下按），用意念运动内气达于患者心中，以填补心气，而复其原动力。

（4）补泻手法根据针刺后患者感应来确定：帖亚林在补泻手法方面更看重机体对针刺的反应。他认为一般患者对针刺感应灵敏的为"实状"，感应迟钝的为"虚状"，无感应者为未得气。帖亚林在临床中体会到，患者的症状以及对针感的反应错综复杂，用补法还是用泻法均应通过辨明经气活动的强弱而定，勿见其证属虚即用补法，见其证属证实即用泻法。如辨证是"虚证"，而针刺感应也是"虚状"，则用补法；如辨证是"实证"，感应也是"实状"，则用泻法。若辨证是"虚证"而其感应却是"实状"，则先泻后补，辨证是"实证"而其感应却是"虚状"则先补后泻。

2. 理论基础

帖氏飞针不仅是一种针刺手法，而且是一套系统的诊疗思路，包含了对病证的识别、病机的分析以及穴位选取的过程。

（1）针入贵速，层次分明：《灵枢·官针》云："所谓三刺，则谷气出者，先浅刺绝皮，以出阳邪，再刺则阴邪出者，少益深绝皮，致肌肉，未入分肉间也；已入分肉之间，则谷气出。故刺法曰：始刺浅之，以逐邪气而来血气，后刺深之，以致阴气之邪，最后刺极深之，以下谷气。"元代针灸大家何若愚提出"针入贵速，即入徐进"的观点，帖氏飞针采用燕飞式进针法，使针尖快速透皮，然后通过缓慢进针刺激量由弱到强，减轻患者病痛，达到祛邪目的。

（2）强调得气，重视补泻：《灵枢·九针十二原》曰："刺之要，气至而有效。"《金针赋》曰："气速效速，气迟效迟。"得气与疗效密切相关，通过医者手下的感觉来辨析患者抗病能力之盛衰消长，并结合症状，作为施行补泻等手法的依据。《灵枢·卫气行》云："谨候其时，病可与期，失时反候者，百病不治。故曰：刺实者，刺其来也；刺虚者，刺其去也。此言气存亡之时，以候虚实而刺之。是故谨候气之所在而刺之，是谓逢时。"针刺的深浅、方向以及刺激的强度等均能直接影响针刺的补泻效应。

（3）重视手法，循经传导：《灵枢·五乱》云："徐入徐出，谓之导气。"《灵枢》的记载，导气针法取穴多为病变部位相关经脉中的荥穴与输穴，其针刺特点为缓慢进针，缓慢退针。陆寿康主编的《针法灸法学》对导气法的具体操作描述如下："在进针得气后做导气手法。由浅层徐徐插入深层，再从深层徐徐提退至浅层；或由深层徐徐提退至浅层，再从浅层徐徐插入深层。每1次需3～4分钟，为导气1度。可反复行针3～5度，每度导气可留针3～5分钟，再行下一度导气法，也可连续操作。待导气完毕，留针20～30分钟。"导气时手法宜柔和，切勿强烈刺激。现代研究认为强刺激手法既可以起到兴奋作用，也具有抑制作用，先是兴奋阶段，然后才能转化为抑制。故若在局部用强烈的刺激手法，强烈的刺激促使大脑皮层兴奋，反会激惹疼痛增强或出现痉挛。此时若给予适当的柔和刺激，使大脑兴奋性转移，疼痛或痉挛随即可得到缓解。帖亚林在临床体会到，若能以轻轻的旋捻提插手法取得感应后，再继续给予强弱适度的旋捻或提插，则针感扩散的范围大，且会缓慢地向远处扩散，如果再施行运气的手法，则可以使针感循经传导，反之，若刺激过猛，此种感传现象则难以发生。

二、临床应用

1.神经系统疾病，如血管神经性头痛、偏头痛、三叉神经痛、枕大神经痛、肋间神经痛、面神经麻痹（面瘫）等。

2.消化系统疾病，如胃肠道功能紊乱（习惯性便秘、腹泻、肠易激综合征、肠麻痹等），急、慢性胃炎，消化性溃疡，呃逆等。

3.呼吸系统疾病，如感冒、急性扁桃体炎、支气管哮喘、急慢性支气管炎等。

4.骨关节疾病，如颈椎病（颈痛、头昏、眩晕等）、腰椎病、椎间盘突出症、椎管狭窄症、颞颌关节紊乱症、肩关节周围炎、网球肘、腕管综合征、腱鞘炎、坐骨神经痛、膝关节炎、跟痛症、落枕及踝关节扭伤等全身急、慢性软组织损伤等。

5.妇科疾病，如月经不调（周期紊乱、经期延长、经量偏少、色暗）、痛经、闭经、经间期综合征、乳腺增生、围绝经期综合征。

6.儿科疾病，如小儿抽动症、多动症、脑瘫、智力低下、小儿消化不良、厌食、小儿功能性便秘、婴幼儿腹泻、婴幼儿营养不良、肠系膜淋巴结肿大性腹痛、小儿肌性斜颈、急慢性支气管炎、哮喘、小儿遗尿症、咬指甲癖等。

7.五官科疾病，如急、慢性鼻窦炎，急、慢性鼻炎，过敏性鼻炎，单纯性鼻出血，牙痛，急、慢性咽炎，睑腺炎，结膜炎。

8.精神科疾病，如失眠、焦虑、抑郁症、神经衰弱等。

9.皮肤科疾病，如皮肤瘙痒症、各种皮肤过敏症、荨麻疹、皮肤划痕症、湿疹、带状疱疹等。

10.保健与美容，如肥胖症、皮肤皱纹、眼袋、黑眼圈、黄褐斑、雀斑、痤疮等。

三、技术操作

1.施术前准备

（1）针具准备：选用规格为 0.35mm × 25mm（1 寸）、0.35mm × 40mm（1.5 寸）、0.35mm × 75mm（3 寸）普通一次性无菌针灸针。根据患者体质、

年龄、病情和腧穴部位的不同，选用不同规格的毫针。

（2）辅助工具：治疗盘、弯盘、镊子、皮肤消毒液、消毒棉签、消毒棉球、快速手消毒剂等辅助用具。必要时可备毛毯、屏风。无菌物品灭菌合格，在有效期内。

（3）腧穴定位：符合《经穴名称与定位》（GB/T 12346—2021）的规定。（注：临床可根据疾病的具体情况选穴）

（4）体位选择：根据针刺部位，选择患者舒适、医者便于操作的治疗体位。患者采取仰靠坐位或仰卧位。

（5）环境：卫生要求符合《医院消毒卫生标准》（GB 15982—2012）的规定，保持环境安静，清洁卫生，避免污染，温度适宜。

（6）消毒：施术前应该对受术者针刺部位进行消毒，可用 0.5% ～ 1% 碘伏棉球或棉签在针刺部位由中心向外做环行擦拭消毒，直径大于 5cm，每穴消毒 2 遍。施术者双手应用肥皂或洗手液清洗干净，再用速干手消毒剂消毒。

2. 施术过程

（1）进针方法：进针前医者以右手拇、食、中三指指腹握持针柄，左手将穴位处的皮肤绷紧并固定针刺部位。进针时拇指内收，食、中指同时相应外展，在针刺入瞬间，迅速转动针体，当针体接近穴位时，通过肘、腕、指力将旋转的针弓箭般急速弹射入穴位，再进行缓慢捻进，患者几乎没有疼痛感。

（2）行针手法：当针刺入穴位后，快速捻转针体，引气至病所。

（3）疗程：一般每日针刺 1 次，10 次为 1 疗程。

3. 关键技术环节

（1）用针手法

①运气凝神：医者沉肩、垂肘、舒肋、屏蔽杂念、气沉丹田，用意念把全身力量集中于拇、食、中三指，运动内劲，提气于肩臂，贯注于持针三指。

②指力要求：对指力要求较高，需用拇、食、中三指持针，操作时须做

到持针有力。因此平素应反复针刺练习，以增强指力，亦可配合气功加强指力练习。

③松手时机：通过肘、腕、指力将旋转的针体弹射入穴位，当针将要接近皮肤时，持针手指松开，松开时机不可过早或过晚。若过早则针身未射入皮下即被弹出；若过晚则又显得手法过于笨拙，影响灵活及得气感觉。

④精准度：中原帖氏飞针不同于切指进针法，进针时需要一定的操作距离，且要求在完成进针操作的同时保证针刺穴位的准确性。因此，此法对精准度的要求非常高，必须反复练习，方可达到。

（2）练气运气

①练指：虎口展开以中、食二指并拢伸展，大指后引，此三指之指肚点按于墙壁或树上均可，此时必须沉肩、垂肘、舒肋、屏蔽杂念，气沉丹田，用意念把全身力量集中于指点按处，每日行之，不可间断。

②练气：两腿开裆站立，两臂下垂，沉肩舒肋，气沉丹田。稍静，使右臂手心转向上，从右向腹部收拢，向上经肠，下时掌心逐渐向外翻转，向右侧缓慢平举推出，此时中指与食指并拢指出，其他手指微屈，不要用力，掌心向右，意念把气力注于指端，每日练习，日久自成。

四、注意事项

1. 患者过于疲劳、精神高度紧张以及饥饿者不宜针刺；年老体弱者针刺应尽量采取卧位，取穴宜少，手法宜轻。

2. 孕妇针刺不宜过猛，腹部、腰骶部及能引起子宫收缩的穴位如合谷、三阴交、昆仑、至阴等禁针。

3. 婴幼儿囟门部及风府、哑门穴等禁针；小儿因不能配合，一般不留针。

4. 有出血性疾病或常有自发性出血的患者以及损伤后不易止血者，不宜针刺。

5. 皮肤感染、溃疡、瘢痕和肿瘤部位不予针刺。

6. 眼区、胸背、肾区、项部，胃溃疡、肠粘连、肠梗阻患者的腹部及尿潴留患者的耻骨联合区，针刺时应掌握深度和角度，禁用直刺，防止误伤重要脏器。

五、临床验案

验案1

马某，女，71岁，家庭妇女，1987年11月2日初诊。主诉：胸闷、气短半月余。病史：半个月前天气骤冷，患者突感胸闷、气短，查心电图示：窦性心动过缓，心律不齐，房性早搏。后住院治疗半月（具体治疗不详），症状未好转且逐渐加重。刻下症见：乏力，心动过缓，每分钟心动49次，中有间歇，每三五次发生一次早搏，舌淡，苔白，脉缓。

中医诊断：怔忡。

西医诊断：心律不齐，窦性心动过缓，房性早搏。

辨证：气血亏虚。

治法：益气养血，宁心定悸。

处方：中脘、气海、足三里、三阴交。

操作：用聚气针法，先针中脘、气海，后针足三里、三阴交，均用捻转补法，并处以方药补中益气汤加附子、桂枝。

11月3日二诊：病情大有好转，脉搏56次，间歇减10次左右早搏1次。针膻中（平补平泻）、巨阙、脐下五分（聚气法）、内关（平补平泻，只做轻微旋捻）、足三里（捻转补法）。

11月4日三诊：脉跳已接近正常，每分钟59次，间歇已不明显，前处方药已服完，又处以前方，去附、桂，加麦冬（3剂），嘱其药服完后再诊。3日后家属来说情况良好，食欲基本正常，已能下床稍活动，再处前方3剂。3个月后基本痊愈。

按语：中脘穴为腑之会，胃之募穴，有补后天、调理胃气的作用；气海穴临证常用治疗虚损病证。足三里为胃之下合穴，同时又是足阳明胃经的合穴，具有通降胃气，强身健体的作用；三阴交为肝、脾、肾三经的交会穴，可健脾补血、调肝补肾、安神。采用聚气法，医者气沉丹田，运动内劲，用意念运动内气达于患者之心中，以填补心气，而复其原动力。

验案 2

胡某，男，46 岁，工人，1982 年 3 月 10 日初诊。主诉：胃痛胃胀发凉怕冷时作半年。病史：半年前，过食冷饮后出现胃痛，自此后胃脘痞闷，发凉怕冷，有时脘痛，时发时止，舌质淡。苔白而厚，脉系弦而无力。

中医诊断：胃脘痛。

西医诊断：慢性胃炎。

辨证：脾阳不振，胃气失和。

治法：温阳健脾，和胃止痛。

处方：中脘、内关、足三里。

操作：针刺入穴后，辨中脘穴虚状采用补法，左内关实状，用泻法，左足三里实状，先泻后补。

3 月 12 日二诊：上诊后，症状减轻，此次加用双脾俞、胃俞，其针刺感应状态是交叉虚实。左脾俞虚状，先泻后补；右脾俞实状，泻法；左胃俞虚状，补法；右胃俞实状，先泻后补。病情好转。

3 月 14 日三诊：中脘为虚状，但较前好些，针刺仍予以补法，左足三里实状，先泻后补；右足三里虚状，补法；左三阴交虚状，补法；右三阴交实状，先泻后补。

次日复诊，基本康复。

按语：本案患者病情处于虚实夹杂状态。补法和泻法虽然具有调节正虚邪实的作用，但必须依靠经络气化功能，才能达到补虚泻实的目的。针刺入穴位后，不是"实证"每穴都用泻，或"虚证"每穴都用补，更重要的是要看机体对针刺的反应能力如何。患者对针刺的感应灵敏为"实状"，感应迟钝为"虚状"，无感应者为未得气。得气，即针感，包括医者的针感和患者的感觉。患者的针感，是一种很深的感觉，由于不同的穴位，组织结构的复杂程度不同，针感的发生率也不同。有酸、麻、重、胀、电击感，其中，酸、胀两种针感最为常见，不太常见的针感，包括抽搐、蚁感、热感、凉感等。针感是取得疗效的关键，通常感觉越强烈，效果越好。因此，临证医者因根据患者的状态适当调整手法，故能取得很好的疗效。

验案 3

刘某，男，36岁，教师，2018年4月5日初诊。主诉：右下肢疼痛1周余。病史：患者1周前剧烈运动后出现右下肢疼痛，疼痛部位主要在右侧臀部、右大腿侧至右小腿后外侧，疼痛呈持续性抽筋样痛，右下肢不能负重，舌红，苔白，脉弦。

中医诊断：痛痹。

西医诊断：坐骨神经痛。

辨证：气滞血瘀。

治法：疏经活络，通痹止痛。

处方：环跳、阳陵泉。

操作：针刺环跳、阳陵泉，予以提插捻转泻法强刺激。

4月6日二诊：初诊不但没有抑制疼痛，反而使疼痛更加剧烈。二诊针刺仍取环跳、阳陵泉穴，予以轻微刺激，用手指缓慢拨动针体，使其左右盘旋数周。其痛立即减轻。

4月7日三诊：在主穴基础上配合委中、承山平补平泻，轻刺激，连接电针，选择连续波，频率70次/分，留针20分钟。患者症状彻底消失。

按语：针刺的刺激量是决定针刺效应的重要因素，《素问》就有"针有大小""刺有深浅"的记载。临证采用的针刺手法不同，针灸刺激量不同，针刺同一个穴位后对脏腑调节功能的表现也不同。因此，医生可根据患者的具体情况，给予不同手法与不同疾病对应的最佳刺激量，从而达到最佳的临床疗效。人体各个组织对针刺或电刺激具有一定程度的耐受性，如刺激超过一定程度，各种感觉都会变成痛感，致使机体不能耐受，效果反而不好，这就要求刺激强度不能无限增大，必须在患者可忍受的范围。

第十三章　李氏龙凤补泻针法

一、技术简介

　　李氏龙凤补泻针法，是李氏一门依照《神应经》中的捻转补泻手法，经过数代人的临床实践，规范了操作手法的捻转方向、刺激量及补泻顺序，改进简化了"烧山火、透天凉"手法，以施术者在针体施以不同捻转方向及刺激量来达到补泻的目的，因捻转补泻的手指形状分别形似龙眼和凤眼，故命名为"李氏龙凤补泻针法"。

　　1. 技术特点

　　（1）捻转方向有别，男女左右不同，补泻刺激得当：李氏龙凤补泻针法在明晰腧穴功能及针灸组方的基础上，采用传统捻转补泻手法，以达到"盛则泻之，虚则补之，热则疾之，寒则留之，陷下则灸之，不盛不虚，以经取之"的治疗目的。明代针灸名医陈会在《神应经》中说："倘穴不得其真，功罔奏矣，穴得真矣，补泻不得其道，亦徒然矣。"故腧穴定位求"精"，补泻手法要"准"，如果虚实不辨，补泻不分，不得其道，治疗效果会大打折扣。

　　"龙凤补泻针法"对捻转补泻的方向和刺激量、刺激时间有明确规定。李心田先生常用"龙眼泻，凤眼补"来形容，即术者与患者面对面的位置进行捻针，双手大指向前食指向后，其拇指与食指间所形成的孔隙似龙眼，为泻法；大指向后食指向前，其拇指与食指间所形成的孔隙似凤眼，为补法。

　　任、督二脉腧穴的补泻，捻转方向则男女各不相同，男子背阳腹阴，女子背阴腹阳，故以男左女右分补泻。

　　补泻刺激量同运用中药一样，泻下之品较猛，其量宜少，补益之品较缓，其量宜多，局部用药直达病所，其量更少。因此补法捻补时间宜长，量宜轻；泻法捻泻时间宜短，量宜重。

（2）精准补泻，同穴不同效：李氏针灸历代传人在脏腑学说基础上对腧穴功能、穴若药效、以针（灸）代药进行大量临床研究，积累了丰富的临床经验，腧穴功能的体现，离不开精准的补泻手法。李氏龙凤补泻针法针对同一腧穴采用不同补泻手法，可起到不同作用，代替或达到和该穴功能相关的药物的治疗作用。例如：三阴交用补法，健脾摄血、补血、育阴，类似阿胶、何首乌等药的功效。三阴交用泻法，活血祛瘀、疏肝、行湿，类似当归尾、赤芍、桃仁、红花等药的功效。用泻法（少泻）配透天凉，能凉血，类似生地、丹皮、地骨皮等药的功效。用先泻后补之法，能活血，祛瘀生新，类似全当归、川芎、丹参等药的功效。

（3）补泻兼施，组方严谨，可达经方之效：李氏针灸处方是以脏腑学说为指导，腧穴功能为基础，补泻手法为手段，通过临床对针灸组方配伍加减运用进行研究而形成的。理法方穴，君臣佐使，配合"龙凤补泻针法"，可达到或替代某些经方之效，例如：补合谷、三阴交补益气血，具有八珍汤的功效，凡属气血双亏八珍汤证候者都可选用之。同样是合谷和三阴交穴，合谷连续捻补法10分钟左右，三阴交连续捻泻法5分钟左右，补气活血，具有补阳还五汤的功效。同穴不同法，针灸组方方义随法而变，这也是"李氏龙凤补泻针法"精妙之处。

（4）简化"烧山火、透天凉"手法：烧山火，将针刺入腧穴应刺的深度，得气后，拇、食二指向补的方向紧搓捏着针柄不动，然后指力均匀地适度适量地向下按压（其针并未刺深），0.5～1分钟后，其温热感便可逐渐产生，具有温补之功效；若用于温散寒邪，则拇、食二指向泻的方向紧搓捏着针柄不动而向下按压，使之逐渐产生温热感。透天凉，将针刺入腧穴应刺的深度，得气后，拇、食二指向泻的方向紧搓捏着针柄不动，然后指力均匀地适度适量地向上提针（针身并未改变原来的深度），0.5～1分钟后，其清凉感便可逐渐产生，具有清泻之功效；若用于滋阴清热，则拇、食二指向补的方向紧搓捏着针柄不动而向上提针，使之逐渐产生清凉感。上述手法操作成功与否，其温热、清凉感的有无、迟速、强弱均与患者的敏感程度、体质差异、病情变化以及术者的操作技能有着密切关系。

2. 理论基础

（1）"李氏龙凤补泻针法"的由来：李氏曾祖李英依照《神应经》和《针灸聚英》中记载的捻转补泻方向将其运用于临床，《神应经》记载："如针左边，用右手大指、食指持针，以大指向前，食指向后，以针头轻提往左转……如针右边，以左手大指、食指持针，以大指向前，食指向后，依前法连搓三下，轻提针头往右转……此谓之泻法也；……如针左边，捻针头转向右边，以我之右手大指、食指持针，以食指向前，大指向后，仍捻针深入一二分，使真气深入肌肉之分。如针右边，捻针头转向左边，以我之左手大指、食指持针，以食指向前，大指向后，仍捻针深入一二分……此谓之补法也。""凡针背腹两边，分阴阳经补泻。男子背上中行（督脉），左转为补，右转为泻；腹上中行（任脉），右转为补，左转为泻。女子背中行，右转为补，左转为泻；腹上行，左转为补，右转为泻……盖男子背阳腹阴，女子背阴腹阳故也。"明代针灸大家高武在《针灸聚英·补泻雪心歌》中写道："捻针向外泻之方，捻针向内补之诀。泻左须将大指前，泻右大指当后拽。补左大指向前搓，补右大指往下搓，如何补泻有两般，盖是经络两边发……男女经脉一般生，昼夜循环无暂歇。"

李氏针灸的先泻后补之法是由《神应经》平补平泻法演变而来。《神应经》："凡人有疾，皆邪气所凑，虽患人瘦弱，不可专行补法，经曰：邪之所凑，其气必虚。如患赤目等疾，明见其为邪热所致，可专行泻法。其余诸疾，只宜平补平泻，须先泻后补，谓之先泻邪气，后补真气。"陈会平补平泻法即在进针得气后，先用泻法，达到泻的作用之后再行补法。也就是说，先泻邪气，后补真气，既泻实又补虚。

李氏龙凤补泻针法沿用了两位明代针灸大医的捻转补泻手法的捻转方向，经过数代人的临床运用，特别是李世珍进一步细化了操作手法的刺激量，补泻顺序，改进简化了"烧山火、透天凉"手法，更加有利于临床操作和传播。

（2）李氏龙凤补泻针法的演变过程（李世珍撰文）

① 20 世纪 50 年代以前：曾祖父和祖父时所用的补泻法，是依照《神应

经》和《针灸聚英》中的捻转补泻方向来运用于临床的。《神应经》是采用术者与患者面对面的位置，术者的右手捻转患者的左侧半身的腧穴，左手捻转患者右侧半身的腧穴。《补泻雪心歌》叙述的是以术者的右手捻转患者左右两侧半身的腧穴。其捻转的方向两者是相一致的。

家传的针刺方法，是依照《针法歌》中"先说平针法，含针口内温，按揉令气散，掐穴故教深，将针按穴上，令他嗽一声……"的方法进行操作的。(注：此法现已不用)

为了便于学徒人员对捻转补泻方向的记忆，家父常用"龙眼泻，凤眼补"来加以形容，即术者与患者对面的位置进行捻针，双手拇指向前食指向后，其拇指与食指间所形成的孔隙似龙眼，即泻法；大指向后食指向前，其拇指与食指间所形成的孔隙似凤眼，即补法。任督脉的补泻捻转方向则男女各不相同。因其男子背阳腹阴，女子背阴腹阳，故以男左女右分补泻。

②20世纪50年代：家父已不用《针法歌》中所说的针刺方法，而是改用快速无痛进针法，并运用了乙醇消毒无菌操作。其所用的针具已由自制的钢丝针（相当于22、24号毫针）改换为医药公司经营的26号不锈钢针。

20世纪50年代中期，我在家传捻转补泻法的基础上，结合苏联生理学家巴甫洛夫的兴奋与抑制和正负诱导学说，进行了补泻法的改进。例如用补法，刺激力度较轻，捻转角度较小，捻补后不留针，不等针感消失即拔针；用泻法，刺激力度较重，捻转角度较大，捻泻后需留针，待针感消失后方可拔针。20世纪50年代后期，我又将繁杂的"烧山火、透天凉"手法进行了改进。

③20世纪60年代：我们依据辨证取穴、循经取穴和患部取穴之不同，对于补泻的时间及补泻的量均做了具体的规定，改进后的针法一直沿用至今。

二、适用范围

李氏龙凤补泻针法作为豫西南传统针灸流派的特色针法，是一种常用治疗手段，临床可以广泛用于内科、外科、妇科、儿科、五官科等常见疾病，尤其对内科杂病疗效突出。

三、技术操作

1. 施术前准备

（1）针具准备：选用规格为 0.35mm×25mm（1 寸）、0.35mm×40mm（1.5 寸）、0.35mm×75mm（3 寸）普通一次性无菌针灸针。

（2）辅助工具：治疗盘、镊子、皮肤消毒液、消毒棉签、消毒棉球、快速手消毒剂等辅助用具。必要时可备毛毯、屏风。无菌物品灭菌合格，在有效期内。

（3）腧穴定位：符合《经穴名称与定位》（GB/T 12346—2021）的规定。（注：临床可根据疾病的具体情况选穴）

（4）体位选择：根据针刺部位，选择患者舒适、医者便于操作的治疗体位。患者采取仰靠坐位或仰卧位、俯卧位、侧卧位。

（5）环境：卫生要求符合《医院消毒卫生标准》（GB15982—2012）的规定，保持环境安静，清洁卫生，避免污染，温度适宜。

（6）消毒：施术前应该对受术者针刺部位进行消毒，可用 0.5%～1% 碘伏棉球或棉签在针刺部位由中心向外做环行擦拭消毒，直径大于 5cm，每穴消毒 2 遍。施术者双手应用肥皂或洗手液清洗干净，再用速干手消毒剂消毒。

2. 操作方式

（1）补法：术者与患者面对面的位置进行捻针，即术者右手捻患者左侧肢体的穴位。刺入欲刺的深度，出现针感后进行捻转，大指向后食指向前，捻转幅度 90°～180°，其拇指与食指间所形成的孔隙似凤眼，即补法。

操作时间及刺激量：得气后进行连续地捻补 3～5 分钟，甚至 10 分钟（严重虚亏或虚脱患者捻补时间较长）即拔针。补法刺激力度较轻，捻转角度较小，捻补后不留针，不等针感消失即拔针。

（2）泻法：术者与患者面对面的位置进行捻针，刺入欲刺的深度，出现针感后进行捻转，双手拇指向前食指向后，捻转幅度90°～180°，其拇指与食指间所形成的孔隙似龙眼，即泻法。

操作时间及刺激量：得气后每隔5～10分钟捻泻1次，每次捻泻半分钟至1分钟（局部取穴捻泻时间较短），捻泻2～3次，留针15～30分钟，当最后一次捻泻后须留针3～5分钟方可拔针。泻法刺激力度较重，捻转角度较大，捻泻后需留针，待针感消失后方可拔针。

（3）先泻后补之法：得气后，连续捻泻1～2分钟，留针10分钟，然后连续捻补3～5分钟即刻拔针。可根据病情需要采取少泻多补和多泻少补之法。

任督脉的补泻捻转方向男女各不相同。因男子背阳腹阴，女子背阴腹阳，故以男左女右分补泻。即取任督脉腧穴时，男性患者以左侧半身腧穴补泻的方向运用到任督二脉进行补泻，女性患者以右侧半身腧穴补泻的方向运用到任督二脉进行补泻。

（4）烧山火手法：将针刺入腧穴应刺的深度，得气后，拇食二指向补的方向紧搓捏着针柄不动，然后指力均匀地适度适量地向下按压（其针并未刺深），0.5～1分钟后，其温热感便可逐渐产生，具有温补之功效；若用于温散寒邪，则拇食二指向泻的方向紧搓捏着针柄不动而向下按压，使之逐渐产生温热感。

（5）透天凉手法：将针刺入腧穴应刺的深度，得气后，拇食二指向泻的方向紧搓捏着针柄不动，然后指力均匀地适度适量地向上提针（针身并未改变原来的深度），0.5～1分钟后，其清凉感便可逐渐产生，具有清泻之功效；若用于滋阴清热，则拇食二指向补的方向紧搓捏着针柄不动而向上提针，使之逐渐产生清凉感。

若用补法配烧山火，在连续捻补后即刻配用。若用泻法配烧山火，在留针期间捻泻后配用。若用泻法配透天凉，在留针期间捻泻后配用。

捻转补泻时间的长短、角度的大小、频率的快慢，根据病情和患者耐受程度而定。一般来说，患处取穴捻补、捻泻均宜少，循经取穴捻补、捻泻均宜多，辨证取穴捻补、捻泻应更多。补与泻量的对比是：补法捻补时间宜长，量宜轻；泻法捻泻时间宜短，量宜重。对于顽固性疼痛或痉挛性病证，留针时间应超过30分钟。其补泻量的多少，还应根据具体的病、病情、病位而定，太过与不及均能影响疗效。"补泻反，则病益笃"，若误补为泻或误泻为补，不仅难以取效，甚或会加重病情，特别是大虚、大实之证。

李氏家传捻转补泻法，一般不用提插、呼吸、开阖、徐疾、迎随等法。捻转方向，因均为向一个方向捻转，能起到滞针（并非完全被肌纤维缠绕针身而难以捻针或起针）的作用而增强针效。

3. 施术疗程

针治间隔时间，一般为隔日或隔2日针治1次，必要时可每日针治1次。

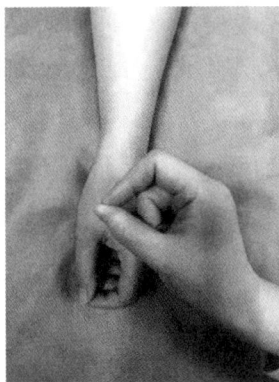 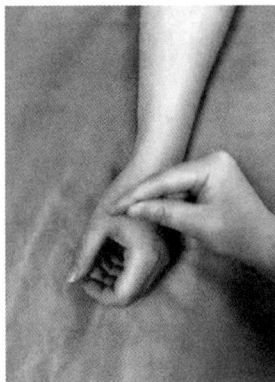

图 13-1　龙眼泻　　　　　　　　图 13-2　凤眼补

4. 施术后处理

（1）施术后的正常反应：针刺时腧穴局部多有酸胀感，或者出现酸胀感、麻感沿着经脉传导的现象，多在出针后自行消失。

（2）出针：出针时，施术者以押手持消毒干棉球轻轻按压于针刺部位，刺手持针做轻微的提捻动作，感觉针下松动后，将针缓慢推至皮下，再将针迅速推出；然后用消毒干棉球按压针孔片刻。

四、注意事项

1.施术者应严肃认真，专心致志，精心操作。针刺前应向患者说明施术要求，消除恐惧心理，取得患者的合作。

2.针刺时患者的体位要平正舒适，既有利于准确选定穴位，又有利于针刺的顺利完成。

3.在针刺过程中，防止其他人碰触患者，导致弯针、滞针。随时了解患者的反应，若患者感觉恶心、胸闷，立即将针取出，按照晕针处理。

五、临床验案

验案1：泄泻案

彭某，女，42岁，干部，2021年1月4日初诊。主诉：腹胀、泄泻2年，加重3周余。患者2年前无明显诱因出现腹胀、大便次数多、肠鸣等症，曾口服个体诊所中药汤剂（名量不详）症状好转。后每因饮食不当或劳累后发作，3周前症状加重。现症：腹胀如鼓、肠鸣，午后明显。便后或矢气后胀感减轻，大便不畅，日行3～4次，量少，便溏，进食后即有便意。宜疲乏，睡眠及食欲可，月经色气量质无异常。舌质淡尖红，苔薄黄稍腻，脉沉细无力。

腹部望诊： 小腹略膨隆。**切诊：** 中脘及小腹皮温稍低，无明显腹肌紧张，脐周结节压痛明显。

胃镜检查结论： 局部胃溃疡；轻度红斑、渗出性胃炎。

肠镜检查结论： 无异常。

中医诊断： 泄泻。

西医诊断： 慢性结肠炎。

辨证： 脾虚夹湿。

治法： 益气健脾、渗湿止泻。

处方：参苓白术散针灸处方加减。

取穴：双足三里、阴陵泉、天枢、中脘。

操作：选取 1.5 寸一次性针灸针，穴位局部常规消毒，刺入以上三穴，足三里、阴陵泉提插捻转得气后，行李氏龙凤补泻针法泻法 1 分钟，留针 15 分钟，以上两穴分别捻补法 5 ～ 8 分钟后取针；天枢行李氏龙凤补泻针法泻法，留针 30 分钟，每隔 10 分钟行针一次，每次行针 1 分钟；中脘行悬灸 30 分钟。隔日治疗一次，中病即止。

1 月 5 日二诊：患者腹胀明显缓解，但大便次数仍多，日行 2 ～ 3 次，小腹感凉，手捂舒服，原方加关元悬灸。

1 月 10 日五诊：腹胀消失，大便日行 2 次，排便顺畅，量可，便溏，腹部凉感消失，脐周结节压痛改善不明显，上方关元、中脘悬灸改为神阙悬灸。

1 月 18 日九诊：诸症消失，停止治疗。

患者 3 月 9 日因颈椎病前来就诊告知本病治愈。

按语：参苓白术散原载于《太平惠民和剂局方》，由人参、茯苓、白术、白扁豆、陈皮、山药、炙甘草、莲子肉、砂仁、薏苡仁、桔梗组成。本方能益气健脾、渗湿止泻，主治脾胃气虚夹湿证。本例患者的腹胀、泄泻和饮食不当、劳累有关，结合舌脉，可辨证为脾虚湿盛，湿滞中焦，符合参苓白术散之主症。脾胃虚弱，纳运失司，故可见腹胀、肠鸣；水谷不化，反成湿滞，清浊不分，升降失调，则大便不畅，便溏；脾主四肢、肌肉，脾虚运化无权，故可见易疲乏；湿滞中焦，气机不畅，可出现胃脘部皮肤温度偏低，便后或矢气后胀感减轻等症。结合本病病机，选取"参苓白术散"的针灸处方：针双足三里、阴陵泉均用先少泻后多补之法。本方之所以能治脾虚不能运湿，在于足三里与阴陵泉配伍，先少泻以利湿醒脾，和胃畅中，后多补以补中益气，健脾益肠益胃，共收益气健脾、渗湿止泻、和胃之功。天枢为大肠募穴，善治大肠腑病，用泻法通肠导滞，可改善腹胀、大便不畅；中脘、神阙、关元悬灸，温阳益胃，振奋中阳，温补脾肾阳气，可很好改善患者腹胀、肠鸣，便溏及畏寒、疲乏之症。本病例辨证准确，配穴得当，故可取得明显效果。

验案 2：热淋案

周某，女，64 岁，2021 年 7 月 20 日初诊。主诉：小便频数、热痛，小腹坠痛发热半年余。患者半年前不明原因出现小腹下坠，尿频，尿痛，小便时尿道口有热感，每次排小便时都有想排大便的感觉。因当时在商丘居住，遂在当地医院就诊，诊断为膀胱炎，给予消炎药物口服，效果不明显。因长期被病痛折磨，加之口服消炎药的副作用，导致患者出现胃脘不适，不思饮食，头晕心慌胸闷等症状，因其为我院职工家属，遂来我院就诊。现症：小便频数、热痛，夜晚加重，夜尿 4～5 次，严重影响睡眠，平素脾气暴躁易怒，舌苔薄黄腻，舌质嫩红，脉弦细。

中医诊断：淋证。

西医诊断：膀胱炎。

辨证：热淋。

治法：清热通淋利小便。

处方：八正散针灸处方加减。

取穴：中极、阴陵泉、足三里、太冲。

操作：选取 1.5 寸一次性针灸针，穴位局部常规消毒刺入以上四穴，提插捻转得气后，阴陵泉、足三里、太冲行李氏龙凤补泻针法泻法，留针 30 分钟，每隔 10 分钟行针一次，每次行针 1 分钟；中极行泻法配合简化"透天凉"手法。每日治疗 1 次，中病即止。

中极做"透天凉"手法时凉感可达小腹及尿道口，阴陵泉针感亦可达小腹，患者感觉非常舒服。

7 月 21 日二诊：患者自述昨晚夜间排小便 2 次，热感明显减轻，睡眠好转，心情愉快，效佳，守原方治疗。

7 月 22 日三诊：患者自述不适症状消失，晚上排小便一次，无热痛，睡眠佳。巩固治疗 1 次。

按语：八正散为祛湿名方，原方出自《太平惠民和剂局方》，李氏针灸根据本方清热通淋利小便的功能，结合腧穴功能，由中极和阴陵泉泻法配透天凉，组成八正散方。中极穴位于脐下4寸，是膀胱募穴，又是任脉与足三阴经的交会穴，其针感能达于小腹和尿道处，是主治膀胱、尿道、生殖器和小腹病变以及局部病证的常用穴，有祛湿利小便的作用。本案是湿热下注而为患，针泻本穴配透天凉（能使针感到达小腹和尿道等处为佳），具有清热利湿、利水通溺、清宣膀胱和尿道郁热的作用。阴陵泉具有健脾利湿消肿等作用。本例患者老年女性，肾气虚惫，膀胱气化失常，平素脾气暴躁，肝胆火旺，湿热下注，气化失职，水失通调而为病，热壅膀胱，水热互结，出现小便频数、热痛，年老肾气虚惫，故夜晚加重，夜尿次数增多，舌苔薄黄腻，舌质嫩红，脉弦细。以上症状均为湿热蕴结所致。中医辨证为湿热下注之淋证，故用八正散方配足三里和胃健脾，配太冲疏肝理气，辨证准确，施术可气至病所，故疗效佳。

附1：常用腧穴功能简介

曲池：用泻法，祛风散邪、清热透表。类似荆芥、防风、地肤子、白芷、桑叶、葛根、黄芩、牛蒡子、白鲜皮、羌活、蝉蜕等药的功效。

用泻法配艾灸或配烧山火，祛风散邪、温经散寒。类似羌活、独活、桂枝、秦艽、桑枝、忍冬藤、威灵仙、络石藤、千年健、海风藤等药的功效。

天枢：用泻法，通肠导滞，配透天凉，可清热通便。类似枳实、枳壳、黄连、黄芩、大黄、番泻叶等药物的功效。

用泻法配艾灸或烧山火，温通肠道，温散积滞。类似干姜、厚朴、丁香等药的功效。

用补法，固涩肠道，配艾灸或烧山火，可温阳固肠。类似肉蔻、芡实、赤石脂、伏龙肝、五味子、诃子肉等药的功效。

足三里：用补法，健脾养胃、补中益气；配艾灸或烧山火，则可温补脾胃。类似潞参、白术、山药、茯苓、黄精等药的功效。

用泻法，和胃通肠，祛痰导滞。类似枳实、枳壳、神曲、麦芽、山楂、莱菔子等药的功效。

用泻法配艾灸或烧山火，温胃导滞、温化寒湿。类似干姜、生姜、吴茱黄等药的功效。

丰隆：用泻法，祛痰、和胃、降浊，配透天凉，可清泻痰火。类似瓜蒌、贝母、天竺黄、竹茹、半夏、枳实等药的功效。

用泻法配艾灸或烧山火，温化痰湿、温胃畅中，类似半夏、白芥子、橘红、款冬花、旋覆花等药的功效。

阴陵泉：用补法，健脾益气，配艾灸或烧山火，温补脾阳。类似白术、茯苓、薏苡仁、扁豆、苍术等药功效。

用泻法，利水行湿，配艾灸，温化水湿；配透天凉，清利湿热。类似茯苓、猪苓、通草、大腹皮、车前子、泽泻、滑石、薏苡仁等药的功效。

大椎：用泻法或配透天凉，退热解表、祛邪除蒸、通督解痉。类似柴胡、黄芩、葛根、荆芥、防风、僵蚕、钩藤、白花蛇、全蝎、胆南星、秦艽、紫苏叶、蝉蜕、桑叶、常山、草果、地骨皮、银柴胡等药的功效。

用泻法，宣阳解表；配艾灸或烧山火、拔罐，可解表散寒、温阳通督。类似桂枝、细辛、麻黄、羌活、独活、秦艽、威灵仙、海风藤等药的功效。

用补法，振奋阳气、益阳固表。

神阙：用艾灸或隔姜、隔盐、隔附子灸，能振奋中阳、温补下元、回阳固脱。类似乌附片、干姜、高良姜、肉桂、吴茱萸、丁香、艾叶、小茴香、冬虫夏草、红枣、补骨脂等药的功效。

关元：用补法，补肾阳、温脾阳；配艾灸或烧山火，能温补真阳。类似四逆汤以及肉桂、冬虫夏草、肉苁蓉、巴戟天、仙灵脾、仙茅、益智仁、补骨脂、鹿茸等药的功效。

用泻法，调理冲任，主治冲任不调所致的妇科病症。

用艾条灸 10~30 分钟，有温下元、暖胞宫、逐寒邪之功。

局部取穴用泻法，通经行血、消积散滞；配艾灸或烧山火，可温通阳气、逐寒散结。类似吴茱萸、沉香、丁香、小茴香、艾叶、荔枝核、乌药、干姜、香附、延胡索、丹参、桃仁、红花、三棱、莪术等药的功效。

附 2：常用针灸处方简介

针补关元、太溪、肾俞，温补肾阳，填充精血，类似右归饮（《景岳全书》方）之效。

针补关元、复溜、肾俞，温补肾阳，类似金匮肾气丸（《金匮要略》方）之效。

针补关元，配补肾俞（或太溪），泻中极，类似济生肾气丸（《济生方》方）之效。

针泻风池、太冲，补复溜，平肝息风，滋阴潜阳，类似镇肝熄风汤（《衷中参西录》方）之效。

针泻内关，配泻灸中脘、足三里，类似厚朴温中汤（李东垣方）之效。

针补三阴交、合谷，类似八珍汤（《正体类要》方）之效。

针补三阴交、神门，类似归脾汤（《妇人良方》方）之效。

泻三阴交，配泻内庭，类似清胃散（李东垣方）之效。

泻三阴交，配泻天枢，均配透天凉，类似白头翁汤（张仲景方）之效。

泻三阴交，配补合谷（合谷补 10 分钟，三阴交泻 5 分钟），类似补阳还五汤（王清任方）之效。

第十四章 面瘫口内三针法

一、技术简介

"口内三针法"是孙六合在临床长期实践中总结的以"内迎香穴、内地仓穴、内水沟穴"为主穴针刺治疗面瘫的方法。因主穴有三个，且位置均在口腔内侧，故称为"口内三针"。

1. 技术处方

主穴：内水沟、内迎香、内地仓。

配穴：额纹消失者加针阳白、头维，不能向上抬眉者加针鱼腰、丝竹空，眼睑下垂者加针阳白、金门，不能耸鼻者加列缺，颏唇沟消失者加承浆。

2. 技术特点

（1）重视解剖，首创三穴：面瘫，即西医的面神经麻痹，病变部位包括眼轮匝肌、额肌、切眉肌、耳郭肌、颧肌、上唇方肌、压鼻孔肌、颊肌、口轮匝肌和其他口周围肌，常规治疗多选用肌肉瘫痪部位的腧穴，如阳白、攒竹、太阳、下关、颧髎、巨髎、水沟、牵正、地仓等，腧穴数量多，而"口内三针"从内侧进针刺激翼内肌及下颌神经的分支，如舌神经、耳颞神经，数量少而精，同时配合面部腧穴，加强了针刺减轻面神经纤维无菌性炎症及水肿的作用。

（2）柔筋通络，补阴助阳：孙六合认为，面瘫为络脉空虚，风邪乘虚侵袭面部筋脉，以致气血阻滞、肌肉纵缓不收。本病初为邪实，久则正虚，阴血不足，血虚生风而致面部麻木、筋肉失养，难以恢复。"口内三针"疗法，根据阴阳互根互用理论，阳病治阴，阴病治阳，取位于口内、属阴的内地仓、内水沟及两穴连线的交点，以补法柔筋通络，补阴以助阳，达到阴阳互长、内外经气交通的目的。

（3）依据脉象，预防倒错：面瘫"倒错"现象，一般发生于面瘫后期，病程日久者。孙六合认为在面瘫治疗过程中必须有意识地预防倒错，通过经常诊脉，根据脉象大小决定针法，诊脉左右，体会脉象，对比是否有明显区别。《黄帝内经》有言"大则病进，小则平"。疾病的发展过程中，脉由小弱忽然变大而有力是提示病情加重，大变小提示了邪气衰退。若两侧脉象基本相似，让患者休息几天，或双侧都行针刺；若症状基本相似，健侧脉强，则泻健侧，免刺患侧；若健侧脉强，而患侧症状较明显，则两边均刺，补患侧泻健侧。

3. 理论基础

孙六合认为面瘫的发生和气血流通不畅、阴阳不相和谐关系密切。《医门法律》谓："口眼㖞斜，面部之气不顺也。"治疗上重视气血阴阳。

（1）从阴引阳，阴阳同调：孙六合治疗面瘫过程中重视阴阳协调。人体的阴阳气血，内外上下相互贯通，所以针刺阴或阳部位的腧穴，能调节经脉虚实。《素问》云"从阴引阳，从阳引阴"，《难经·六十七难》曰"阴病行阳，阳病行阴"，本意为阴阳经络相互作用，后世将"阴阳"又引申为人体部位，中医认为面颊侧为阳侧，颊黏膜侧为阴侧，颊黏膜针刺从阴施治，面部针刺从阳施治，其目的是通过"调和阴阳"使机体恢复到"阴平阳秘"的健康状态。

（2）求之经络，参以解剖：诸多医家认为面瘫与阳明经脉、中焦关系密切。《灵枢·经筋》云："足之阳明，手之太阳，筋急则口目为僻，眦急不能卒视。"同时根据"经脉所过，主治所及"，选用三穴。另现代研究发现，正常口腔颊黏膜内分布有多种细胞及感受器，在受到刺激时，通过活化表皮内细胞，可以调节炎性介质、神经递质等物质的释放与吸收，作用于相应的神经元抗体，产生不同的刺激效应，刺激面部神经元，对促进面部神经功能恢复非常有帮助。

（3）依症选穴，灵活多变：孙六合临床根据症状选择配穴，如额纹消失及皱眉受限者取攒竹、阳白，以疏通局部经络；眼睑扩大、不能闭目者取地机穴，地机为足太阴脾经的郄穴，可以调脾经之气血，因眼睑属肉轮应脾；眼泪多者，取至阴、阴陵泉，因足太阳膀胱经起于目内眦，止于至阴，取之乃"上病下取"之意，阴陵泉为足太阴脾经的合穴，可健脾利湿以止泪；口漏风属口角漏者取地仓、梁丘，前者为足阳明胃经的经穴，后者为足阳明胃经的郄穴，两穴共调胃经气血；口漏风属上唇旁漏者取迎香、水沟、温溜；下唇旁漏者取足少阴肾经穴太溪、水泉；咀嚼无力者局部取颊车透地仓、大迎透颧髎，远取后溪穴，后溪为手太阳小肠经之输穴；面部发紧者配合灸法，温通面部经络。

　　孙六合还依据解剖位置辨位配穴：面神经出茎乳突孔后向前，自腮腺前缘呈放射状发出，支配面部表情肌。颞支支配眼轮匝肌、额肌、切眉肌、耳郭肌等。因此颞部肌肉瘫痪可在颞支支配部位选取阳白、攒竹、太阳、下关。颧支支配颧肌、眼轮匝肌、上唇方肌、压鼻孔肌等，因此颧部肌肉瘫痪可选用四白、颧髎、下关、迎香。颊支支配颊肌、颧肌、口轮匝肌和其他口周围肌，因此这些部位肌肉瘫痪可选用颧髎、巨髎、水沟、牵正、地仓。下颌支支配唇肌，下颌部症状重可选用地仓、颊车、承浆、大迎。

二、临床应用

　　口内三针主要治疗面瘫，即面神经麻痹，又称为面神炎或者贝尔麻痹。临床主要表现为患侧面部表情肌瘫痪，额纹消失，不能皱额蹙眉，眼裂不能闭合或者闭合不全，可伴有舌前 2/3 味觉丧失，耳后、耳内、乳突区或下颌角的疼痛。一般病情在 1 周内达到高峰，约有 1/3 的患者部分瘫痪，约有 2/3 为完全性瘫痪。

三、技术操作

　　1. 施术前准备
　　（1）针具准备：选用规格为 0.35mm×25mm（1 寸）、0.35mm×40mm（1.5 寸）普通一次性无菌针灸针。

（2）辅助工具：火罐、酒精灯、治疗盘、弯盘、镊子、皮肤消毒液、消毒棉签、消毒棉球、快速手消毒剂等辅助用具。必要时可备毛毯、屏风。无菌物品灭菌合格，在有效期内。

（3）腧穴定位：符合《经穴名称与定位》（GB/T 12346—2021）的规定。（注：具体疾病选穴可根据临床具体情况选取）

内地仓：口腔内颊黏膜内，平对地仓穴，口角旁开 0.4 寸。

内水沟：口腔内，平对水沟穴，上唇系带的上 1/3 与中 2/3。

内迎香：内地仓与内水沟连线中点处。

（4）体位选择：根据针刺部位，选择患者舒适、医者便于操作的治疗体位。患者采取仰靠坐位或仰卧位。

（5）环境：卫生要求符合《医院消毒卫生标准》（GB15982—2012）的规定，保持环境安静，清洁卫生，避免污染，温度适宜。

（6）消毒：施术前应该对受术者针刺部位进行消毒，可用 0.5% ～ 1% 碘伏棉球或棉签在针刺部位由中心向外做环行擦拭消毒，直径大于 5cm，每穴消毒 2 遍。施术者双手应用肥皂或洗手液清洗干净，再用速干手消毒剂消毒。

2. 施术方式

"口内三针"为患侧施针，先嘱患者张口放松，施术者双手常规消毒后进行操作，内水沟穴消毒后，1.5 寸毫针，针尖朝向鼻根方向斜刺，进针 0.8 ～ 1.0 寸，捻转补法；内地仓消毒后，用 1.5 寸毫针，针尖朝向患侧方向斜刺，进针 0.8 ～ 1.0 寸，采用捻转补法；内迎香消毒后，用 1.5 寸毫针，针尖朝向患侧方向斜刺，进针 0.8 ～ 1.0 寸，采用捻转补法。得气后，留针 30 分钟。

3. 施术疗程

每日 1 次，10 日为一疗程。疗程间休息 2 ～ 3 天后，继续第 2 个疗程的治疗，连续治疗 2 ～ 3 个疗程。

4. 施术后处理

（1）施术后的正常反应：针刺时腧穴局部多有酸胀感，或者出现酸胀感、麻感沿着经脉传导的现象，多在出针后自行消失。

（2）出针：出针时，施术者以押手持消毒干棉球轻轻按压于针刺部位，刺手持针做轻微的提捻动作，感觉针下松动后，将针缓慢退至皮下，再将针迅速退出；然后用消毒干棉球按压针孔片刻。

四、注意事项

1.施术者应严肃认真，专心致志，精心操作。针刺前应向患者说明施术要求，消除恐惧心理，取得患者的合作。

2.针刺时患者的体位要平正舒适，既有利于准确选定穴位，又有利于针刺的顺利完成。

3.在针刺过程中，防止其他人碰触患者，导致弯针、滞针。随时了解患者的反应，若患者感觉恶心、胸闷，立即将针取出，按照晕针处理。

4.加强运动，增强体质，保持心情舒畅、睡眠充足。

五、临床验案

验案1

李某，女，38岁，职员，2008年3月17日初诊。主诉：口歪眼斜10天。病史：外出受风感寒后，出现右侧耳后疼痛，口角歪斜，右侧眼睑不能闭合，某医院曾给予地塞米松、抗病毒药（不详）、甲钴胺口服，但效果不理想。现症见：右侧额纹消失，右侧眼睑闭合不全，右侧面颊微微肿胀，右侧唇角下移，鼓气漏气，右侧耳后疼痛，苔白稍腻，脉浮紧。

中医诊断：面瘫。

西医诊断：面神经炎。

辨证：风寒阻络。

治法：祛风散寒，温经通脉。

处方：口内三针、翳风、风池、鱼腰、阳白、迎香、下关、合谷。

操作："口内三针"按技术要求针刺操作，采用补法；翳风、风池直刺0.5 寸，采用泻法，隔日点刺拔罐放血；阳白、鱼腰针尖向上平刺0.5 寸，平补平泻；内迎香，点刺出血；迎香穴针尖朝向内迎香，平刺0.5 寸，平补平泻；下关穴，直刺0.5 寸，平补平泻；合谷直刺0.5 寸，平补平泻。留针30 分钟，每日 1 次，10 日为一疗程。

3 月 18 日二诊：针刺治疗后，耳后疼痛明显缓解，继续针刺如前。

3 月 19 日三诊：耳后疼痛基本消失，眼睛闭合较前有力，翳风、风池穴点刺拔罐放血。

3 月 20 日四诊：耳后疼痛消失，右侧额纹出现，但较左侧浅，右侧鼓气漏气情况有所好转，面颊水肿基本好转。

继续治疗到 3 月 27 日，症状基本消失。

按语：口内三针为孙六合治疗面瘫经验穴，尤其对口角歪斜、面颊的鼓腮漏气效果显著；合谷是四总穴之一，所谓面孔合谷收，是治疗头面部疾病的效穴，可以解表通络、疏调经络；翳风、风池祛风散寒；余面部腧穴局部随病情选择，均可疏调局部经络气血，条达筋脉。

验案 2

翟某，男，43 岁，职员，2009 年 3 月 2 日初诊。主诉：口歪眼斜 20 余天。病史：20 天前与朋友外出就餐，感风受寒，第二天刷牙漏水，逐渐出现右侧口角歪斜，右侧眼睑不能闭合，曾至附近诊所口服药物（不详）、针刺治疗，但效果欠佳。现症见：右侧额纹基本恢复，右侧眼睑闭合稍差，右侧皱鼻功能明显弱于左侧，右侧唇角鼓气漏气，舌红苔薄白，脉浮细无力。

中医诊断：面瘫。

西医诊断：面神经炎。

辨证：风寒阻络，血虚失养。

治法：祛风散寒，补血养脉。

取穴：口内三针、翳风、风池、阳白、颧髎、迎香、地仓、颊车、阳陵泉、足三里。

操作："口内三针"按技术要求针刺操作，采用补法；翳风、风池直刺0.5寸，采用泻法；阳白针尖向上平刺0.5寸，平补平泻；内迎香，点刺出血；颧髎斜刺，进针0.5寸，平补平泻；地仓透颊车、颊车透地仓，斜刺进针0.8寸；阳陵泉直刺，进针0.8寸，平补平泻；足三里直刺，进针1.0寸，采用补法。留针30分钟，每日1次，10日为1个疗程。

3月3日二诊：针刺治疗后，面部自觉有舒展开的感觉，功能恢复不明显。

3月4日三诊：眼睛闭合较前有力，阳白点刺拔罐，少量放血。

3月5日四诊：右侧额纹完全恢复，右侧鼓气漏气情况有所好转，皱鼻功能仍弱于左侧，迎香穴点刺拔罐少量放血。

继续治疗到3月13日，皱鼻功能尚弱，鼓气不漏气，但较左侧力弱，面部自觉麻木感。后加治1个疗程，症状基本消失。

按语：口内三针对口角歪斜、面颊的鼓腮漏气效果显著；面部选取阳明经穴为主，因为阳明经多气多血，兼以少阳经及奇穴，根据经络所过，主治所及选穴，以达到疏调局部经筋，活血通络作用；面部穴位少量放血偏于调和作用而非泻法，目的在于疏通气血；足三里为强健要穴，该患者病程已经20余日，足三里补法，可以补益气血，濡养阳明经的经脉、经筋。

第十五章　小儿脑瘫郭氏背三针

一、技术简介

郭氏背三针，是运用长针沿背部督脉自下而上进行皮下透刺的一种针法，用以治疗小儿脑瘫，是郭转传承其父郭绍汾的经验，在古代"长针""巨针"刺的基础上研制而成。

1. 技术处方

主穴：长强透命门、命门透至阳、至阳透大椎。

配穴

（1）透刺：足内翻配悬钟透阳陵泉；足下垂配下巨虚透足三里；下肢无力、内旋配梁丘透髀关；下肢外旋配血海透箕门；上肢无力、旋前配外关透曲池；肩关节内收配肩髎透曲池；上肢后背配肩髃透曲池；下肢痿软屈伸不利配委中透承扶、承山透委中；坐站不能，腰髋不利配秩边透承扶。

（2）点刺：步态不完整点刺解溪、昆仑、太溪；足跟拘挛点刺涌泉；手指屈伸不利点刺合谷、后溪、大陵、鱼际；言语不利点刺廉泉、金津、玉液；听力障碍点刺听宫、翳风；视力障碍点刺鱼腰、睛明、印堂。

小儿脑瘫的临床症状复杂多样，在配穴方面选用透刺、点刺法，具体结合临床实际情况应用，上述配穴为临床中常见症状的部分配穴。

2. 技术特点

郭氏背三针是运用长针沿背部督脉自下而上进行皮下透刺的一种针法。第1针由长强穴进针至命门穴，第2针由命门穴进针至至阳穴，第3针由至阳穴进针至大椎穴。通过皮下透刺，使督脉诸多腧穴同时振奋，以通经活络、振颓兴废，最大限度地调动阳气贯髓达脑。

（1）穴少效宏：郭氏背三针采用3～8寸针灸针循经透刺，仅进三针，但一针多穴，多达十四穴，正如《灵枢·九针十二原》曰："长针者，锋利身薄，可以取远痹。"体现了取穴少、进针深、得气快、针感强的优势，避免了取穴过多、多次进针所带来的不适感。

（2）接力浅透：郭氏背三针施术时以进针要快、送针要缓、方向要准为原则，以长针在督脉上行连续浅透，即从一个穴位透达另一穴后，再从此穴位透向另一穴位，针体在皮下行进，本法重在导引经气传导，疏通瘀滞之经络，使营卫气血得以流通。

（3）透刺与点刺相结合：督脉的主穴以及四肢部的配穴均采用透刺法，头面部和四肢末端处采用点刺法。

3. 理论基础

小儿脑瘫多为先天禀赋不足，或后天调养失宜所致。病机可概括为正虚和邪实两个方面。正虚是肝肾心脾不足，气血虚弱，精髓不充；邪实为痰瘀阻滞心经脑络，心脑神明失主所致。

（1）治病求本，治瘫先治脑：小儿脑瘫的病变部位在脑，督脉别称"脑户"，脑为髓海，髓海之亏盈也赖督脉的灌注，调节督脉经气，使机体元气充沛，经脉气血通畅，经血输布于五脏、肢体，促进身体肢节往来顺利。督脉起于下极之俞，上至风府，入属于脑。脑为诸阳之会，元气经作为阳脉之海的督脉灌注于脑，滋养髓海。督脉经气不荣或运行不畅则影响脑髓，髓海不足则四肢不荣。郭氏背三针通过透刺督脉腧穴，不仅能调整脏腑功能，升阳益气，充盈气血，改善脑瘫患儿肢体不用的症状，还能起到通经活络，振颓兴废，贯髓达脑的作用。

（2）针法溯源、有据可依：郭氏背三针是从古代"长针""巨针"的基础上发展而来，沿督脉从长强接力浅透至大椎穴。《黄帝内经》中最早就记载了相关临床应用。《灵枢·九针论》载："八曰长针，取法于綦针，长七寸，主取深邪远痹者也。"《灵枢·官针》载："病在中者，取以长针。"《灵枢·九针论》载："八风伤人，内舍于骨解腰脊节腠理之间，为深痹也。故为之治针，必薄其身，锋其末，可以取深邪远痹。"可见长针往往用于治疗病邪在人体深处的痹症，而小儿脑瘫患儿出现的肢体运动功能障碍、肌张力异常，为邪气停留在深部经脉、筋肉所致，故可运用长针治疗。

二、临床应用

郭氏背三针主要治疗小儿脑瘫，是由发育中的胎儿或婴幼儿脑部非进行性损伤所致的一组持续存在的中枢性运动和姿势发育障碍、活动受限的症候群。脑性瘫痪的运动障碍常伴有感觉、知觉、认知、交流和行为障碍，继发性肌肉、骨骼问题甚至诱发癫痫。

三、技术操作

1. 施术前准备

（1）针刺器械：0.4mm ×（75 ～ 200mm）普通一次性无菌针灸针。

（2）辅助器械：棉签、碘伏、治疗盘、镊子、锐器盒、垃圾桶。

（3）腧穴定位：符合《经穴名称与定位》（GB/T 12346—2021）的规定。

（4）体位选择：患儿取仰卧位、俯卧位，或由家长托抱着。

（5）环境：卫生要求符合《医院消毒卫生标准》（GB15982—2012）的规定，保持环境安静，清洁卫生，避免污染，温度适宜。

（6）消毒：施术前应该对受术者针刺部位进行消毒，可用0.5% ～ 1%碘伏棉球或棉签在针刺部位由中心向外做环行擦拭消毒，直径大于5cm，每穴消毒2遍。施术者双手应用肥皂或洗手液清洗干净，再用速干手消毒剂消毒。

2. 施术方式

主穴操作时，右手拇、食、中指夹持针身，无名指、小指紧贴皮肤，左手拇、食指或中指夹捏穴位处皮肤，从长强徐徐刺入透至命门，施术时可见针体在皮下行进，采用提插补法，进三退一，命门透刺至阳、至阳透刺大椎，操作同前，不留针。在四肢处的配穴根据病症采用相应腧穴透刺，进针方法同主穴，肢体软弱无力者阴经与阳经均用提插补法，肢体硬肌张力高者阳经用提插补法，阴经用提插泻法；四肢末端和头面部腧穴点刺时，右手拇、食、中指夹持针身下段，迅速刺入穴位并出针。

3. 施术疗程

每日 1 次或隔日 1 次，1 个月为 1 个疗程，3 个月为 1 个观察周期。

4. 施术后处理

（1）施术后的正常反应：针刺时孩子会哭闹，为针刺腧穴局部酸胀感，或者出现酸胀感、麻感沿着经脉传导所致，多在出针后自行消失。

（2）出针：出针时，施术者以押手持消毒干棉球轻轻按压于针刺部位，刺手持针做轻微的提捻动作，感觉针下松动后，将针缓慢推至皮下，再将针迅速推出；然后用消毒干棉球按压针孔片刻。

四、注意事项

1. 应于餐后 1 小时进行针刺治疗，治疗时患儿口腔内不得有食物。

2. 大多数患儿配合度差，甚至有些患儿因伴随智力低下、情感障碍、情绪暴躁，会出现攻击性行为，如咬人、打人等异常行为，造成操作困难，需要嘱咐家长安抚患儿，操作时要尽量固定患儿躯体，以便操作，同时避免因扭动导致操作伤害。

3. 针刺时如出现小儿屏气症，表现为口唇青紫、两拳紧握、眼球上翻甚至四肢抽搐和大小便失禁等，应暂停针刺，待患儿"哇"地哭出声，症状缓解之后再行针刺。另外，针对患儿的突发症状须做磁共振、脑电图等相关检查，明确诊断。

4. 针刺后嘱家长给患儿以安抚，减少患儿的恐惧感。

5. 小儿脑瘫要求早发现、早治疗、综合康复、全面康复，在运用郭氏背三针治疗的同时，需要配合康复训练、理疗、营养神经药物应用等综合疗法，以达最佳疗效。

五、临床验案

验案 1

邢某，女，2 岁。2018 年 12 月 12 日初诊。主诉：发现不会独走半年。病史：患儿系第 2 胎第 2 产，早产，胎龄 33W+6D，出生体重 2.3 千克，出生时缺氧，溶血性黄疸，出生时查 MRI 示：右侧大脑半球弥漫性细胞毒性水肿，局部趋于软化形成；右侧大脑半球皮层及基底节渗血。入新生儿重症监护治疗病房治疗 25 天好转出院。来就诊时，患儿反应迟，不会独走，左侧肢体活动不利，左手握拳，精细动作差，迈步时呈偏瘫步态，四肢肌张力偏高，伴舌质淡，舌苔少，指纹淡红。Gesell（格塞尔发育量表）评估：适应性 85，大运动 60，精细动作 65，语言 90，个人 - 社交 80。

中医诊断： 五迟。

西医诊断： 脑性瘫痪。

辨证： 肝肾亏虚。

治法： 滋补肝肾，强筋健骨。

处方： 长强透命门、命门透至阳、至阳透大椎、外关透曲池、肩髎透曲池、梁丘透髀关、下巨虚透足三里。

操作： 患儿取俯卧位，常规消毒后，选用 5 寸（125mm）针灸针，右手拇、食、中指夹持针身，无名指、小指紧贴皮肤，左手拇、食指或中指夹捏穴位处皮肤，徐徐刺入，依次由长强透命门、命门透至阳、至阳透大椎，针刺操作时用提插补法。然后取仰卧位，常规消毒后，透刺手法按上述操作，依次由外关透曲池、肩髎透曲池、梁丘透髀关、下巨虚透足三里。点刺合谷、后溪、大陵、鱼际、解溪、昆仑、太溪。每日 1 次，1 个月为 1 个疗程，3 个月为 1 个观察周期，治疗期间结合运动疗法，感觉统合训练等康复治疗。

3 月 15 日二诊： 接受 1 个观察周期治疗后，患儿反应较前灵活，左侧肢体大运动及精细动作均有改善，进入下一个观察周期治疗。

6月20日三诊： 再次接受 1 个观察周期治疗后，患儿反应可，左侧肢体精细动作及大运动明显改善，可独走。Gesell 评估：适应性 90，大运动 80，精细动作 82，语言 90，个人-社交 80。之后随访至今，患儿反应可，言语表达及社交可，可独走，跑，左侧上肢精细动作略差。

按语： 该患儿早产，出生时低体重，且出生时缺氧，溶血性黄疸，磁共振示右侧大脑半球弥漫性细胞毒性水肿，局部趋于软化；右侧大脑半球皮层及基底节渗血。提示患儿脑损伤，高危因素明显。患儿先天禀赋不足，证候复杂，病程较长。来我科就诊时 2 岁，大运动明显落后，精细动作差，且一侧肢体僵硬，筋脉拘挛，屈伸不利，结合舌苔，脉象，诊断为五迟，肝肾亏虚证。本病的病位在脑，故治疗时秉承"治瘫先治脑"的原则，取背三针主穴通经活络、振颓兴废，调动阳气贯髓达脑。患儿左侧肢体运动障碍，活动不利，根据"经脉所过，主治所及""腧穴所在，主治所在"的基础理论，及"治痿独取阳明"的原则，取配穴外关透曲池、肩髎透曲池，点刺合谷、后溪、大陵、鱼际改善患儿左侧上肢运动障碍及手部精细动作；取梁丘透髀关、下巨虚透足三里、解溪、昆仑、太溪改善患儿左下肢活动不利，偏瘫步态。小儿脑瘫病程长，疑难复杂，治疗痊愈难度很大，该患儿通过背三针治疗结合康复训练 6 个月，收效颇佳。随访除左上肢精细动作差外其余各方面发育基本正常。

验案 2

刘某，男，3 岁 8 月，2020 年 7 月 10 日初诊。代主诉：发现运动落后 3 年。病史：患儿系 3 胎第 2 产，胎龄 29W+5D，早产，顺产，出生体重 1.6kg，胎盘老化，生后入新生儿科 40 天，出院后未予以治疗。来诊时，患儿反应可，双下肢力量差，独站不稳，尖足，双下肢肌张力偏高。舌淡、苔少，脉沉细无力。

中医诊断： 五迟。

西医诊断： 脑性瘫痪。

辨证： 肝肾亏虚。

治法：滋补肝肾，强筋健骨。

处方：长强透命门、命门透至阳、至阳透大椎、梁丘透髀关、血海透箕门、下巨虚透足三里。

操作：患儿取俯卧位，常规消毒后，选用 5 寸（125 mm）针灸针，右手拇、食、中指夹持针身，无名指、小指紧贴皮肤，左手拇、食指或中指夹捏穴位处皮肤，徐徐刺入，依次由长强透命门、命门透至阳、至阳透大椎，针刺操作时用提插补法。然后取仰卧位，常规消毒后，透刺手法按上述操作，依次由梁丘透髀关、血海透箕门、下巨虚透足三里。点刺涌泉、解溪、昆仑、太溪。每日 1 次，1 个月为 1 个疗程，3 个月为 1 个观察周期，治疗期间结合运动疗法，感觉统合训练等康复治疗。

10 月 13 日二诊：接受 1 个观察周期治疗后，患儿双下肢力量改善，可独站，进入下一个观察周期治疗。

2021 年 1 月 15 日三诊：再次接受 1 个观察周期治疗后，患儿双下肢力量及肌张力明显改善，可独走，尖足明显缓解。

按语：该患儿早产，出生时低体重，高危因素明显，由于早产，脑损伤导致，属于痉挛型脑瘫中的双下肢瘫，临床常见。患儿先天禀赋不足，证候复杂，患病时间较长。患儿来就诊时，大运动明显落后，双下肢肢体僵硬，筋脉拘挛，屈伸不利，运动障碍，结合舌苔、脉象，诊断为五迟，肝肾亏虚证。治疗时取背三针，通经活络、振颓兴废，调动阳气贯髓达脑。患儿双下肢运动障碍，取梁丘透髀关、血海透箕门、下巨虚透足三里、涌泉、解溪、昆仑、太溪改善患儿双下肢力量及肌张力、运动障碍及异常姿势。该患儿病程长，治疗难度大，通过背三针治疗结合综合康复训练 6 个月，能够独立行走。

第十六章　腰椎间盘突出症冉氏益气通经指针法

一、技术简介

冉氏益气通经指针法，是河南中医药大学第三附属医院冉淑芳在长期的临床实践中探索出的以指针气海穴为主治疗腰椎间盘突出症的独特疗法。

1. 技术处方

主穴：气海。

辅穴：风市、阳陵泉、丘墟、太冲、三焦俞、肾俞、大肠俞、环跳、委中、承筋、承山、昆仑。

2. 技术特点

（1）主辅分明，轻重不一：掌握指针气海穴的力度、频率和时间。通过运用"推拿手法测定仪"检测冉淑芳的指针手法，其力度在 6.11 ～ 7.51g，平均6.82g；频率在146 ～ 159次／分，平均157次／分；时间一般是40分钟。点按腰部和腿部的辅穴时间不宜长，一般每穴 30 秒（约 60 次）。

（2）阳病治阴，阴中求阳：腰椎间盘突出症病位在属阳的督脉，根据"善补阳者，必于阴中求阳"的原则，选用位于阴位的任脉气海穴进行治疗，达到益气通经的效果。

（3）辅用多穴，通经活络：除点按气海穴外，另取肾俞、命门、大肠俞、至阳，强肾壮骨，疏利腰脊；取双侧足太阳经、足少阳经穴，通经活络，行气活血，平衡阴阳，从而达到治疗疾病的目的。

（4）主动运动，疏经活络：患者在接受本方法的治疗后，需及时下床行走活动，以行气活血，疏经活络。行走时间以患者耐受为度。

3. 理论基础

（1）重用气海，补气调气：气海穴，归属任脉，又称脖胦、肓之原、下肓、肓原、丹田、下言、气泽等。古代医家认为，气海一穴，为大气所归，犹百川之汇海者，故名为"气海"。其最早记载见于《灵枢·九针十二原》："肓之原，出于脖胦，脖胦一。"气海穴名出自《针灸甲乙经》。《铜人腧穴针灸图经》称为"生气之海"。气海穴为肾原之气所生发，《景岳全书》云："丹田、气海，二穴俱连命门，实为生气之海，经脉之本。"可见，气海可补益肾气、培元固本。

腰椎间盘突出症病位在腰部，主要因肾气不足，腰脊失养，复感寒湿，或外力伤害，致使局部气血阻滞不通而引起。运用气海穴则可补肾益气、疏通阻滞之气血，以调气补气。

（2）阴阳互根，阴中求阳：《灵枢·营气》曰："其支别者，上额循颠下项中，循脊入骶，是督脉也。"说明督脉主干循行贯穿脊柱，如脉气透达、脊髓充盈，脊柱便强健。若精气耗损过度，督脉之气无以升，必造成项、腰、背部的疼痛、酸楚、麻木。张景岳《新方八略引》曰："善补阳者，必于阴中求阳，则阳得阴助而生化无穷。"腰椎间盘突出的病位正处于督脉。在本病的治疗中，选用腹部阴位的任脉气海穴长时间点按，以益气通经，行气活血，补益肝肾，于"阴中求阳"。

（3）任督二脉，一源二歧：滑伯仁曰："任、督二脉，一源而二歧，一行于身之前，一行于身之后，人身之有任、督，犹天地之有子、午，可以分可以合，分之以见阴阳之不离，合之以见浑沦之无间，一而二二而一者也。"李时珍曰："任、督二脉，人身之子、午也。"表明任、督二脉皆起于胞中，是同一个来源而分两支，形成一个"如天地之子午"的整体循环，因此二者阴阳互根互用，联络了整个人体和气机的上下运动。可见，行于阴位的任脉虽然不循行于腰脊，但由于其与督脉在循行、经脉生理及病理等诸方面的密切关系，对督脉发挥着重要作用。

（4）辨证施治，随证治之：根据临床观察将腰椎间盘突出症分为气滞血瘀型、寒湿凝滞型、肝肾亏虚型。气滞血瘀型：配穴阳陵泉、足三里、丘墟、太冲等穴，以疏肝理气，活血化瘀。寒湿凝滞：点按命门、肾俞、至阳温补阳气，以化寒湿；肝肾亏虚型：点按命门、肾俞、太冲，并增加肝俞、太溪二穴，共奏补益肝肾之功。

（5）局部松解，改善循环：现代医学认为，长时间指针气海穴可以使腰部肌肉松弛和韧带紧张得到缓解，从而直接解除突出的椎间盘对神经根的压迫，最终消除神经根周围的炎症和水肿，改善损伤组织周围的血液循环，并有利于突出的椎间盘的复位；指针下肢坐骨神经支配区，可促进局部血液循环，淋巴流动，松解痉挛的肌肉，还可对神经系统产生抑制调节作用，从而起到镇痛效应。

二、临床应用

冉氏益气通经指针疗法治腰椎间盘突出症。腰椎间盘突出症属于骨科常见病症，其发生常因劳累、扭伤或其他原因引发腰椎间盘劳损而发生退行性变化，使胶原纤维薄弱，导致椎管内髓核突出或脱出，压迫马尾神经、神经根，引发腰腿麻木疼痛，严重影响患者的身心健康和工作、生活质量，严重者丧失劳动能力。

三、技术操作

1. 施术前准备

（1）辅助器械：按摩床、按摩巾。

（2）腧穴定位：符合《经穴名称与定位》（GB/T 12346—2021）的规定。

气海、肾俞、大肠俞、阳陵泉、阿是穴、丘墟、风市、环跳、委中、承筋、承山、昆仑、太冲。

（3）体位选择：患者取仰卧位，或俯卧位。

（4）环境：卫生要求符合《医院消毒卫生标准》（GB15982—2012）的规定，保持环境安静，清洁卫生，避免污染，温度适宜。

2. 施术方式

（1）嘱患者仰卧在床上，松开腰带，全身放松。医者着衣宽松，将手洗净，面对患者，坐在放置于病床右侧的椅子上（椅子放在平行于患者腰部的右侧）。

（2）医者集中精力，将食指或中指放于气海穴上，顺时针旋转点按（手指不能离开皮肤）。指针力度以患者全身放松、舒适为准。医者用力均匀，点按时间为40分钟。

提示：指针10分钟后，患者自觉病变部位（腰、臀、下肢）出现酸困沉重感，或有热感向下肢传导。

（3）点按气海40分钟后，再依次点按双侧风市、阳陵泉、丘墟、太冲，一般每穴逆时针点按30秒（约60次）。点按力度以患者能耐受为佳。

（4）再让患者俯卧，以腰部压痛点为准（即阿是穴），取上、下各相隔3个椎体为起、止点，分别用双手食指、中指，同时点按各椎棘突下旁开1.5寸处（包括三焦俞、肾俞、大肠俞），一般每穴30秒（约60次），虚证顺时针点按，实证逆时针点按。之后重点指针阿是穴，点按力度以患者能耐受为佳。

（5）腰部治疗结束后，再依次点按双侧环跳、委中、承筋、承山、昆仑，每穴逆时针点按30秒（约60次）。点按力度以患者能耐受为佳。

（6）握拳捶打环跳穴8下，力度以患者能耐受为佳。

（7）最后让患者慢慢起身、下床活动5分钟，医者观察其疗效。如可以行走者，可尽量行走。

（8）辨证施治：①气滞血瘀型：增加阳陵泉、足三里、丘墟、太冲等穴的指针时间，逆时针点按各穴1分钟；②寒湿凝滞型：顺时针点按肾俞各1分钟；③肝肾亏虚型：顺时针点按命门、肾俞、太冲各1分钟，并增加肝俞、太溪二穴。

3. 施术疗程

每天1次，10次为1个疗程。

四、注意事项

1. 医者穴位选取要准确，指针点按时一定要注意吸定，使之有一定的渗透力，避免摩擦皮肤，指针力度要掌握适当。

2.嘱患者治疗时必须全身放松，情绪平稳；治疗结束后，要及时下床行走，并注意适当行走锻炼，同时锻炼腰、背、腹肌。在治疗期间及平时要平卧硬板床。

3.对有心脏病、脑血管病意外病史者，治疗时要慎重，并注意观察。

4.如果治疗过程中患者的临床症状不但不减轻，反而加重，应嘱患者进一步检查确诊，选择其他治疗方案。

五、临床验案

验案

蔡某，男，68岁，退休职工，2005年11月23日初诊。主诉：腰痛25年余。病史：25年前，搬挪重物后腰痛，以急性腰扭伤为诊断，经推拿搬法手法复位后，腰痛减轻，之后遇劳加重。曾于他院经CT检查提示L4/5、L5/S1腰椎间盘突出。现症见：患者呈痛苦貌，腰部活动受限、肌肉板滞，L4/5、L5/S1棘突及棘突旁开2cm处压痛明显，向右臀部及下肢放射，咳嗽时疼痛加重，右侧直腿抬高试验（＋），仰卧挺腹试验（＋），屈膝屈髋试验（＋），腰骶叩击征（＋），双侧"4"字试验（－），膝反射减弱，跟腱反射及感觉均无异常，巴宾斯基征（－）。舌红苔黄腻，脉浮大无力。

中医诊断：腰痛。

西医诊断：腰椎间盘突出症。

辨证：气滞血瘀。

治法：益气活血，疏通经络。

处方：主穴气海，辅以阿是穴、肾俞、大肠俞、环跳、承筋、风市、委中、阳陵泉、承山、昆仑、丘墟、太冲。

操作：①患者放松，仰卧。医者净手，坐在病床右侧凳上。②医者将中指放于患者气海穴上，集中精力，顺时针旋转均匀用力点按。随患者接受程度调整力度。③10 分钟后，患者自觉腰部出现酸困沉重感，并向下肢传导。继续点按 40 分钟。④依次点按风市、阳陵泉、丘墟、太冲，每穴逆时针点按 30 秒。⑤患者取俯卧位，分别用双手食指、中指，同时顺时针点按 L1/2、L2/3、L3/4、L4/L5、L5/ S1、S1/S2、S2/S3 棘突下旁开 1.5 寸处（即三焦俞、肾俞、气海俞、大肠俞、关元俞、小肠俞、膀胱俞），每穴 30 秒。⑥重点指针阿是穴。⑦依次点按双侧环跳、委中、承筋、承山、昆仑，每穴逆时针点按 30 秒。⑧握拳捶打环跳穴 8 下，以患者能耐受力度。⑨嘱患者缓慢起身、下床活动 5 分钟。

经治疗，各症当即减轻。每天 1 次，10 次为 1 疗程。

11 月 24 日二诊： 治疗后，腰痛及下肢放射症状均缓解，继续治疗。

11 月 25 日三诊： 腰痛症状明显改善，下肢放射症状消失，继续治疗。

12 月 2 日四诊： 今日完成 1 疗程治疗，腰痛症状消失，无向下肢放射症状出现，但小腿外侧仍沉困。嘱其疗程间休息 2 日。

12 月 5 日五诊： 今日来诊，症状全部消失。为巩固疗效，继续治疗 1 疗程。

12 月 14 日六诊： 无症状。治疗结束。

按语： 本案患者腰痛起因是搬运重物，导致腰部损伤，迁延日久，遇劳加重，呈刺痛，故辨为气滞血瘀。三焦俞、肾俞、气海俞、大肠俞、关元俞、小肠俞、膀胱俞均位于腰部，点按局部腧穴具有疏通局部气血，活络止痛的作用。运用指针长时间点按气海穴，有补肾益气、疏通阻滞之作用；气海为任脉穴，位于腹部属阴，取其可于阴中求阳之寓意，可用于治疗处于阳部的腰部及督脉之病症。

第十七章　青盲辨证施针疗法

一、技术简介

青盲辨证施针疗法，是刘会生在数十年的临床中不断总结、筛选腧穴，最终确定以复明、太阳、球后、风池为主穴的一套辨证治疗体系。

1. 技术处方

主穴：复明、太阳、球后、风池。

配穴：肝肾阴虚配肝俞、太溪；脾肾阳虚配足三里、脾俞、肾俞、关元；肝郁气滞配太冲、光明；气血两虚配心俞、神门、气海；气血瘀滞配膈俞、委中。

2. 技术特点

刘会生根据青盲的病因病机，结合现代研究，创立了辨证施治治疗青盲的方法。采用毫针斜刺、透刺、直刺等手法，选取复明、太阳、球后、风池，通过精准进针达到疏肝解郁、活血祛瘀、益气养血、补肝益肾、补益脾肾的目的。

（1）穴精效宏，配伍精当：主穴复明、太阳、球后、风池，其中太阳、球后、风池均为治疗目疾之要穴和常用穴，力专效宏。复明穴为刘会生治疗青盲的经验效穴，采用长针斜刺。同时结合中医辨证，精选肝俞、太溪、足三里、脾俞、肾俞、关元、太冲、光明、心俞、神门、气海、膈俞、委中等穴。

（2）首创复明，刺法独特：复明穴，经外奇穴，位于翳风穴前0.3寸，耳垂后皮肤皱褶处。刘会生针刺复明穴时，用长针快速刺破皮肤后，斜向上与皮肤成15°，缓慢进针，刺入50～75mm，使针尖达下颌骨髁状突后侧面，局部出现热胀感，快速捻转并小幅度提插，使针感传至眼区，以眼区出现热胀感为宜。刘会生认为气至病除，气不至则病不治。

（3）长于辨证，分类施治：根据中医辨证，刘会生将青盲分为肝郁气滞、气血瘀滞、肝肾阴虚、气血两虚、脾肾阳虚五个证型，创立了以"疏肝解郁、活血祛瘀、益气养血、补肝益肾、补益脾肾"为主要治疗原则的施治体系，为青盲的治疗提供了有效的思路。

3. 理论基础

青盲是眼科较为常见的难治之疾。中医认为其病在水轮，与肝、脾、肾三脏相关，刘会生从疏肝解郁、活血祛瘀、益气养血、补肝益肾、补益脾肾入手，选取复明穴、太阳、球后、风池为主穴。

《灵枢·邪气脏腑病形》曰："十二经脉，三百六十五络，其血气皆上于面而走空窍，其精阳气上走于目而为精。"可见，眼疾与十二经脉有密切联系。《灵枢·经脉》记载："小肠手太阳之脉……其支者，从缺盆循颈上颊，至目锐眦，却入耳中。其支者，别颊上，抵鼻，至目内眦。""胃足阳明之脉，起于鼻，交頞中……至额颅。""胆足少阳之脉，起于目锐眦，上抵头角，下耳后……"可见手太阳经、足阳明胃经、足少阳胆经皆与眼相连，刺激上述经脉之穴可调治眼疾。复明穴为刘会生治疗青盲的经验效穴，位于翳风穴前 0.3 寸，耳垂后皮肤皱褶处，为手少阳三焦经皮部所在之处。《灵枢·经脉》记载"三焦手少阳之脉……其支者，从耳后入耳中，出走耳前，过客主人，前交颊，至目锐眦"，长针斜刺复明穴透向眼底部，可以贯穿足阳明胃经、足少阳胆经和手太阳小肠经，一针贯穿四经，使四经之精血、阳气上荣于目，从而达到治疗青盲之目的。

太阳和球后位于眼部周围，体现了"腧穴所在，主治所及"的原则，同时两穴也是治疗眼疾的有效穴和常用穴。太阳为治疗头目疾患常用的经外奇穴，《针灸集成》记载："目中生膜，睛明、太阳、合谷、四白、光明。问曰：以上穴法刺之不效，何也？答曰：此症受病既深，未可一时便能针愈，须是三次针之方可有效。"说明太阳对目疾的治疗效果较佳。两穴相配在局部透刺眼区，使针感直达患处，改善局部微循环，激活和兴奋视神经纤维，恢复和发挥其正常传导功能，加速神经功能恢复。球后属经外奇穴，亦属于近部取穴，针刺球后穴能疏通眼周经络，使局部气血通畅，使汇聚于眼部的手足三阳经脉得以疏通，五脏六腑之精气可直接或间接运输到眼部，使目系得以气血濡养，视物正常。现代解剖学中球后穴皮下有眼轮匝肌、眼肌、视神经、眼动脉及交感神经纤维经过，且第 5 对脑神经的眼支、眼上静脉、脑膜中动脉的眶支及眶下神经、眶下动脉、眼下静脉分支亦分布在其周围。研究表明，刺激球后穴可对其周围组织和神经纤维的相关功能进行调整和修复，有效提高中枢的兴奋性，具有双向调节免疫的作用，亦可降低眼压。因此临床常用于治疗脑梗死后暴盲、动眼神经麻痹、单纯疱疹病毒性角膜炎、干眼症等眼部相关疾病。风池穴为足少阳胆经穴，位于项后头颈之间，为足少阳与阳维交会之穴。阳维主一身之表，故风池既可解表祛风，又可使在表之邪转枢外达。风池穴临床应用十分广泛，具有祛风解表、疏风清热、开窍醒神、平肝息风、清头目、利五官七窍等功效，对各种眼疾都有一定效果，尤能明显提高视力。其中《针灸大成》记载风池穴"主洒淅寒热，伤寒温病汗不出，目眩苦，偏正头痛，瘠疟，颈项如拔，痛不得回顾，目泪出，欠气多，鼻衄衄，目内眦赤痛，气发耳塞，目不明，腰背俱疼，腰偃偻引颈筋无力不收，大风中风，气塞涎上不语，昏危，瘿气。"《针灸甲乙经》中所载："目中痛不能视……先取谚语，后取天牖、风池。"风池位居后项部，根据近部取穴的原则，针风池不仅可疏通局部经脉气血，还可调整头及颈部、上肢的阴阳气血，使经络通畅，阴阳气血趋于平衡。

二、临床应用

辨证施针主要治疗青盲。青盲是指眼外观正常，而视力逐渐下降，以致失明的眼病。多由视瞻昏渺、高风雀目等瞳神疾病日久失治演变而来。明代以前这种眼部望诊无异常，仅视力或视野水平逐渐下降直至失明的致盲性眼疾，被称为"内障"，属于西医学的视神经萎缩范畴。

三、技术操作

1. 施术前准备

（1）针具准备：选用规格为 0.35mm×25mm（1 寸）、0.35mm×40mm（1.5 寸）、0.35mm×50mm（2 寸）、0.35mm×75mm（3 寸）普通一次性无菌针灸针。

（2）辅助工具：酒精灯、治疗盘、弯盘、镊子、皮肤消毒液、消毒棉签、消毒棉球、快速手消毒剂等辅助用具。必要时可备毛毯、屏风。无菌物品灭菌合格，在有效期内。

（3）腧穴定位：符合《经穴名称与定位》（GB/T 12346—2021）的规定。（注：临床可根据疾病的具体情况选穴）

（4）体位选择：根据针刺部位，选择患者舒适、医者便于操作的治疗体位。患者采取俯卧位、仰卧位。

（5）环境：卫生要求符合《医院消毒卫生标准》（GB15982—2012）的规定，保持环境安静，清洁卫生，避免污染，温度适宜。

（6）消毒：施术前应该对受术者针刺部位进行消毒，可用 0.5%～1% 碘伏棉球或棉签在针刺部位由中心向外做环行擦拭消毒，直径大于5cm，每穴消毒 2 遍。施术者双手应用肥皂或洗手液清洗干净，再用速干手消毒剂消毒。

2. 施术方式

取患侧复明穴，常规消毒后，将耳垂向前上方提拉，选 3 寸毫针，斜向上以 15° 刺入 2～2.5 寸，针尖达下颌骨髁状突后侧面，出现针感后，捻转并小幅度提插，使针感传至眼区，以眼区出现热胀感为宜。再刺太阳、球后、风池 3 穴，刺太阳穴用 3 寸毫针，向内下方以 15° 刺入 1.5～2 寸，以眼部发胀为度；刺球后穴左手轻压眼球向上，用 1.5 寸毫针，针尖沿眼眶下缘及眼球之间，缓慢直刺 1～1.2 寸，不提插捻转，产生针感即出针，并轻压针孔 1 分钟，以防出血；刺风池穴用 1.5 寸毫针，向同侧眼球方向刺入 1.2～1.3 寸，小幅度捻转，使针感传至眼区即可。除球后穴外，复明、太阳、风池三穴均留针 20 ～ 30 分钟，每隔 10 分钟行针 1 次。单眼病只取患侧，双眼病取两侧。

辨证取穴时肝俞、脾俞、肾俞、太冲、光明、心俞、膈俞、委中均直刺，选用 1 寸毫针，刺入 0.5 ～ 0.8 寸；神门直刺，选用 1 寸毫针，针入 0.3 ～ 0.4 寸；关元直刺，选用 1.5 寸毫针，需排尿后针刺，针入 0.5 ～ 1 寸；太溪直刺，选用 1 寸毫针，刺入 0.5 ～ 0.8 寸；足三里直刺，选用 2 寸毫针，针入 1.2 ～ 1.5 寸。

3. 施术疗程

每日治疗 1 次，10 日为 1 个疗程，疗程间休息 3 ～ 4 天。

4. 施术后处理

（1）施术后的正常反应：针刺后针刺局部出现酸、麻、沉、胀等感觉，均属正常现象，一般几小时后会自行消失。

（2）出针：出针时以押手持消毒干棉球轻轻按压针刺部位，刺手持针做轻微的小幅度捻转，并随势将针缓慢提至皮下，然后出针。出针后应询问针刺部位有无不适感，注意有无晕针的延迟反应现象。

四、注意事项

1. 全面检查，积极针对原发性视神经萎缩、继发性视神经萎缩、颅内病变等不同病因进行治疗，去除视神经损害因素。

2. 嘱患者保持情志调畅，忌食生冷油腻之品。

3. 施针局部有感染、溃疡、瘢痕、肿瘤者禁针。

4. 严重精神病、精神分裂或高度神经紧张不能合作者勿针。

五、临床验案

验案 1

赵某，女，50 岁，工人，2016 年 3 月 14 日初诊。主诉：左眼视力下降

1年余。病史：2015年初患者突发高热，经住院治疗，症状缓解，后出现左眼视物模糊，重影，就诊于河南省某医院，诊断为视神经萎缩。经治疗后，疗效不佳，视力检查左眼0.1，伴神疲乏力、偶有耳鸣，视物昏蒙。舌淡苔白，脉细。

中医诊断：青盲。

西医诊断：视神经萎缩。

辨证：气血两虚。

治法：益气养血。

处方：复明、太阳、球后、风池、心俞、神门、气海。

操作：患者取仰卧位，充分暴露施术部位，常规消毒，取患侧复明穴，按技术规范操作进针，除球后穴外，复明、太阳、风池三穴均留针30分钟，每隔10分钟行针1次。气海穴直刺，选用1寸毫针，刺入0.8寸；神门直刺，选用1寸毫针，针入0.3寸。每日治疗1次，10次为1个疗程，疗程间休息3天。

4月30日二诊：接受治疗后，神疲乏力缓解，左眼视力0.2，继续治疗。

6月24日三诊：神疲乏力消失，可以视物，左眼视力0.5，遂停止治疗。

7月24日随访：患者感觉良好，症状无加重。

按语：患者50岁女性，正值围绝经期，《素问·上古天真论》云："七七任脉虚，太冲脉衰少，天癸竭，地道不通，故形坏而无子也。"正气渐衰，恰逢大热之症，耗伤人体气血，致气血亏虚，发为本病，治疗以益气养血为主方。用长针斜刺复明穴，经行足阳明胃经、足少阳胆经和手太阳小肠经，一针透四经的精中之阳气，使其上荣于目，从而达到治疗青盲之目的，从而达到较为满意的效果。

验案2

张某，女，38岁，农民，1993年2月17日初诊。主诉：双目失明1年余。病史：1992年初患者出现视物不清、重影，测视力，右眼视力0.02。经某医院眼底检查示：右眼视盘头呈苍白色，境界清楚，网膜血管细少，诊为左眼视神经萎缩，右眼视神经炎，曾多次住院治疗，口服中西药物，无明显疗效，由其爱人搀扶来诊。伴有情志不舒，胸胁胀满，头晕易怒，舌淡苔略黄，脉弦。

中医诊断：青盲。

西医诊断：视神经萎缩、视神经炎。

辨证：肝郁气滞。

治法：疏肝理气，解郁导滞。

处方：复明、太阳、球后、风池、太冲、光明。

操作：患者取仰卧位，常规消毒，取左侧复明穴，按技术规范操作进针，除球后穴外，复明、太阳、风池三穴均留针 30 分钟，每隔 10 分钟行针 1 次。光明、太冲均直刺，选用 1 寸毫针，刺入 0.8 寸；每日治疗 1 次，10 次为 1 个疗程，疗程间休息 3 天。

4 月 15 日二诊：经过 35 次治疗，右眼恢复到 1.2，左眼微有观感，患者停止治疗。

6 月 24 日随访：视力保持良好，症状无加重。

按语：在中医理论中，肝和眼睛的关系最为密切，如《黄帝内经》云"肝开窍于目"，《诸病源候论·目病诸候》云"目为肝之外候"，即目是藏于体内的肝脏通向体外的窍道，肝所受藏的精微物质能够上输于目。因此，肝的病理变化可以从眼部反映出来。反之，观察眼部的症状，同样也可以反映肝的病变。中医学认为，情志活动与五脏的生理功能息息相关，尤其与肝的关系尤为密切，有"肝主情志"之说。情志内伤首先伤肝，患者为中年女性，因情志不畅而致失明，故治疗重在疏肝理气。经过治疗，右眼视力恢复比较明显，左眼因视神经出现萎缩，症状改善较慢，故经过 35 次治疗，只能有部分改善。治疗青盲，取得疗效的关键除了辨证之外，最核心的是要掌握复明穴的针刺技巧，达到"气至而有效"的目的。

第十八章　脑性瘫痪两穴五针法

一、技术简介

　　两穴五针法，是以针刺百会穴、四神聪穴为主，配合头针及四肢相应腧穴治疗脑性瘫痪的方法，由河南中医药大学第三附属医院王民集提出的。本法通过刺激头部和躯体特定的腧穴，来激发经络之气，调整机体功能，从而达到疏通经络、调理气血、防治疾病的目的。

　　1. 技术处方

　　主穴：百会、四神聪。

　　配穴：配神庭、本神和头针运动区、足运感区、晕听区、语言区、平衡区等，可达到改善脑部血液循环和全身各系统的功能。同时配合体穴：四肢部取曲池、手三里、外关、合谷、足三里、阳陵泉、悬钟、解溪、太冲、三阴交、环跳、秩边、委中、承山、昆仑等，可疏通四肢经络气血，缓解四肢痉挛症状；腰部取督脉经穴（命门、腰阳关等），膀胱经穴（肝俞、脾俞、肾俞、大肠俞、膀胱俞等），可培补肝、脾、肾三脏，且具有醒脑开窍和振奋全身阳气的作用。

　　2. 技术特点

　　（1）重视头部取穴：脑性瘫痪病位在脑，故治疗首选头部腧穴，百会属督脉经穴，为诸阳经之交会穴。督脉入络于脑，与大脑密切相关，是调节大脑功能的要穴。四神聪为经外奇穴，其前后两穴均位于督脉经上，左右两穴，内应于脑，针刺此穴，可引气血上行，濡养清窍，以补脑，安神定志。"两穴五针"内应于脑，可有醒脑开窍之效。同时根据患者病情可以兼取神庭、本神、率谷、风府、哑门、运动区、感觉区、平衡区及足运感区等。

　　（2）头部丛刺长留针：现代头针理论认为，针刺头皮特定区域可促使相对应的大脑皮层功能的恢复。王民集亦强调现代头针理论对脑性瘫痪的作用，并在临床实践中发现头部腧穴针刺手法及留针时间对疗效有较大影响。针刺百会穴和四神聪穴采用向后平刺约 0.6 寸，针刺角度小于 30°，五针全部向后头方向平行，形成"丛刺"，手法采用平补平泻法，捻转 1 分钟，待患儿头部皮肤有酸麻胀痛感时留针。头部其他穴位亦多采用丛刺手法，针对大脑皮层不同功能区域形成少针刺、强刺激的态势，可以很好地促进大脑皮层功能恢复，从而改善患者肢体、语言、视力等各方面的功能障碍，同时为了增强疗效，头部穴位留针时间长于体针，一般留针 50 ～ 60 分钟。

（3）脑体并重，多靶位取穴：脑瘫患儿病位在脑，但多兼见其他障碍，比如肢体运动障碍、感觉障碍、听力障碍、视力障碍等。王民集常针对症状选穴，如听力障碍者取听宫、耳门、翳风；内斜视者取攒竹、瞳子髎；外斜视者取攒竹透刺睛明；咀嚼障碍者取颊车、下关；流涎者取地仓；舌强不语、语言不利者取廉泉及外廉泉；竖头不稳者取风池、颈夹脊穴；上肢无力者取肩髃、肩髎、臂臑、臑会；下肢站立不稳取秩边、环跳、委中、承山、夹脊穴；膝反张者取血海、梁丘、内外膝眼；足内翻或内旋者取昆仑、丘墟、京骨；足外翻或外旋者取公孙、商丘、三阴交。

3. 理论基础

脑性瘫痪多由于先天禀赋不足、后天失养、病后失调及感受热毒，致使气血不足，五脏六腑，筋骨肌肉，四肢百骸失养，形成亏损之证。病变性质多属虚证，也有虚实夹杂证。一般临床常分为肝肾不足和心脾两虚型。其病变部位在脑，与肝、肾、心、脾关系密切，牵连四肢。脑性瘫痪症状复杂繁多，治疗处方及手段亦是多样化，总体上治疗脑性瘫痪时多采用头针、体针相结合，以起到补益肝肾、益气养血、疏通经络、强筋壮骨之功。

（1）传统经络腧穴与现代头针相结合：脑为生命的枢机，主宰人体的思维意识和情志活动，《灵枢》云："脑为髓海，其输上在于其盖，下在风府。""气在头者，止之于脑。"百会为督脉经穴，为百脉聚会之所，为"治神"及调节大脑皮层功能的要穴。四神聪的前后两穴也位于督脉经上，督脉为"阳脉之海"，能通调十二经及全身的阳气，且督脉贯脊入脑，与脑髓、脊髓密切相关，而大脑又称"元神之府"，是精神活动中枢所在，因此，针刺百会、四神聪不但能起到充实髓海，健脑开窍、益智之效，还可以引血上行，濡养清窍，以补脑，用以安神定志。现代实验研究亦表明：针刺百会能激活脑体的神经功能区，刺激中枢神经应激性反应，从而促进神经递质分泌，改善脑部血液循环，增加脑部血氧含量，促进受损神经元修复和能量代谢，提高患者的智力水平和运动能力。《太平圣惠方》记载"神聪四穴，理头风目眩，狂乱疯痫"，四神聪穴位于百会穴前后左右各1寸，针刺可激活脑组织的代偿能力，改善微循环障碍，改善脑组织缺血缺氧导致的高凝状态，恢复脑细胞功能。另外，根据患者不同的兼证，随证配穴，如智力低下者配神庭、本神；听力障碍者配晕听区；语言障碍者配言语二区、言语三区；走路不稳配平衡区等。

（2）刺法遵循经典，师古而不泥古：《灵枢·官针》曰"凡刺有九，以应九变""凡刺有十二节，以应十二经"，九刺是根据不同疾病、不同部位分为刺经、刺络、刺皮、刺肉，根据病情和腧穴的主治在取穴上又分为上病下取、左病取右以及取特定穴针法。十二刺是应合十二经的病症的刺法。其中齐刺是指"直入一，傍入二以治寒气小深者；或曰三刺，三刺者，治痹气小深者也"，即在当中直刺一针，左右两旁各下一针，三针齐下，扩大治疗范围。王民集在头部腧穴针刺时常用齐刺法，尽可能地使不同经脉的腧穴形成齐刺的形态，比如针刺百会、四神聪，针刺神庭、本神，针刺脑户、脑空，皆处于齐刺的状态和角度。由于多数头部穴位皆用齐刺法针刺，形成了多针聚集的现象，故王民集称之为"丛刺"。多年临床实践证明，头部丛刺法能使患者脑血流动力学显著改善，促进脑组织功能的修复与重建，改善脑循环。经过3个月到半年的针刺治疗，患者大运动、精细动作、认知能力、社交能力和语言能力明显提高。

二、临床应用

"两穴五针法"为主配合体针速刺技术主要用于治疗"五迟""五

软""五硬"等疾病，即现代医学中的脑性瘫痪。脑性瘫痪是由于出生前至婴幼儿期非进行性脑损伤后出现的一组运动障碍综合征，会伴有感觉、认知、视觉、听觉、骨骼、肌肉等病变。临床一般分为痉挛型四肢瘫、痉挛型双瘫、痉挛型偏瘫、不随意运动型、共济失调型、混合型。

三、技术操作

1. 施术前准备

（1）针具准备：选用规格为 0.30mm×13mm（0.5 寸）、0.30mm×25mm（1 寸）、0.30mm×40mm（1.5 寸）普通一次性无菌针灸针。

（2）辅助工具：治疗盘、弯盘、镊子、皮肤消毒液、消毒棉签、消毒棉球、快速手消毒剂等辅助用具。必要时可备毛毯、屏风。无菌物品灭菌合格，在有效期内。

（3）腧穴定位：体穴符合《经穴名称与定位》（GB/T 12346—2021）的规定，头针符合焦氏头针定位标准。（注：选穴临床可根据疾病的具体情况选取）

（4）体位选择：头针采取抱坐位，体针采取俯卧位及仰卧位。

（5）环境：卫生要求符合《医院消毒卫生标准》（GB15982—2012）的规定，保持环境安静，清洁卫生，避免污染，温度适宜。

（6）消毒：施术前应该对受术者针刺部位进行消毒，可用 0.5%～1% 的碘伏棉球或棉签在针刺部位由中心向外做环行擦拭消毒，直径大于 5cm，每穴消毒 2 遍。施术者双手应用肥皂或洗手液清洗干净，再用速干手消毒剂消毒。

2. 施术方式

（1）头部针刺

百会、四神聪：选用 1 寸毫针，针尖向后平刺 0.6～0.8 寸。

神庭、本神：选用 1 寸毫针，针尖向后平刺 0.6～0.8 寸。

运动区：选用 1 寸毫针 6 支，采用接力平刺，分别向两侧前下方刺入

0.6 ～ 0.8 寸。

足运感区：选用 1 寸毫针，针尖向前平刺 0.6 ～ 0.8 寸。

晕听区：选用 1 寸毫针，针尖向后平刺 0.6 ～ 0.8 寸。

言语二区：选用 1 寸毫针，针尖向下平刺 0.6 ～ 0.8 寸。

言语三区：选用 1 寸毫针，针尖向后平刺 1 ～ 1.2 寸。

脑户、脑空选用 1 寸毫针，针尖向下平刺 0.6 ～ 0.8 寸。

平衡区：选用 1 寸毫针，针尖向下平刺 0.6 ～ 0.8 寸。

哑门：选用 1 寸毫针，针尖向下颌方向缓慢刺入 0.5 ～ 0.6 寸。

廉泉：选用 1 寸毫针，针尖向舌根方向斜刺 0.3 ～ 0.6 寸。

（2）体穴速刺

督脉经穴、华佗夹脊穴，均选用 1 寸毫针，点刺 0.5 ～ 0.6 寸不留针。

腰以下至下肢后侧腧穴：环跳、秩边、殷门、委中、承山、昆仑，均选用 1 寸毫针，点刺 0.5 ～ 0.6 寸不留针。

上肢腧穴：肩髃、肩髎、臂臑、臑会，选用 1 寸毫针，点刺 0.5 ～ 0.6 寸不留针。

大腿前侧腧穴：髀关、伏兔、血海、梁丘，均选用 1 寸毫针，点刺 0.5 ～ 0.6 寸不留针。

（3）体穴留针

攒竹选用 1 寸毫针，针尖向左右两侧，透刺鱼腰穴 0.6 ～ 0.8 寸。

瞳子髎选用 1 寸毫针，针尖向外平刺 0.5 ～ 0.6 寸。

丝竹空选用 1 寸毫针，针尖向前透刺鱼腰穴 0.6 ～ 0.8 寸。

足三里、阳陵泉、悬钟、解溪、丘墟、太冲，选用 1 寸毫针，直刺 0.6 ～ 0.8 寸。

肝俞、肾俞、脾俞，选用 0.5 寸毫针，均向脊柱方向斜刺 0.3 ～ 0.5 寸。

腰奇选用 1 寸毫针，向上平刺 0.8 ～ 1 寸。

（4）留针与行针：头部穴位留针时间 60 分钟，每 15 分钟行针 1 次，体穴留针 30 分钟，每隔 10 分钟行针 1 次，行针时采用提插捻转手法。对合并癫痫，肌张力高的患儿，体穴采用静留针法，不行针。

3. 施术疗程

每日针刺1次，10次为1个疗程。疗程间休息3天后，继续第2个疗程的治疗，连续治疗2～3个疗程。

4. 施术后处理

（1）施术后的正常反应：针刺时腧穴局部多有酸胀感，或者出现酸胀感、麻感沿着经脉传导的现象，多在出针后自行消失。

（2）出针：出针时，施术者以押手持消毒干棉球轻轻按压于针刺部位，刺手持针做轻微的提捻动作，感觉针下松动后，将针缓慢提至皮下，再将针迅速起出；然后用消毒干棉球按压针孔片刻。

四、注意事项

1. 针灸治疗时间宜选择白天。

2. 施针时让患儿家长配合，取合适的体位，尽量保持患儿情绪平稳。

3. 针刺得气程度要合理掌握，以得气为度，针感不宜过强。

4. 施针时对局部有感染、溃疡、瘢痕以及有肿瘤的患儿要禁用。

5. 对合并癫痫的患儿慎用，并注意观察。

五、临床验案

验案1

于某，男，2岁半，2018年3月15日初诊。主诉：发育迟缓。病史：患儿系早产，出生半年后，不会哭闹，发育迟缓，站立、行走或长齿迟缓，目无光彩，面色不华，苔白舌淡，脉沉细。

中医诊断： 五迟、五软。

西医诊断： 脑性瘫痪。

辨证： 肝肾不足。

治法：健脑益智，滋补肝肾。

处方：主穴，百会、四神聪；配穴，随证选神庭、本神和头针运动区、足运感区、晕听区、语言二区、语言三区、平衡区等，同时配合体穴；四肢部取曲池、手三里、外关、合谷、足三里、阳陵泉、悬钟、解溪、太冲、三阴交、环跳、秩边、委中、承山、昆仑等；腰部取督脉经穴，膀胱经穴（肝俞、脾俞、肾俞等穴）。

操作：诸穴按技术要求针刺操作。

头部穴位留针时间 60 分钟，每 15 分钟行针 1 次，体穴留针 30 分钟，每隔 10 分钟行针 1 次，行针时采用提插捻转手法。每日 1 次，10 次为 1 疗程。

4 月 15 日二诊：接受治疗后，四肢力量增强，继续治疗。

5 月 15 日三诊：经治疗 2 个月后，头颈痿软情况改善，为进一步巩固疗效，再坚持治疗。

8 月 15 日四诊：经治疗半年后，孩子已有哭闹现象，舌淡苔白，脉细。

按语：脑性瘫痪病变部位在脑，与肝、肾、心、脾关系密切，牵连四肢。多由于先天禀赋不足、后天失养、病后失调及感受热毒，致使气血不足，五脏六腑，筋骨肌肉，四肢百骸失养，形成亏损之证。脑性瘫痪症状复杂繁多，病变性质多属虚证，也有虚实夹杂证。治疗处方及手段亦是多样化，提倡早期治疗，针刺治疗本病有一定疗效，可配合功能训练和智力培训，总体上治疗脑性瘫痪时多采用头针、体针相结合，故本案例选取头部穴位、头针穴线及体针足三里、悬钟等配伍，以起到补益肝肾、益气养血、疏通经络、强筋壮骨之功，故可取得较好的临床效果。

验案 2

李某，男，3 岁，2023 年 2 月 21 日初诊。主诉：发育迟缓。病史：早产儿，自出生到目前，精神倦怠，智力不全，神情呆滞，语言发育迟缓，流涎，四肢运动尚可，食欲不振，大便溏泄。舌淡，苔白，脉细弱。

中医诊断：五迟、五软。

西医诊断：脑性瘫痪、智力低下。

辨证：心脾两虚。

治法：健脑益智，健脾养心。

处方：主穴，百会、四神聪；配穴，神庭、本神、运动区、足运感区、晕听区、言语二区、言语三区、脑户、脑空、平衡区、心俞、脾俞。

操作：诸穴按技术要求针刺操作。头部穴位留针时间 60 分钟，每 15 分钟行针 1 次，体穴留针 30 分钟，每隔 10 分钟行针 1 次，行针时采用提插捻转手法。每日 1 次，10 次为 1 疗程。

3 月 21 日二诊：接受治疗后，脾胃功能有所提升，继续治疗。

4 月 21 日三诊：经针刺治疗 2 个月后，目中已有神采，再坚持治疗。

7 月 5 日四诊：经针刺治疗 4 个半月后，孩子性格逐渐变活泼，舌淡苔白，脉细。

按语：本案病灶在脑，脑为生命的枢机，主宰人体的思维意识和情志活动。百会为督脉经穴，为百脉聚会之所，为"治神"及调节大脑皮层功能的要穴。四神聪中前后两穴也位于督脉经上，督脉为"阳脉之海"，能通调十二经及全身的阳气，且督脉贯脊入脑，与脑髓、脊髓密切相关，而大脑又称"元神之府"，是精神活动中枢所在，因此，针刺百会、四神聪不但能起到充实髓海，健脑开窍、益智之效，还可以引血上行，濡养清窍，以补脑，安神定志。同时，根据患者不同的兼症，随症配穴，如智力低下者配神庭、本神；听力障碍者配晕听区；语言障碍者配言语二区、言语三区；走路不稳配平衡区等。因本案例患者以智力、语言等脑部病症为主，四肢运动尚可，故选穴以头部穴位、头针为主来改善脑部气血运行，起到补益脑髓，健脑益智的作用。

第十九章　肝郁痰凝型乳癖背俞穴刺络拔罐法

一、技术简介

背俞穴刺络拔罐法，是在肝俞穴、膏肓穴刺络拔罐，并结合毫针刺法治疗肝郁痰凝型乳癖的方法，是毫针刺法、拔罐法和刺络法的综合运用。

1. 技术处方

（1）主穴：肝俞穴、膏肓穴。

（2）配穴：乳房胀痛者配臂中穴；痰盛者配丰隆穴。

2. 技术特点

王民集根据历代医家的学术理论，结合自己的临床经验认为：乳癖病因虽繁，但多在于情志不遂，致肝气郁结，肝郁乘脾，脾失健运，则水道不利，痰从中生，火炼痰凝而为癖。而在肝俞穴、膏肓穴点刺放血既可疏肝理气，又可活血化瘀散结，达到"通则不痛"之效，从而治疗乳癖。

（1）取穴精，化繁为简：从病因病机上看，肝郁痰凝型乳癖系肝脾间功能失调，致阴阳失调，气滞痰凝，循行不畅。故在选穴上，王民集从整体入手，结合临床经验，择要选取肝之背俞穴肝俞（肝俞位于背部，为肝脏经气汇聚之处），具有疏肝理气，利胆解郁之效；膏肓穴（位居第四胸椎棘突下，后正中线旁开3寸），主治肺、心、胸背及虚损性疾病，前应于乳房，二穴点刺放血既可疏肝理气通络，又可活血化瘀散结。乳房胀痛者配臂中穴（臂中穴位于腕横纹与肘横纹连线中点，桡侧腕屈肌腱与掌长肌腱之间），此穴为经外奇穴，且位于手厥阴心包经上，其经"循胸出胁""历经三焦"经过乳房部，善调气机，为治疗乳腺病的经验效穴；痰盛者配丰隆穴，此穴属足阳明胃经之络穴，具健脾祛痰之功，乃临床化痰要穴。仅用四穴就能疏肝解郁，理气通络，化痰祛瘀，散结止痛，达到治疗肝郁痰凝型乳癖的作用。

（2）融会贯通，承古拓新：从特定穴的角度来看，选择了背俞穴（肝俞）、络穴（丰隆）和经外奇穴（臂中）；从辨证的角度看，包含了脏腑辨证、经络辨证。乳癖与肝的关系最密切，故选取肝之经气汇聚的肝俞穴；根据经络循行选取经外奇穴臂中，另外根据《内经》中"偶刺"以及前后对应的思想选取了与乳房前后相对应的膏肓穴。如此前后配穴、上下配穴，加强了腧穴之间的协同作用，相辅相成，提高了治疗效果。

（3）操作简单、简效验廉：本疗法取穴少，操作简单，患者从心理上容易接受。经多年临床验证，疗效显著、疗程较短、费用较低，容易被患者接受。

3. 理论基础

根据肝郁痰凝型乳癖的疾病特点，采用背俞穴刺络拔罐为主，通过对背俞穴、络穴和经外奇穴的刺激以达到疏肝解郁，理气通络，化痰祛瘀，散结止痛的目的。

（1）选用背俞穴，重在疏肝理气：肝郁痰凝型乳癖的发生，因肝脾功能失调，肝郁克脾，致阴阳失调，气滞痰凝，气血运行不通。本法以背俞穴肝俞为主穴，肝俞是肝脏之气输注于背部的腧穴，刺激肝俞则可疏肝理气，通络止痛。膏肓穴位居第四胸椎棘突下，后正中线旁开3寸，前和乳房相对应，根据腧穴的近治作用，针刺膏肓穴可以促进乳络通畅，通则不痛。两穴采用点刺放血法，既可疏肝理气通络，又可活血化瘀散结。

（2）结合刺络拔罐，意在祛瘀散结：刺络拔罐疗法遵循"菀陈则除之"理论，通过刺激皮表，使"血出邪尽，血气复行"。现代研究发现，刺络拔罐法对于改善乳癖患者疼痛的程度、肿块的硬度、范围以及其他症状方面明显优于药物，具有见效快、无副作用、依从性高等优点。肝俞、膏肓放血拔罐更能起到疏肝解郁、理气散结、通络止痛之功。

（3）运用偶刺理念，承古拓新：偶刺法为古代"十二刺法"之一，《灵枢·官针》载曰："偶刺者，以手直心若背，直痛所，一刺前，一刺后，以治心痹。刺此者，傍针之也。"即一阴一阳、一前一后于前后有压痛处进针。偶刺作为经典刺法，在临床上应用比较广泛，主要有俞募配穴法、经穴偶刺法、前后配穴法。前胸与后背相对应，但因乳房娇嫩，不易直刺或刺络放血，故选取后背部对应的腧穴膏肓，以前后对应之理念，起到阴阳平衡、气血通畅、化瘀散结之目的。

二、临床应用

背俞穴刺络拔罐疗法为主治肝郁痰凝型乳癖。乳癖是指妇女乳房部常见的慢性良性肿块，以乳房肿块和胀痛为主症，肝郁痰凝型的乳房肿块随喜怒消长，伴有胸闷胁胀，善郁易怒，失眠多梦，心烦口苦；舌质淡红，苔薄白，脉弦，此病为育龄妇女的常见病和多发病。本病西医称为乳腺增生症，是乳腺纤维组织或上皮组织增生、囊性变，结缔组织进行性生长，引起的良性乳腺疾病。

三、技术操作

1.施术前准备

（1）针具准备：选用规格为 0.35mm×25mm（1 寸）、0.35mm×40mm（1.5 寸）普通一次性无菌针灸针，一次性放血针。

（2）辅助工具：中号火罐、酒精灯、治疗盘、弯盘、镊子、皮肤消毒液、消毒棉签、消毒棉球、快速手消毒剂等辅助用具。必要时可备毛毯、屏风。无菌物品灭菌合格，在有效期内。

（3）腧穴定位：符合《经穴名称与定位》（GB/T 12346—2021）的规定。（注：临床选穴可根据疾病的具体情况选取）

（4）体位选择：根据针刺部位，选择患者舒适、医者便于操作的治疗体位。患者采取俯卧位、仰卧位。

（5）环境：卫生要求符合《医院消毒卫生标准》（GB15982—2012）的规定，保持环境安静，清洁卫生，避免污染，温度适宜。

（6）消毒：施术前应该对受术者针刺部位进行消毒，可用 0.5% ～ 1%

碘伏棉球或棉签在针刺部位由中心向外做环行擦拭消毒，直径大于5cm，每穴消毒2遍。施术者双手应用肥皂或洗手液清洗干净，再用速干手消毒剂消毒。

2. 具体操作

（1）患者先取俯卧位，在双侧肝俞穴、膏肓穴常规消毒后，选用一次性放血针点刺0.1～0.2寸，随即用中号火罐，用闪火法拔罐10分钟，起罐后，擦去血液，常规消毒处理。

（2）选仰卧位，取双侧臂中穴、丰隆穴，常规消毒。臂中穴选用1寸毫针，直刺0.6～0.8寸；丰隆穴选用1.5寸毫针，直刺1～1.2寸，两穴均行提插捻转泻法6次，使患者产生酸沉胀感，留针30分钟，10分钟行针1次，出针后，立即用消毒干棉球按压针孔。

3. 施术疗程

隔日治疗1次，10次为一疗程，连续治疗2个疗程，每个疗程间隔3～5天。

4. 施术后处理

（1）施术后的正常反应：针刺后的身体反应主要有酸、麻、沉、胀，针灸完以后若感觉到针刺的部位或者肢体出现酸困或轻微无力感，这属于针灸后的正常反应。刺络拔罐后有时会出现局部的轻微疼痛或其他不适感，一般1～2天就会消失。

（2）出针：出针时，施术者以押手持消毒干棉球轻轻按压于针刺部位，刺手持针做轻微的提捻动作，感觉针下松动后，将针缓慢推至皮下，再将针迅速推出；然后用消毒干棉球按压针孔片刻。放血拔罐者则在起罐后，擦去血液，再用消毒干棉球按压针孔。

四、注意事项

1. 穴位选取要准确，上肢穴位避开血管和神经。针刺、刺血拔罐力度要掌握适当。

2.注意背部俞穴点刺深度，应控制在 0.1～0.2 寸，避免造成不良后果。对有心脏病、脑血管病等病史者，治疗时要慎重，并注意观察。

3.对针灸治疗后肿块不消或增大，质地较硬或不均匀，怀疑有恶性病变者，应及时做病理检查。

4.本病与情志密切相关，应嘱患者保持心情舒畅。对于有月经失调等妇科病者，应积极治疗月经病。

五、临床验案

验案1

王某，女，45 岁，教师，2018 年 4 月 10 日初诊。主诉：右侧乳房胀痛 1 年余。病史：2017 年因孩子中招辅导作业，出现右侧乳房胀痛，未引起重视，后间断发作，每因情志变化加重，有肿块。伴胸胁胀闷，易怒。夜寐梦多。舌苔薄黄，脉弦。

中医诊断：乳癖。

西医诊断：乳腺增生。

辨证：肝郁痰凝型。

治法：疏肝解郁，理气通络，化痰祛瘀，散结止痛。

处方：肝俞、膏肓、膻中、丰隆。

操作：诸穴按技术要求针刺操作。治疗后患者乳房胀痛缓解。隔日治疗 1 次，10 次为一疗程，连续治疗 2 个疗程。

4 月 28 日二诊：经过 1 个疗程治疗，乳房胀痛消失，夜眠改善，继续治疗。

5 月 19 日三诊：症状基本消除，夜寐可。舌苔薄白，脉有力，治疗结束。

按语：乳腺增生症属于"乳癖""乳痞"等中医范畴。本患者为中年女性，病因比较明确，因孩子中招辅导作业导致情志不舒而发作，故治疗以疏肝解郁、调摄冲任为主，在肝俞穴、膏肓穴刺络放血以达疏肝解郁、祛瘀生新之目的。臂中穴为经外奇穴，首见于唐代《备急千金要方》，以"手逆注"命名。本穴位于手厥阴心包经的循行路线上，《灵枢·经脉》曰："心主手厥阴心包络之脉，起于胸中……历络三焦……循胸出胁，下腋三寸，上抵腋下。"循行经过乳房部位，根据"经脉所过，主治所及"的理论，该穴可用于治疗乳房相关疾病，是王民集治疗乳腺病的经验有效穴。丰隆是祛痰的要穴。故诸穴合用并配合恰当的治疗方法，使肝气条达、瘀阻祛除、气血通畅，疾病得除，达到满意的临床效果。

验案 2

黄某，女，42 岁，律师，2019 年 5 月 13 日初诊。主诉：双侧乳房胀痛 2 年。病史：2017 年因家庭不和，逐渐出现双侧乳房胀痛伴局部肿块。乳房彩超示：乳腺增生。口服中药疗效欠佳，后间断发作，每因情志变化加重，伴有胸胁胀痛，长叹息后缓解，易怒，情绪容易失控，夜眠差。舌苔薄黄，有齿痕，脉弦滑。

中医诊断：乳癖。

西医诊断：乳腺增生。

辨证：肝郁痰凝。

治法：疏肝解郁，理气通络，化痰祛瘀，散结止痛。

处方：肝俞、膏肓、臂中、太冲、神门。

操作：诸穴按技术要求针刺操作。隔日治疗 1 次，10 次为 1 个疗程，连续治疗 2 个疗程。

6 月 1 日二诊：经过 1 个疗程治疗，乳房胀痛消失，性格逐渐开朗，自诉可以控制情绪，夜眠改善，去太冲，余法不变，继续治疗。

6 月 24 日三诊：症状基本消除，情绪稳定，夜寐可。舌脉正常，治疗结束，嘱其注意情绪，不适就诊。

按语：本案患者为中年女性，因家庭矛盾而致肝气瘀滞，气血瘀阻不通而发病。故治疗时以肝俞穴、膏肓穴刺络放血以达疏肝解郁，祛瘀生新；

臂中穴为经外奇穴，治疗乳腺病的经验有效穴；太冲为足厥阴肝经的原穴，具有疏肝解郁，泻肝火的作用，同时与肝俞配伍增强其疏肝解郁之效。因患者眠差，配伍手少阴心经的原穴神门以补益心气、宁心安神。二诊时，因患者乳房症状消失，情绪较好，故去掉主要起疏肝解郁作用的太冲穴；因仍有睡眠欠佳，故继续用神门穴益心安神以助睡眠。

第二十章 努运滞针法

一、技术简介

努运滞针法，是采用粗毫针对局部阿是穴进行强刺激，以缓解局部疼痛的针刺手法。本手法来源于古代搓法及飞经走气法，河南中医药大学路玫在此基础上结合临床经验总结创新而得，此手法对于局部肌肉疼痛、软组织疼痛及关节屈伸不利等，效果显著。

1.技术处方

取穴时遵循"以痛为输"的原则，以阿是穴为理论依据，寻找患处最敏感的压痛点即为所取阿是穴，压痛点多为病变局部或附近的结节、条索、僵硬处。

2.技术特点

努运滞针法用于治疗各种原因引起的局部软组织疼痛及部分神经性疼痛、骨关节疼痛等，采用毫针配合手法刺激穴位，达到舒筋通络、行气活血、消肿定痛的功效。

（1）取穴精简，止痛快速：努运滞针法以阿是穴为取穴的理论依据，遵循"以痛为输"的原则，医生用拇指在疼痛部位进行揣穴，结合指下手感与患者感受到最敏感的压痛点，找出最突出的痛点。与体针相比，"努运滞针法"具有取穴少，用时短的特点，疗效显著，针到病除，往往一次治疗后疼痛即可明显减轻或基本消失。

（2）操作简便，安全性好：治疗时仅需采用毫针及手法，《类经》云"所谓转针者，搓转其针，如搓线之状，慢慢转之"，单向捻转搓针时患者痛处可感受到酸胀感，以能耐受为度，配合"青龙摆尾"手法，其具备类似针刀的松解效应，充分带动周边痉挛肌肉，松解粘连，以解痉镇痛。本手法操作简便，施针部位安全，值得临床推广运用。

（3）适用病症广泛，无须配合活动："努运滞针法"对于各种原因引起的局部疼痛均具有显著的疗效，且治疗时无须患者配合活动患处，仅需医生操作手法，可将体针所得针感提高数倍，强刺激病所，出针后患者活动患处时便能感到明显改善或痊愈，消除了患者带针运动时过度紧张的心理负担。

3. 理论基础

关节屈伸不利及软组织疼痛类疾病多由风寒之邪侵袭或过度劳累耗伤气血，以致局部经络失养，使气血阻滞不畅，进而致使经筋损伤，经气郁滞，滞而不通，不通则痛，从而产生疼痛，活动障碍。

"阿是"之名见于唐代《备急千金要方》，其载："有阿是之法，言人有病痛，即令捏其上，若里当其处，不问空穴，即得便快成痛处，即云阿是，灸刺皆验，故曰阿是穴也。"《灵枢·经筋》曰："治在燔针劫刺，以知为数，以痛为输。"《素问·缪刺论》曰："疾按之应手如痛，刺之。"《备急千金要方》中指出："凡病皆由气血壅滞不得宣通，用针以开导之。"阿是穴是机体疾病状况下出现的包括经穴和奇穴在内的特殊反应点，以按之"即得便快"为主要特征，有时亦表现为"痛处"。

滞针法是针刺手法之一，来源于古代的"搓法"。努运滞针法是路玫依据40年临床经验并结合前人经验总结而成，其选取病变位置的阿是穴，通过引"气至病所"，最大限度地缓解肌肉痉挛所致的疼痛，同时通过配合活动来提高针刺止痛的效果，可以改善局部血液循环，促进局部新陈代谢，具有催气、行气、加强针感、松解粘连、提升中气、牵正纠偏的作用，临证施以阿是穴治疗，可达到舒筋活络、通行气血、消肿止痛之功效。

西医学认为，针灸疗法是通过刺激穴位后，使从外周神经到中枢神经各个"水平脊髓"低位脑干"间脑"边缘系统和大脑皮层等神经系统释放多种介质和阿片肽，这些内源性特质共同组成人体的"抗痛系统"，从而起到针刺镇痛效应。路玫则认为在病变局部阿是穴运用针刺手法进行强刺激，可以起到促进组织渗出液吸收和减轻局部肿胀的作用，并且能够有利于消除无菌性炎症。

二、临床应用

1. 肩部活动受限，多见于肩关节功能活动障碍，如上肢不能抬举，主要是由于感受寒湿、劳累过度等因素引起肩部酸痛、活动受限，或肩部无菌性炎症所致肩关节的疼痛和关节囊、韧带、肌肉等组织粘连、功能障碍。《灵枢·经脉》篇称"肩不举"，《针灸甲乙经》载"肩不举""手臂不可上头"，《金匮要略》称为"但臂不遂"。临证应用"努运滞针法"寻找抬举时最痛的部位，施以治疗。

2. 项背部疼痛，多见于颈部长期劳损或落枕、外伤等因素引起的项背部疼痛，气血运行受阻，筋脉失养，表现为项背部疼痛、僵硬、活动受限，可发生于任何年龄段，临床上以胸锁乳突肌、斜方肌、肩胛提肌、斜角肌的损伤较为常见，严重时可出现失眠，头痛，眩晕等症状。

3. 肱骨外上髁炎又称"网球肘"，常见于桡侧伸腕肌腱劳损或伸腕肌腱附着点扭伤、肱桡滑囊炎等，又可称为"肱骨外上髁症候群"。多由于急性或慢性损伤造成肱骨外上髁周围软组织的创伤性无菌性炎症。

4. 膝关节疼痛，多由于运动过度或素体禀赋不足而出现膝关节周围疼痛、压痛、伸屈功能受限，较严重时出现肿胀。

5. 坐骨神经痛，是指沿坐骨神经分布区域，以臀部、大腿后侧、小腿后外侧、足背外侧为主的放射性疼痛。以单侧较多，起病急骤，首先感到下背部酸痛和腰部僵直感，或者在发病前数周，在走路和运动时，下肢有短暂的疼痛，以后逐步加重而发展为剧烈疼痛，疼痛由腰部、臀部或髋部开始，向下沿大腿后侧、腘窝、小腿外侧和足背扩散，在持续性疼痛的基础上有一阵阵加剧的烧灼样或者针刺样疼痛，夜间更严重。

6. 软组织损伤，如因急性跌打、扭、挫等外来暴力作用而引起筋肉、脉络损伤，临床主要表现为骨骼肌、筋膜、韧带、关节囊、骨膜、脂肪组织等疼痛和运动功能障碍。

三、技术操作

1. 施术前准备

（1）针具准备：选用规格为（0.35～0.40）mm×（40～50）mm普通一次性无菌针灸针。

（2）辅助工具：治疗盘、弯盘、镊子、皮肤消毒液、消毒棉签、消毒棉球、快速手消毒剂等辅助用具。必要时可备毛毯、屏风。无菌物品灭菌合格，在有效期内。

（3）腧穴定位：符合《经穴名称与定位》（GB/T 12346—2021）的规定。（注：临床选穴可根据疾病的具体情况选取）

（4）体位选择：根据针刺部位，选择患者舒适、医者便于操作的治疗体位。患者常采取的体位有坐位、仰卧位、俯卧位。

（5）环境：卫生要求符合《医院消毒卫生标准》（GB15982—2012）的规定，保持环境安静，清洁卫生，避免污染，温度适宜。

（6）消毒：施术前应该对受术者针刺部位进行消毒，可用0.5%～1%碘伏的棉球或棉签在针刺部位由中心向外做环行擦拭消毒，直径大于5cm，每穴消毒2遍。施术者双手应用肥皂或洗手液清洗干净，再用速干手消毒剂消毒。

2. 具体操作

（1）进针：穴处皮肤常规消毒。用直径0.35～0.40mm、长40～50mm的粗毫针，与皮肤成45°～60°刺入1.5～2寸。

（2）滞针：医生集中精力，逐渐向肌肉深层努运其针，以拇指向前为主，行单向捻转手法，形成轻微滞针，患者逐渐产生酸胀感，医者再继续以拇指向前为主，行单向捻转手法4～5次，频率由快到慢，捻转角度由大逐渐减小，患者酸胀感以耐受为度。

（3）摇柄：滞针后停顿其针，持针勿转，不进不退，继行"青龙摆尾"手法，向左右慢慢摆动针柄，如扶船摇舵状9次。

（4）出针：不留针。随即将针迅速回释捻转出针，左手拇指迅速用消毒干棉球按压针孔片刻。

（5）治疗后嘱患者缓慢活动关节，询问疼痛改善情况，治疗结束。

四、注意事项

1. 准确选取阿是穴是决定疗效的关键。

2. "努运滞针法"的刺激较强，针刺力度需适当，要时时询问患者的感觉，针感以能耐受为度。

3. 出针时，逐渐减小捻转角度，以拇指向后为主，出针时要迅速用力按压针孔局部，以防出血。

4. 如患者活动后仍有痛感，需继续再寻找局部压痛点，再次进行针刺手法操作。

5. 对患有高血压病和心脏病者慎用。

6. 对痛觉敏感的患者慎用。

五、临床验案

验案 1：肘劳案

方某，女，38 岁，运动员，2023 年 5 月 16 日初诊。主诉：右肘关节外侧疼痛 2 周，遇冷加重 5 天。患者于 2 周前网球运动之后出现右肘关节外侧疼痛，近 5 天出现肘关节活动困难，屈伸不利。查体：右肘关节外上方明显压痛，尤其是在前臂旋转，腕关节主动背伸时疼痛明显。前臂内、外旋受限，持物无力，米勒征阳性，局部 X 线片显示骨质无明显异常。舌质淡红，苔白，脉沉紧。

中医诊断： 肘劳。

西医诊断： 肱骨外上髁炎。

辨证： 风寒痹阻。

治法：疏风散寒，舒筋活络。

处方：阿是穴。

操作：选取肱骨外上髁附近最敏感的压痛点，常规消毒后，选取直径 0.40mm 的 1.5 寸毫针以 60° 向肱骨外上髁方向刺入阿是穴 1.2 寸左右，向深层努运针柄，拇指向前，行单向捻转手法，形成轻微滞针，患者有酸胀感后，行"青龙摆尾"手法，左右慢慢摆动针柄 9 次，随后将针迅速回释捻转出针，左手拇指迅速用力按压针孔。

5 月 18 日二诊：针刺治疗 1 次后患者疼痛症状明显减轻，肘关节活动幅度增大，继续治疗。

5 月 20 日三诊：患者前臂内、外旋时疼痛感消失，活动自如。

电话随访 1 个月无复发。

按语：肘劳多由风寒之邪侵袭肘关节或过劳损伤气血，以致局部经络失养所致。西医学认为，肱骨外上髁炎多因慢性劳损、用力不当等而引发，是肱骨外上髁等处的无菌性炎症。本病多数由于肘关节背伸、前臂旋前时的急性损伤，使局部组织粘连、前臂伸腕肌痉挛，从而使肌肉间的血管、神经束相互挤压而发生疼痛。运用"努运滞针法"施以阿是穴治疗肘劳，具有舒筋活络、通行气血、消肿止痛之功效，疗效显著，操作简便，安全性强。

验案 2：落枕案

邵某，女，29 岁，公务员，2023 年 3 月 23 日初诊。主诉：左侧颈部疼痛伴活动困难 4 天。患者 4 天前晨起时突然出现颈部左侧疼痛，转侧困难，于家附近诊所就诊，针刺后溪穴进行治疗，疗效不佳，症状无明显改善，遂来我院就诊。查体：左侧项背处压痛明显，未见肿胀，转侧困难。舌质暗，苔薄，脉沉涩。

中医诊断：落枕。

西医诊断：颈肌劳损。

辨证：气血凝滞。

治法： 舒筋活血，化滞通络。

处方： 阿是穴。

操作： 选取患者肩井穴附近 2 ～ 3cm 内最痛反应点即阿是穴处，常规消毒后，选取直径 0.40mm 的 1.5 寸毫针，以 60° 向斜下方刺入 1.2 寸左右，运用"努运滞针法"进行治疗，配合"青龙摆尾"手法，左右慢慢摆动针柄 9 次，随后起针。患者颈部可活动自如，疼痛消失。

3 月 28 日电话随访： 无复发。

按语： 落枕是晨起颈肩部突然发生疼痛，僵硬，活动受限为主要临床表现的一种病症，以胸锁乳突肌、肩胛提肌等颈肩部肌肉的损伤较为常见，病情较急，病程较短，临床根据患者的具体病情，采用"以痛为输"的取穴原则，对阿是穴采用"努运滞针法"进行治疗，往往 1 次痊愈。

验案 3：肩痹案

陈某，男，48 岁，教师，2023 年 4 月 12 日初诊。主诉：右侧肩关节疼痛伴活动受限 3 个月，劳累后加重，倦怠乏力，面色㿠白。患者于 3 个月前右侧肩部手术后，逐渐出现右侧肩关节疼痛，抬举困难。查体：右肩前外侧压痛明显，肩关节外展 60°，前屈 60°，后伸 20°，后伸内旋时右手仅能触及第二腰椎。舌淡，苔白，脉细弱。

中医诊断： 肩痹。

西医诊断： 肩周炎。

辨证： 气血亏虚。

治法： 益气养血，通经活络。

处方： 阿是穴。

操作： 选取肩前外侧最敏感压痛点即阿是穴，常规消毒后，选取直径 0.40mm 的 1.5 寸毫针，以 90° 直刺入穴中，深度达 1.2 寸左右，运用"努运滞针法"进行治疗，起针后嘱患者缓慢活动肩关节，进行外展上举动作达到最大限度，1 次治疗后患者肩部疼痛明显减轻，臂外展及上举幅度明显增大。再次取肩峰下阿是穴运用努运滞针法进行治疗，反方向捻转出针前，借助青龙摆尾手法，执住针柄不进不退，向左右慢慢摆动，往返摆针如扶船舵之状，摇摆 9 次。

4 月 15 日二诊：接受治疗后，患者肩部疼痛减轻，继续治疗。

4 月 18 日三诊：两次治疗后，患者疼痛明显改善，肩关节活动幅度增大，再次治疗。

4 月 26 日电话随访：患者肩关节已无不适。

按语：肩关节功能活动障碍，上肢不能抬举，多因风湿外袭或外伤劳损导致局部经脉筋络气血亏虚所致。《灵枢·经筋》云："手阳明之筋……其支者，绕肩胛，挟脊；直者，从肩髃上颈……其病当所过者，支痛及转筋，肩不举。"肩不举与肩痛二症临床上往往同时并见，因肩痛而导致的肩关节功能活动障碍，甚至上肢不能抬举。采用路氏"努运滞针法"治疗肩痹，既可改善肩关节活动障碍，又可消除肩关节疼痛，见效迅速，疗效显著。

上述 3 例病例属于"伤筋""痹证"范畴，病变部位为局部的经脉和经筋，均为"努运滞针法"的最佳适应证。针灸治疗疼痛类疾病首先可以改善其病变局部血管的舒缩功能，增强患处的血液循环；其次可加强针灸信号与疼痛信号在神经系统各阶段的传输整合，可以提高痛阈，缓解局部肌肉痉挛；再者可以提高机体免疫功能，从而达到消除局部炎性水肿的作用。针刺手法是针灸临床治疗疾病的关键，因此，在捻转及摆动过程中操作者一定要调整呼吸、守神，体会指下针感，时刻观察患者耐受情况，出针后可用拇指点拨阿是穴处数次，以增强疗效。

第二十一章　阴阳互引隔姜灸

一、技术简介

阴阳互引隔姜灸，是选取腹部任脉经穴和背部督脉与膀胱经经穴，施以穴位隔姜灸，以达从阴引阳，从阳引阴，调和阴阳，扶正祛邪之功，用于治疗化疗所致白细胞减少症的方法。本疗法是河南中医药大学路玫及其科研团队自 1986 年以来临床与科研成果的结晶，30 多年来曾经多家省、市级医院应用，在改善骨髓抑制，提升白细胞，增强机体免疫功能，缓解化疗所致的胃肠道反应，改善患者体质状况等方面有显著疗效，从而大大提高了患者的生存质量，支持了化疗的顺利进行，有效延缓了生存期。

1. 技术处方

选择大椎、膈俞、脾俞、胃俞、肾俞、中脘、神阙、关元等穴施灸。

2. 技术特点

（1）综合作用，疗效确切：本疗法通过在穴位局部进行隔姜艾灸的温热刺激，可同时发挥经络腧穴、艾灸温热、生姜药理的综合作用，以达到较好的治疗效果。本疗法自运用以来，前后经过 10 多家医院的临床验证，疗效肯定，重复性强。阴阳互引隔姜灸法不但能提升白细胞，增强患者的免疫功能，而且对患者身体的诸多症状皆有调治作用，因此，可明显提高患者的生存质量，保证放化疗的顺利进行，延长生存期。

（2）安全性好，依从性强：本疗法未出现过任何不良反应，治疗过程中，患者无痛苦和疼痛，因此多数患者感到舒适，依从性较强。

（3）技术成熟，操作规范：经过 30 多年的临床应用，已十分规范和成熟，已形成规范的技术文本，在国内外推广。

（4）操作简单，便于掌握：由于技术程序规范，穴位明确，操作简单，便于掌握，利于推广。而且本法操作不受时间、地点（医院）的限制，可操作性强。

（5）研究深入，机理明确：临床研究通过采用随机、对照、单盲和多中心疗效评价等方法对"艾炷隔姜灸治疗化疗所致白细胞减少症"进行规范化研究，充分证明了艾炷隔姜灸治疗化疗所致白细胞减少症是一种安全有效的中医外治疗法。同时，经过 30 多年的不断深入、系统研究，已基本明确了该疗法的作用机理。针灸可以提高骨髓造血细胞分裂增殖体液因子（CSF）的活性或含量；促进受损骨髓细胞 DNA 的修复；促进多种免疫细胞的成熟，修复免疫功能损伤，提高免疫功能；通过调节 Notch 信号通路上的差异基因表达，改善骨髓抑制状态；通过保护和修复骨髓基质细胞，增加骨髓有核细胞的数量，促进造血干细胞的增殖、分化以及存活，促进 DNA 的修复等，改善化疗所致骨髓造血微环境损伤，从不同途径和水平有效拮抗化疗导致的骨髓抑制，白细胞减少，免疫力低下等。

（6）成本低廉，费用较低："阴阳互引隔姜灸"法消耗的材料成本低廉，对医院有较大的经济效益；对患者收费低廉，经济负担轻，如果能在医生的指导下由患者家属进行操作，经济负担更会进一步降低。

3. 理论基础

（1）从阴引阳，从阳引阴：患者化疗后临床表现较为复杂，不仅周身乏力、体质虚弱，还经常出现恶心呕吐、纳差厌食、心悸失眠、乏力盗汗、畏寒肢冷、腰膝酸软，舌质淡苔白，脉弱无力等一系列临床症状。"白细胞减少症"在中医学中并无此病名，据其临床表现，似属于中医学之"气血双亏""脾胃气虚"或"脾肾两虚"的"虚劳"范畴。其病因多是久病体虚或病后失于调理，加之化学药物毒性，导致脏腑功能受损，气血阴阳耗伤，其中尤以脾、胃、肾三脏损伤更为突出。肾阳亏损，气血虚弱，脾胃失和，脏腑失调。中医认为脾主运化，主四肢，主肌肉，为后天之本，气血生化之源，《灵枢·决气》云"中焦受气取汁，变化而赤是谓血"，且精血同源，与肾关系密切。肾为先天之本，肾藏精，主骨生髓，精髓化血。在病理情况下，脾胃虚弱，肾虚髓空，皆可致气血的生成不足。脾虚则失于健运，脾气不升，胃气难降，胃气上逆则恶心呕吐，不思饮食；脾胃气虚，化源不足，气血亏虚，则头晕，心悸，周身乏力；若肾虚则精髓不满，血不能化，则肾虚髓空，头晕，乏力，腰膝酸软；元气衰弱，正气不足，卫外不固则极易感受外邪侵袭而发病；久病不复则为虚劳。病机变化多端，但不外气血亏损，阴阳失调，心、肝、脾、肾机能受损，其中关键是脾肾亏虚和气血不足。根据中医理论"从阴引阳，从阳引阴""虚则补之""劳则温之"的治疗大法，选用大椎、膈俞、脾俞、胃俞、肾俞等背俞穴和中脘、神阙、关元等腹部腧穴，发挥隔姜灸之温热刺激法及腧穴的特异性治疗作用，以温补脾肾，益气补血，达到健脾以培源，补肾以填髓，益气而生血，扶正以固本的作用。

（2）选穴有据，阴阳平衡：根据"从阴引阳，从阳引阴""虚则补之""劳则温之"的治疗大法，确立扶正固本、健脾益肾，调补气血，益精填髓的针灸治则，选取腹部（阴）"阴脉之海"任脉的中脘、神阙、关元穴和背部（阳）"阳脉之海"督脉的大椎以及足太阳经的膈俞、脾俞、肾俞等。

大椎，督脉经穴，为六阳经交会之所，乃"诸阳之会"，具有总督、调补诸阳经经气的作用。"正气存内，邪不可干；邪之所凑，其气必虚"《玉龙歌》记载"满身发热痛为虚，盗汗淋淋渐损躯，须得百劳椎骨穴，金针一刺疾俱除"，《针灸大成》记载大椎"主肺胀胁满，呕吐上气，五劳七伤"，《行针指要歌》记载"或针劳，须向膏肓及百劳（百劳即大椎穴）"。故取大椎可振奋阳气，扶正祛邪。同时由于督脉总督一身之阳，上连于脑，下"绕臀至少阴"，少阴"贯脊属肾"，故督脉与肾关系密切，而肾主骨生髓。

膈俞，《难经》记载"血会膈俞"，为八会穴之一。滑伯仁曰：膈俞足太阳脉气所发也，太阳多血，又血乃水之象，故曰血会。又曰：血者心所统，肝所藏，膈俞在七椎下，上则心俞，下则肝俞，故为血会。陈修园曰：诸经之血，皆从膈膜而上下，又心主血，肝存血，心位膈上，肝位膈下，交通于膈膜，故血会于膈俞也。《脉经》"关脉芤，大便去血数斗者，以膈俞伤故也……灸膈俞……"《针灸图翼》"此血会也，诸血病者皆宜灸之……"

中脘，任脉经穴，胃之募穴，腑之会穴。化疗后药毒首先损伤中焦脾胃，出现诸如恶心、呕吐、乏力、纳差、腹痛、便溏等脾胃受损、气血乏源的表现。中焦脾胃为气血生化之源，后天之本，与脾俞、胃俞三穴合用，具有健脾和胃，补益气血，降逆止呕，温中散寒之功效。也是治疗一切虚惫劳损之疾之常用穴。

肾俞，内应肾脏，是肾脏之气输注的部位。肾为先天之本，主骨生髓，取之调补元气，益髓填精，激发脏腑功能。《铜人》提出肾俞主"虚劳羸瘦"。《针灸聚英》载"主虚劳羸瘦，耳聋肾虚，水藏久冷，心腹膜满胀急。……五劳七伤，虚惫。"《针灸资生经》载"肾俞治虚劳羸瘦。肾虚水藏久冷。五劳七伤虚惫。"

神阙，任脉经穴，当脐中。脐为先天之结蒂，后天之气舍，位居中下焦之间，具有枢运之功，又为肾间动气之处，为生命之根，真气之所系。本穴位居"阴脉之海"任脉，"任、督、冲"三脉一源三歧，经气相通，所以神阙为经络之总枢。此穴施灸具有回阳救逆、温补脾胃、养生强体、平衡阴阳的功效。对于阳气素虚，气血失和的虚劳病尤宜。

关元，内寄一身之元气。予以施灸，具有补益肝肾，益气温阳之功效，可达扶正祛邪，培元固本之功。

综上，脾俞、胃俞与肾俞合用可培补先后天之本，使气血生化有源；大椎升举阳气，扶助正气，与邪抗争；膈俞补血调血，可以使血脉充盛而通利；腹部中脘、神阙、关元为阴经之穴，予以施灸，可起到调理脾胃，补益气血，通经止痛之功效。穴位选取和配伍紧贴临床，是临床逐渐优选出来的腧穴组方，其理论根源由传统中医"阴中求阳，阳中求阴，阴阳平衡"理论而出，充分体现了辨证与辨病、扶正与祛邪、局部与整体、阴阳平衡相结合等治疗原则。

（3）施以灸法，重在温补："阳气者，若天与日，失其所，则折寿而不彰"，阳气盛则人寿，失之则夭，阴盛则阳病，阳盛则阴病。艾，为百草之王，有温经散寒、行气活血、回阳救逆之功，用于治虚劳病症，可谓证治相宜。《本草纲目》记载："艾叶苦辛，生温，熟热，纯阳之性，能回垂绝之阳，通十二经，走三阴，理气逐寒湿，暖子宫……以之灸火，能透诸经而除百病。"化学药物损伤脏腑，气血生化乏源，阴阳失衡，患者呈现一派"虚寒劳损"之象，据"虚则补之，劳则温之"的治疗大法，对化疗患者施以灸法，尤为重要。隔姜灸法是经穴、艾草、生姜、热力综合运用的方法，可将艾绒燃烧的热力通过生姜汁透入穴位而发挥作用。"阴阳互引隔姜灸"由路玫首先提出并应用，穴位选取以脏腑背俞穴和脏腑腹募穴配合应用为主，这不仅是由于躯干部腧穴位近脏腑，均为脏腑之气输注或汇聚的部位，与脏腑的关系尤为密切，更重要的是其包含"从阴引阳、从阳引阴"，和调脏腑，平衡阴阳之理，加之隔姜灸法，既可平衡阴阳、调和脏腑、补益气血，扶正祛邪，又可扶助阳气、驱散寒湿、消减药毒，从而达到提高机体免疫力，促进新陈代谢，增强机体应激能力，提高肿瘤化疗效果，延长患者的生存期的目的。

二、临床应用

阴阳互引隔姜灸疗法治化疗致白细胞减少症。化疗，是抗肿瘤化学药物疗法的简称，是目前临床治疗恶性肿瘤的主要方法之一。化疗所致白细胞减少症是指化疗后常规血液检验外周血中白细胞低于 4.0×10^9/L 者，主要临床表现为头晕，倦怠乏力，面色苍白，食欲不振，恶心呕吐，腰膝酸软，失眠多梦等，同时可兼有多系统的损伤。

三、技术操作

1. 施术前准备

（1）艾炷制作：取艾绒适量，放在掌心揉搓成团，捏成底面直径 25～30mm，高 25～30mm 的圆锥形艾炷，共 36 个。目前已有相应规格的圆锥状模具，将艾绒放入操作即可制成艾炷。

（2）姜片备制：将姜块切成直径 35～40mm，厚 3～4mm 的姜片，并在姜片上用直径约 1mm 的钢针均匀地针透 20～30 次。

（3）辅助物品：大的烧杯或小的盆子装入一半清水；白棉布三块，2长1短；打火机或火柴、线香等点火工具；消毒棉签、消毒镊子、医用盘子等。

（4）腧穴定位：符合《经穴名称与定位》（GB/T 12346—2021）的规定。（注：临床选穴可根据疾病的具体情况选取）

（5）体位选择：患者常采取俯卧位、仰卧位，全身放松，铺垫舒适，暴露背部、腹部，便于操作。

（6）环境：卫生要求符合《医院消毒卫生标准》（GB15982—2012）的规定，保持环境安静，清洁卫生，避免污染，温度适宜。

（7）消毒：施术前应该对受术者针刺部位进行消毒，可用0.5% ～ 1%碘伏棉球或棉签在针刺部位由中心向外做环行擦拭消毒，直径大于5cm，每穴消毒2遍。施术者双手应用肥皂或洗手液清洗干净，再用速干手消毒剂消毒。

2. 施术操作

（1）在所选穴位上各平放一块准备好的姜片。

（2）在患者背部或腹部两侧及下部未灸部位用双层白棉布覆盖。

（3）施灸时，一定要先灸任脉腧穴，后灸背部腧穴。分别点燃艾炷（从上部点燃），放在施灸腧穴的姜片上，进行施灸。

（4）当患者刚感觉到灸痛时，开始点燃第二组艾炷，以准备第二轮施灸。

（5）医者一手持镊子，一手端装有水的烧杯或茶缸，在患者感到灸痛时，夹起腧穴处燃烧的艾炷放入杯中漫灭，即刻放上第二个刚点燃的新艾炷；或者直接将姜片拿起，尽快清除姜片上燃烧的残留艾炷后，迅速将姜片放回原穴位，随即放上第二个刚点燃的新艾炷。

（6）如此循环，任脉每个穴位连续灸4壮，背部每个穴位连续灸4壮。被灸腧穴处出现4 ～ 6cm 直径大的红晕，但以不起疱为佳。

（7）灸完后，用白棉布将被灸部位盖上，再盖上被子（单），医者隔着被子轻轻按摩被灸部位，直到患者感觉姜片不温热时，即结束治疗。

3. 施术疗程

每天治疗 1 次, 10 次为 1 疗程。

4. 施术后可能出现意外情况的处理

（1）施术后的正常反应：施灸后，施灸局部皮肤多有红晕灼热感，无须特殊处理，保持施灸部位洁净，避免表皮溃疡引发感染，灸感多在灸后 3 小时内自行消失。

（2）施灸过程中造成灼伤可发生水疱的处理：若患者体质尚可者，水疱直径在 1cm 以下，不需任何处理，待其自行吸收即可；如水疱较大，大于 1cm，可用消毒针刺破放出水疱内容物，涂以龙胆紫药水；若患者体质欠佳时，除按上法处理外，可配合服用抗生素，以预防感染。若情况严重，请专科医生协助处理。

四、注意事项

1. 患者要选择舒适的体位，全身放松；医者应准确选取穴位。

2. 艾炷一定要捏紧，若松散易破碎，如果用量大，可考虑机械化制作。

3. 对温热致痛感觉迟钝的患者，医者应注意更换艾炷的时机和时间，不要在灸处烫出水疱。

4. 施灸时，要注意防止艾火脱落，以免造成皮肤及衣物的烧损。用镊子夹取燃着的艾炷时力度大小应适中，力度太小，艾炷易滑脱；力度太大，艾炷易被夹碎。对于新学者或操作不熟练者，更换艾炷时，不要用镊子夹取，一定要直接将姜片拿起，清除姜片上燃烧的残留艾炷后，再尽快将姜片放回原穴位，随即放上第二个刚点燃的新艾炷。

5. 操作时身边应放置一条湿温毛巾，万一燃烧的艾炷脱落或夹碎时医者应快速用手将火拨离患者皮肤，用毛巾将其熄灭。

6. 施灸过程中，要随时关注患者的反应，若患者感觉过烫，可反复将姜片轻轻拿起，或在穴位局部缓慢移动，待烫感缓解后放下姜片。

7. 施术者应严肃认真，专心致志，精心操作。施灸前应向患者说明施术要求，消除恐惧心理，取得患者的合作。

8.施术的诊室，应注意吸抽艾烟，保持空气清新，避免艾烟过浓，污染空气，伤害人体。

五、临床验案

验案

朱某，女，58 岁，退休职工，于 2022 年 6 月 16 日就诊。主诉：小细胞肺癌 1 个月，化疗 1 周期后。现病史：1 个多月前出现间断发热，体温38.6℃，口服药物治疗效果不佳，全身 MR 提示：①纵隔隆突下、左肺门及左下肺多发异常信号；②肝内多发斑点状高信号，不除外转移；③子宫异常信号；④右侧髂骨、坐骨异常信号。除外化疗禁忌后，于 2022 年 5 月16 日给予"EC（顺铂环磷酰胺 + 环磷酰胺）+ 安罗替尼胶囊"化疗 1 周期。现症见：神志清，精神差，低热，间断胸痛，肢体乏力，气短懒言，语声低微，面色萎黄，进食量少，眠差，小便正常，大便排出困难。血细胞分析：白细胞 2.56×10^9/L，化疗因白细胞减少而中断。指甲色淡，舌少神，质淡红，苔薄白，脉虚大无力。

中医诊断：虚劳。

西医诊断：①肺恶性肿瘤；②化疗后白细胞减少症。

辨证：气血双亏。

治法：扶正固本，健脾益肾，调补气血，益精填髓。

处方：中脘、神阙、关元、大椎、膈俞、脾俞、胃俞、肾俞。

操作：按技术要求准备用品及操作。

每天治疗 1 次，10 次为 1 疗程。

6 月 21 日二诊：经治疗 5 次后，精神好转，低热消退，肢体乏力、气短懒言均有好转，纳可。眠差、间断胸痛、语声低微、面色萎黄、大便排出困难如前。今日查血常规显示白细胞 4.47×10^9/L，继续治疗。

6月25日三诊：经9次治疗后，患者肢体乏力、气短懒言、纳食、睡差、语声低微、面色萎黄、大便排出困难均好转，间断胸痛如前。今日查血常规显示白细胞 6.11×10^9/L，结束治疗。

按语：本案中患者因白细胞减少而中断化疗，治疗方案难以为继，给患者带来身体的痛苦和心理压力。患者久病体虚，加之化学药物毒性，导致脾胃失和，肾阳亏损，气血虚弱，从而出现肢体乏力、气短懒言、语声低微、发热、免疫力下降等症状。病当属于"虚劳"范畴。根据"从阴引阳、从阳引阴""虚则补之""劳则温之"的治疗大法，背属阳，腹属阴，故选用大椎、膈俞、脾俞、胃俞、肾俞等背部腧穴和中脘、神阙、关元等腹部腧穴，同时配合发挥隔姜灸之温热性及腧穴的特异性治疗作用，以达到健脾以培源，补肾以填髓，益气而生血，扶正以固本之目的。

第二十二章　头部穴域丛刺运动疗法

一、技术简介

　　头部穴域丛刺运动疗法是头针的一种，指用毫针作用于头部的腧穴及大脑功能分区，配合运动疗法，以促进大脑支配区域功能恢复的一种疗法。本疗法是开封市中医院针灸科王俊伏主任，经 30 年临床实践总结出的以"百会、神庭、头维、后顶"传统头部穴位为基础，配合大脑功能分区，运用丛刺强刺激的方法，同时患者带针运动，以达到肢体运动或者语言功能恢复的目的。

　　1. 技术处方

　　主穴：百会、神庭、头维、后顶。

　　配穴：运动功能障碍加运动区、平衡区；感觉障碍加感觉区；语言功能障碍加言语一区、言语二区、廉泉。

　　2. 技术特点

　　（1）传统针灸理论与现代医学解剖相结合：头部穴域丛刺运动疗法在选择针刺部位方面，采用了传统针灸穴位与现代大脑功能分区相结合的方法，既发挥了百会穴、神庭穴的调神通督及头维穴的维络诸阳以通督脉的作用；又通过针刺大脑功能分区促进了脑部功能的恢复。

　　（2）丛刺长留针：采用透经、透穴的丛刺法，起到一经带多经、一穴带多穴的作用。在传统头针刺激基础上，增加留针时间，一般留针 2 小时，每半小时行针一次。通过加强针效、延长刺激时间使生物电效应刺激大脑皮质，改变脑皮层神经细胞的兴奋性，唤醒可逆性被抑制的神经细胞，改善缺血性半暗带局部神经元的状态，促进了功能重组，有助于患者更快恢复。

　　（3）被动针刺与主动运动相结合：患者在被动针刺得气的同时，带针运动，通过活动病变肢体，使各种传入的神经冲动不断到达大脑皮层，提高大脑皮层的敏感性，有利于神经功能不断恢复与巩固。通过二者的结合，激发脑和机体的代偿能力，抑制异常运动模式，预防继发性损伤，建立正常运动模式，提高日常生活活动能力，提高中风患者的生存质量。

3. 理论基础

头部穴域丛刺运动疗法是针对中风，采用毫针作用于头部的腧穴及大脑功能分区，以达到恢复肢体运动或者语言功能目的的一种疗法。

（1）头穴治疗中风：关于头穴治疗中风的记载，《灵枢·邪气脏腑病形》中有"十二经脉，三百六十五络，其血气皆上注于面而走空窍"，"脑为髓海""头者，精明之府""脑为元神之府"均说明人体的坐立行走、言语、全身气血的调节、脏腑经络功能等都由脑所主宰；"头为诸阳之会""诸经皆归于脑"则表明人之阳经皆上循头面，阴经亦通过经别与头面联系的事实。

（2）针刺大脑功能区：头针疗法是根据大脑皮质的功能定位在头皮的投影，选择相应的功能区进行针刺，可反射性地增加皮层相应部位的血流量，改善皮层缺血缺氧状态，以减轻组织损伤，使肢体肌力和关节功能得以改善或恢复，从而起到治疗作用。

（3）腧穴作用：脑通过经络与五官、肢体、脏腑相连，通过经络的传导以发挥作用。由此可知头部为全身之统领，与各脏腑器官关系密切。《灵枢·大惑论》载："五脏六腑之精气，皆上注于目而为精……而为脉并为系，上通于脑。"督脉能总督人体一身之阳气，针刺督脉的百会、神庭、后顶可激发人体阳气，达到通调督脉、充实髓海、健脑益智之效。脑为元神之府，头为诸阳之会、百脉之宗，而百会穴则为各经脉汇聚之处，是调节大脑功能要穴；神庭穴首见于《针灸甲乙经》，为督脉、足太阳、阳明之会，可宁神醒脑，升阳开窍；头维穴是足阳明胃经、足少阳胆经、阳维脉之交会穴，具有清脑明目的功效，可调整头部血管功能，改善大脑血液供应和调节脑神经。针刺头部腧穴，可疏通头部经络之气，运行气血，濡养脑窍。

二、临床应用

头部穴域丛刺运动疗法治中风，临床见突然晕倒、不省人事，伴口角歪斜、语言不利、半身不遂，或不经昏仆，仅见口歪、半身不遂等。

三、技术操作

1. 施术前准备

（1）针具准备：选用规格 0.35mm×40mm（1.5 寸）普通一次性无菌针灸针。

（2）辅助工具：治疗盘、弯盘、镊子、碘伏、棉签、消毒棉球、快速手消毒剂等辅助用具。必要时可备毛毯、屏风。无菌物品灭菌合格，在有效期内。

（3）腧穴定位：体穴符合《经穴名称与定位》（GB/T 12346—2021）的规定，头针符合焦氏头针的规定。（注：临床选穴可根据疾病的具体情况选取）

（4）体位选择：根据针刺部位，选择患者舒适、医者便于操作的治疗体位。患者采取俯卧位及仰卧位。

（5）环境：卫生要求符合《医院消毒卫生标准》（GB15982—2012）的规定，保持环境安静，清洁卫生，避免污染，温度适宜。

（6）消毒：施术前应该对受术者针刺部位进行消毒，可用 0.5%～1% 碘伏棉球或棉签在针刺部位由中心向外做环行擦拭消毒，直径大于 5cm，每穴消毒 2 遍。施术者双手应用肥皂或洗手液清洗干净，再用速干手消毒剂消毒。

2. 施术方式

（1）针刺：廉泉，向舌根方向刺入 1 寸，采用提插行针，不留针。头部其余针刺部位，针尖与头皮成 15°～30°快速刺入头皮下，当针尖抵达帽状键膜下层、指下感到阻力减少时，使针与头皮平行刺入 1.2 寸，然后以 200

转 / 分左右的频率快速连续捻转 30 秒，留针 1.5 ～ 2 小时，留针期间每 0.5 小时捻转行针 1 次，约 30 秒钟。

（2）运动疗法：留针过程中，患者根据个人情况进行关节活动训练、语言训练。运动障碍的患者，指导患者进行患侧肢体全范围的关节活动、肌群活动，包括屈曲、外展、内收和外旋等。语言障碍的患者，根据患者失语分型，进行构音、命名、阅读训练。训练强度根据患者病情和适应情况具体调整，并及早地循序渐进地进行锻炼。

3. 施术疗程

（1）中风急性期：每天 1 次，治疗 6 天，休息 1 天，连续 2 周为一个疗程，疗程间休息 3 天后，继续第 2 个疗程的治疗，治疗 1 ～ 2 个疗程。

（2）中风恢复期：每天 1 次，治疗 6 天，休息 1 天，连续 2 周为一个疗程，疗程间休息 3 天后，继续第 2 个疗程的治疗，治疗 2 ～ 3 个疗程。

（3）中风后遗症期：每天 1 次，治疗 6 天，休息 1 天，连续 4 周为一个疗程。休息 1 周后，开始第 2 个疗程，共治疗 2 ～ 3 个疗程。

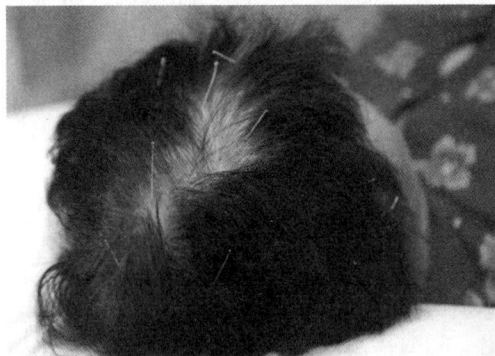

图 22-1　头部穴域丛刺针法

4. 施术后处理

（1）施术后的正常反应：针刺时头部穴域多有酸、麻、沉、胀感，多在出针后自行消失。

（2）出针：患者头部毛细血管丰富，容易出血，出针时，施术者以押手持棉签轻轻按压于针刺部位，刺手持针做轻微的提捻动作，感觉针下松动后，将针缓慢退至皮下，再将针迅速拔出；然后用棉签按压针孔 1 分钟以防止出血。

四、注意事项

1. 施术者应严肃认真，专心致志，精心操作。针刺前向患者说明施术要求，消除恐惧心理，取得患者合作。

2. 针刺时患者的体位要平正舒适，既有利于准确选定针刺位置，又方便患者带针运动，保证留针时间。

3. 在针刺过程中，防止他人碰触，以免导致弯针、断针。时刻观察患者的情况，了解患者的反应，若患者感觉心慌、胸闷、恶心，立即将针取出，仰卧休息，按晕针处理。

4. 患者在施针局部如有溃疡、瘢痕、肿瘤，则禁止针灸。

5. 合并有严重肺心病、肺癌及心脑血管、肝、肾和造血系统等严重危及生命的原发性疾病以及精神病患者禁止针灸。

6. 孕妇禁止针灸。

7. 头部毛细血管丰富，起针时每个穴位按压 1 分钟，避免出血。

五、临床验案

验案 1

杨某，男,71岁，退休,2023年1月8日初诊。主诉：左侧肢体无力 3 年，加重伴乏力、吞咽困难 3 天。现病史：患者 3 年前曾因脑梗遗留左侧肢体无力，动作迟缓，生活基本可以自理。3 天前突然出现乏力，吞咽困难，不能自主穿衣、进食，生活不能自理，饮水无呛咳，进食难以下咽，言语不畅，表达不清，不能正常沟通。为求系统针灸治疗来我科。症见：神志清，精神差，焦虑烦躁状态，纳呆眠差。步态不稳，左侧力弱，吞咽困难，每次进食需 1 个小时以上。言语表述不清。小便频数，大便秘结。查体：舌质淡，苔白，脉沉。四肢肌张力增强，左侧肌力 4 级，右侧肌力正常。

中医诊断：中风（后遗症）。

西医诊断：脑梗死。

辨证：气滞血瘀。

治法：益气活血，化瘀通络。

处方：言语 1 区、言语 2 区、言语 3 区，运动穴域、感觉穴域、足运感穴域、平衡穴域；配穴：廉泉、合谷、足三里、三阴交、太冲。

操作：诸穴按技术要求针刺操作。

1 月 13 日二诊：患者接受 5 次头针穴域丛刺治疗后，吞咽困难明显好转，每餐进食时间明显缩短，约 40 分钟。言语不清较前好转，继续治疗。

1 月 18 日三诊：治疗 10 次治疗后，吞咽困难继续改善，进食时间显著缩短，每餐约 30 分钟。言语不清明显好转，基本可以表述其意图。继续治疗。

1 月 27 日四诊：经治疗 20 次后，吞咽困难显著改善，每餐进食时间不超过 20 分钟。语言不利显著改善，表述基本清晰，生活可以自理，二便正常。

按语：中医学中经络与咽喉关系密切，十二经脉中多条经脉的循行均与咽喉直接关联，如手太阴肺经"上膈属肺。从肺系（包括喉咙）"；足阳明胃经"下人迎，循喉咙"；足少阴肾经"入肺中，循喉咙，挟舌本"；足厥阴肝经"循喉咙之后，上入颃颡"。此外，督脉"上贯心，入喉"；任脉"上关元，至咽喉，上颐循面入目"；冲脉"会咽喉，络唇口"；阴维脉上行至咽喉，与任脉相会。脑为元神，头部是诸多经脉循行与交会之处，而头针穴区就是根据经络与大脑皮层功能定位原理结合而来。头针取穴为运动区、感觉区域等，此区主要为治疗头面部的运动和感觉异常，失语、流涎等。因此，头针治疗可以补脑益髓，益气通络，开窍利咽，亦可刺激大脑皮层兴奋，促进皮质脑干束的恢复，改善吞咽功能。本案采用的头部穴域丛刺运动疗法治疗中风类疾患，是在头部特定穴域进行针刺配合功能运动的一种针灸特色疗法，将头部穴（区）与病灶反应区（投影区）结合，作为针刺作用靶点，通过多环节、多靶点发挥作用，激发机体自身调控功能，修复损伤脑细胞及通路，从而达到激活代偿、改善病灶、贯通经络、促进康复、降低中风致残率，该疗法在治疗中风脑病方面疗效确切，通过刺激大脑皮层的对应头皮穴域，促进功能恢复。

验案 2

崔某，女，65 岁，退休，2023 年 5 月 11 日初诊。主诉：右上肢力弱 24 小时。现病史：患者老年女性，急性起病，24 小时前无明显诱因突发右侧上肢肢体无力，无头晕、头痛、无恶心、呕吐，无意识不清，当时未予治疗，今晨起来我科，以"中风"为诊断收住院。现症见：右侧上肢体无力，可抬离床面，但不能持物，右下肢可在外力帮助下行走，自发病以来，神志清，精神差，纳眠可，二便正常。查体：右上肢肌张力增强，右上肢肌力 3 级，右下肢肌力 4 级，右侧腱反射减弱，右侧巴宾斯基征阳性。舌质淡，苔白，脉沉。

中医诊断：中风。

西医诊断：脑梗死。

辨证：气滞血瘀。

治法：益气活血，化瘀通络。

处方：运动穴域、感觉穴域、足运感穴域、平衡穴域等，百会、神庭。配右侧曲池、外关、合谷，足三里、阳陵泉、三阴交、太冲。

操作：诸穴按技术要求针刺操作。体针留针 30 分钟，头针留针 2 小时。留针期间每 0.5 小时捻转行针 1 次，以 200 转 / 分左右的频率快速连续捻转 30 秒，每天 1 次，14 次为 1 疗程。

5 月 25 日二诊：接受治疗后，右上肢肌力 4+，右下肢肌力 4-，继续治疗。

6 月 11 日三诊：治疗 2 个疗程后，右侧肢体肌力基本恢复正常，生活能够自理。

按语：本案为急性脑卒中患者，在急性期即采用头针穴域丛刺疗法，取穴以头针为主，体针为辅。头针以运动穴域、感觉穴域为主穴，特别是采用丛刺的方法，每间隔1寸进行针刺，并且留针2小时，每隔半小时行针1次，刺激量较大，在行针过程中，有利于脑血流的再灌注，促进肢体功能的恢复。患者的功能训练也尤为重要，头针针刺过程中，一定要求患者配合康复训练或者自主的功能锻炼，这也是我们提出来的带针康复的理念，这样更有利于各项功能的恢复。

验案3

王某，男，64岁，教师，2021年12月20日初诊。代主诉：左下肢无力3年，右侧肢体无力、言语不利1天。现病史：患者3年前突发脑梗致左侧肢体无力、不能行走、言语不利，经"120"送至医院救治后症状基本恢复，遗留左下肢无力。1天前无明显诱因突发右侧肢体无力，言语不利，神志清，精神差，小便不能控制，大便可，遂来诊。查体：右上肢肌张力增强，右下肢及左侧肢体肌张力正常；右上肢肌力3级，右下肢肌力4级，左上肢肌力5级，左下肢肌力4级。右侧腱反射减弱，右侧巴宾斯基征阳性。入院查MRI示：颅内多发腔隙性脑梗死，左侧额叶DWI高信号影，考虑急性脑梗死，脑白质脱髓鞘。舌暗，舌下脉络迂曲，苔白，脉弦细。

中医诊断：中风。

西医诊断：脑梗死（急性期）。

辨证：气滞血瘀。

治法：益气活血，化瘀通络。

处方：运动穴域、感觉穴域、足运感穴域、平衡穴域；配右侧曲池、外关、合谷、足三里、阳陵泉、三阴交、太冲。

操作：诸穴按技术要求针刺操作。每天针刺1次，每次留针2小时，每30分钟行针1次，行针采用强刺激手法，快速捻转，每个穴位捻转不低于30秒。

2022年1月5日：患者经过2周的治疗后，右侧肢体肌力有明显的改善，查体：右上肢肌力 4+ 级，右下肢肌力 5- 级，左上肢肌力 5 级，左下肢肌力 4 级。生活不需要家人帮助，可以做一些简单的家务，生活基本自理。

按语：本案为急性脑梗死患者，脑血管疾病急性期针灸治疗介入可以快速改善临床症状，缩短疗程。患者 3 年前有中风病史，遗留有左侧肢体力弱，但是生活基本可以自理。本次再次发病，左侧额叶新发梗死，导致右侧肢体力弱，并伴有言语不利。采用头针穴域丛刺疗法进行治疗，取穴以运动穴域、感觉穴域、足运感穴域、平衡穴域为主，并且两侧取穴，采用丛刺久留针，头针每次留针 2 小时，每半小时行针 1 次，行针采用 200 转 / 分左右的频率快速捻转，留针期间，患者配合功能训练，这样具有较强的化瘀通络、疏通气血的作用，促进缺血大脑血流的再灌注，从而改善临床症状。该患者经过 2 周的头针穴域丛刺治疗，右侧肢体肌力较治疗前有了显著的提高，生活质量得到了明显的改善。

第二十三章　高氏透灸疗法

一、技术简介

高氏透灸疗法，是要求在施灸后，皮肤出现均匀潮红、汗出，或有红白相间的花斑或全身汗出，以此为标准的治疗方法。透，是指灸量充足、灸量饱和；达到经络疏通，气血通畅透达的目的。本技术 2023 年 10 月由世界针灸学会联合会作为国际标准发布

1.技术特点

高希言"透灸法"的提出，以古代艾炷灸要求的重灸、灸疮等概念为基础，以患者自觉灸感和施灸部位皮肤反应作为指标，具有施灸面积大、温热刺激量大、并可透达机体深部组织的特点，在灸后不形成疮瘢，治疗效果显著。

（1）量化灸量以灸感为标准：灸量和灸感是灸法刺激量的主客观评价重要指标，也是灸法取得疗效的关键。古人认为灸法治疗疾病要达到一定的刺激量才可起效。灸量可达几十壮、几百壮甚至上千壮。孙思邈在《千金要方》中提出"灸之生熟"，即病情轻、病位浅时可生灸，病症重、邪气深入脏腑宜熟灸。透灸法的理论溯源于"重灸"，但透灸的灸量并不同于重灸单纯的壮数多、灸治时间长。透灸法以患者的灸感作为灸量的标准，强调灸宜至"透"，虽患者存在个体差异，病情轻重有别，施灸部位不同，但只要灸治时患者出现线状、带状分布感传，或有热感循经传导，或出现蚂蚁爬行感，或脏腑组织活动明显增强等感觉，就可判断已灸"透"。透灸有"相对"刺激量大的特色，患者年龄、体质、施治部位不同，灸量也应有所区别。除大病、重病宜透灸外，老年、体质偏弱患者或头部、四肢等肌肉浅薄之处，可酌情采用。透灸提出既是灸法理论的创新，又能提高疗效，还扩大了灸法的治疗范围和临床适应证。

（2）艾灸温度：古代的化脓灸，灸至化脓、发疮且灸疮轻微持久，是机体对灸疗起效的一种反应应答。实验研究显示，化脓灸能使免疫性肝损伤的小鼠血清丙二醛含量下降。瘢痕灸可提高细胞抗氧化、减轻一氧化氮介导的神经毒性，改善脑细胞能量代谢。人体感受疼痛的临界温度为45℃，是致使组织损伤的温度。艾灸箱透灸时以箱内温度控制在43～45℃为标准，既保证了艾灸的治疗效果又不损伤肌肤组织。透灸治疗后，局部皮肤可出现潮红汗出、红白相间的花斑，少数患者出现水疱、红色瘢痕，甚至全身汗出的现象，在透灸结束后可持续1周，且无须特殊处理可自行消失。既可以达到瘢痕灸、化脓灸的治疗效果，又不影响美观和日常活动，更易被临床患者接受。

2. 理论基础

在总结古人经验的基础上，高希言认为艾灸的部位以病位局部取穴为主，艾灸量要充足为贵。无论是用艾条还是艾灸箱，均应达到灸量充足，出现汗出、潮红等体征，透灸既重视灸量，又重视患者灸后的反应。灸后反应是起效的标志，是机体施灸部位气血变化的反应。患者应感觉舒适、热感向深部渗透、传导，出现汗出、潮红等或全身出汗。

（1）古人重视灸量：晋代陈延之，唐代孙思邈、王焘，宋代庄绰等医家以"灸不三分，是谓徒冤"作为把握灸量的标准。"灸不三分"是指用灸时，艾炷的底面直径要有三分大，才能完全覆盖在腧穴上，否则"减此为覆孔穴上，不中经脉，火气不能远达"。南宋医家窦材、庄绰主张大病多灸。窦材灸治大病常三五百壮，如《扁鹊心书·窦材灸法》中记载，中风半身不遂语言謇涩"灸关元五百壮"；治疗臌胀"先灸命关百壮，固住脾气……再灸关元三百壮，以保肾气"；治疗老人大便不禁，"灸左命关、关元各二百壮"。强调艾炷直径要有三分，大病需多灸，形成了重灸法，重在灸量的施灸壮数。

（2）重视机体的反应

①患者的主观感觉：外科疾病中较常用"痛者灸至不痛，不痛者灸至痛"，这是凭艾灸时患者的感觉确定灸量的方法，晋代《刘涓子鬼遗方》在

治痈时提出："凡灸，痛者须灸至不痛为候；不痛者，须灸至知痛时方妙。"此学说对后世医家在治疗外科急症中影响很大，宋代医家闻人耆年，明代薛己、陈实功，清代吴亦鼎、张介宾等多推崇这种方法。如闻人耆年在《备急灸法》中治疗发背时记载："起于背胛间，初如粟米大……先以绿豆大艾炷灸之，勿令伤肌肉，如蒜焦，更换，待痛稍可忍，即渐放炷大，又可忍，便除蒜灸之，数不拘多少，但灸至不痛即住。"明代薛己认为，凡治疗疮小而疮头少者有一重要原则，即"痛者灸至不痛，不痛者灸至痛为止。"这种用灸治法的机理，徐用诚在《玉机微义》中曰："灸而不痛，先及其溃，所以不痛。后及良肉，所以痛也。"张介宾在《类经图翼》中解释道："凡用灸者，所以散寒邪，除阴毒，开郁破滞，助气回阳，火力若到，功非浅鲜。"认为只有"痛者灸至不痛，不痛者灸至痛"才能使"火力达到，开郁破滞"。

②机体的反应：许多医家如皇甫谧、巢元方、闻人耆年、龚居中等把"灸后发疮"作为灸量充足的标准。《医心方》说："灸得脓坏，风寒乃出，不坏，则病不除也。"《太平圣惠方》记载："灸炷虽然数足，得疮发脓坏，所患即差；如不得疮发脓坏，其疾不愈。"灸后得疮发，所患即愈；不得疮发，其疾不愈。这个灸治理念得到了许多医家的认可。至于发灸疮的道理，隋代巢元方在《诸病源候论》言："夫针灸，皆是节、穴、俞、募之处，若病甚，则风气冲击于疮，凡血与气，相随而行，故风乘于气，而动于血，血从灸疮处出，气盛则血不止，名为发洪"，认为"灸后发疮"是祛除病邪的表现。

艾炷的大小和壮数是把握灸量的重要因素，机体的反应（如疼痛、花斑、施灸后的颜色、灸疮、灸后汗出等）是其重要表现，重视患者自身的反应和灸后现象，结合把握艾炷大小、壮数多少、灸的时间，对提高临床治疗效果有直接的意义。

二、适应范围

透灸的温通透达力强，适用于治疗失眠，肩周炎，膝关节炎，腰椎间盘突出症，面瘫，哮喘，鼻炎，眩晕，偏瘫，痛经，腹泻，颈椎病等病症。

三、技术操作

1. 施术前准备

（1）艾条选择：可选用清艾条或药艾条。清艾条为纯艾条，药艾条是加入肉桂、干姜、木香、独活、细辛、白芷等药末的艾条。

（2）灸箱选择：根据施术部位选择灸箱。

足部艾灸箱，适用于对足内侧、外侧、足背部、踝部施灸。治疗足癣、足跟痛、踝关节扭伤等病症。

膝关节艾灸箱，用于治疗膝关节炎、膝关节积液等病症。

颈部艾灸箱，用于治疗颈椎病、颈肩综合征。

手腕部艾灸箱，治疗手腕部腱鞘炎、腱鞘囊肿以及腕管综合征、类风湿关节炎等疾患。

背部艾灸箱，可治疗咳嗽、咳痰及因风、寒、湿邪引起的肩背不适。

安全环保灸箱，特点是热力集中、熏灸面积大、用艾量少、可较好地控制烟雾，多用于对腹部、背腰部位的施灸。

（3）辅助工具：点火工具、治疗盘、弯盘、镊子、灭火管等。

（4）腧穴定位：符合《经穴名称与定位》（GB/T 12346—2021）的规定。（注：临床选穴可根据疾病的具体情况选取）

（5）体位选择：选择患者舒适、医者便于操作的诊疗体位，一般以仰卧位和俯卧位最为常用。

（6）环境：卫生要求符合《医院消毒卫生标准》（GB15982—2012）的规定，保持环境安静，清洁卫生，避免污染，温度适宜。

2. 施术方式

艾条灸适用于单个穴位或者头面等病变范围小的部位。灸箱适用于腰背部、腹部、肘膝关节等较大的部位，具有施灸面积大，火力集中，灸后反应明显的特点。

（1）艾条透灸法：操作时，医者一手持艾条，将艾条一端点燃，另一手的食指和中指分别置于所灸穴位的两侧，如施灸头部时，两指需拨开头发，尽量暴露穴区头皮，测知局部受热温度，根据患者耐热程度随时调整施灸距离，以患者出现舒适、温热感向病变部位透达的感觉为宜，直到患者出现能够耐受的温热感觉，以透灸部位皮肤潮红、汗出为度，然后施灸下一个穴位，每次灸1～3穴。

透灸过程中，患者可能会出现舒适感、胀痛感、沉重感、痒感、蚁行感、水流感、饥饿感、肠鸣、温热感呈线状或带状向病变部透达。

（2）灸箱透灸法：操作时，将6段3cm长艾条两端点燃后，分上下两排各放3段，均匀摆放于灸箱内，固定在灸箱网上，防止艾条滚动造成的热力不均。灸箱平稳放置于施灸部位，将灸箱盖打开1cm的缝隙，使少量空气进入箱内助艾条燃烧，10分钟后盖紧箱盖，用5块75cm×75cm滤布，先用一块滤布盖在灸箱顶部，其余4块滤布将箱体四周包严，防止烟雾溢出。施灸结束后，取下灸箱。

透灸过程中，要求患者有热感从施灸部位向病变部位透达，或伴有全身、局部汗出的现象，灸后要求透灸部位的皮肤出现潮红或红白相间的花斑。

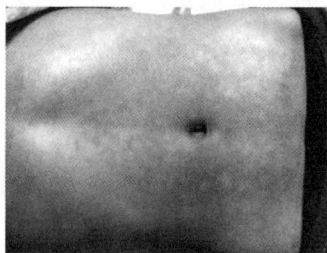

图23-1 灸后皮肤花斑

3. 施术的关键技术环节

（1）透灸主要根据灸后产生的反应来把握灸量。灸后出现的汗出、潮红、花斑，是达到透灸成功的标志，在施术部位出现的红白相间的斑块，是透灸后机体的一种特有的反应。

（2）花斑处说明气血营卫不和、经络不通。经过一定时间的治疗后，花斑消失，施灸部位呈现均匀的潮红、汗出，说明营卫调和，经络气血疏通。

（3）达到汗出、潮红、花斑的现象，要求艾灸箱内的温度平均 43℃左右，持续 30 分钟时间。

4. 施术后处理

（1）施术后的正常反应：施灸后，施灸局部皮肤多有红晕灼热感，无须特殊处理，保持施灸部位洁净，避免表皮溃疡引发感染，灸感一段时间后多会自行消失。

（2）施术的善后与处理：若施灸过程中对表皮基底层以上的皮肤组织造成灼伤可发生水肿或水疱。如水疱直径在 1cm 左右，无须任何处理，待其自行吸收；如水疱较大，大于 1cm，可用消毒针剪刺破或剪开疱皮放出内容物，并剪去泡皮，暴露被破坏的基底层，涂搽消炎膏药以防止感染；若情况严重，请专科医生协助处理。

四、注意事项

1. 施术者应严肃认真，专心致志，精心操作。施灸前应向患者说明施术要求，消除恐惧心理，取得患者的合作。

2. 临床施灸应选择正确的体位，要求患者的体位平正舒适，既有利于准确选定穴位，又有利于施灸的顺利完成。

3. 施灸过程中，要随时了解患者的反应，若患者感觉过烫，可将艾灸箱轻轻托起，使其与皮肤之间有一定的距离，或在穴位局部缓慢移动以缓解。

4. 施术诊室，应注意通风，保持空气清新，避免烟尘过浓，污染空气，伤害人体。

五、临床验案

验案 1：慢性泄泻案

患者，男，33 岁，于 2014 年 8 月 11 日就诊。主诉：泄泻 5 年，加重

20 天。5 年前因食寒凉食物致腹泻，大便清稀，每日 2 ～ 3 次，食少纳呆，脘腹胀满，遇寒及情志不舒即发作。近 20 天来发作次数增加，程度加重，曾在外院就诊，经肠镜、便常规等检查，诊断为结肠炎，服用西药效果不佳，遂来我科就诊。刻诊：面色不华，食少，情绪抑郁，睡眠不佳，便溏，舌胖，苔白，脉弦。

中医诊断：泄泻。

西医诊断：结肠炎。

辨证：肝郁脾虚。

治法：疏肝解郁，健脾利湿。

处方：温针透灸。

取穴：神阙、天枢、中脘、关元、足三里、三阴交、太冲。

操作：常规消毒后，上述穴位直刺进针 25 ～ 38mm，行提插捻转平补平泻法，留针 40 分钟。在针刺的同时，将 8 段长约 3cm 的艾条一端点燃，均匀置于艾灸箱中，将艾灸箱放于患者腹部施灸，温度控制在 43℃左右，灸至皮肤潮红汗出，且热感向深处透达至腰骶部，施灸过程中患者自觉肠道蠕动增强。每天治疗 1 次，一周 5 次。

8 月 14 日二诊：治疗四次后患者食欲增强。腹泻次数减少，继续治疗。

8 月 21 日三诊：治疗九次后腹胀减轻，大便次数、便质基本正常。

9 月 5 日四诊：4 周后患者大便次数、便质恢复正常，皮肤恢复如常，饮食睡眠正常。

随访 3 个月，未见复发。

按语：中医认为本病病位在肠，且与肝脾密切相关。常因饮食、情志、劳倦、脏腑功能失调诱发或加重。《景岳全书·泄泻》载："凡遇怒气便作泄泻者，必先以怒时夹食，致伤脾胃，故但有所犯，即随触而发，此肝脾二脏之病也，盖以肝木克土，脾气受伤而然。"因此，本病主要是由于饮食所伤，情志失调，脾胃虚弱，导致脾虚湿盛，脾失健运，大小肠传化失常，升降失调，清浊不分而成泄泻。本病的治疗原则为疏肝解郁，健脾利湿。神阙穴居中腹，内连肠腑，灸之止泻；天枢为大肠的募穴，中脘为胃的募穴，关元为小肠的募穴，三穴共用，调理肠腑而止泻；足三里为胃腑下合穴，健胃行气；三阴交为足三阴经的交会穴，健脾利湿、调理肝肾；太冲为肝经的原穴，疏肝解郁，理气止泻。古人强调大病宜灸，且多用重灸，如《扁鹊心书》"大病灸百壮……小病不过三五七壮"；《针灸资生经》"凡灼艾得疮，所患即瘥，不得疮发，其疾不愈"，认为只有灸后出现灸疮，才能达到良好的治疗效果。近年来灸法研究表明灸量随人而异，当以灸感消失、局部皮肤出现灼痛感作为充足的艾灸剂量，能达到最佳疗效。在本病的治疗中，采用透灸法，灸量根据患者腹部皮肤汗出潮红而定，灸后不留瘢痕，易被患者接受。透灸法有通督振阳、祛湿散热、调整气血、疏通经脉的作用，能起到有效的止泻作用。针刺配合透灸，使热力内达腧穴，疏通腹部经气，利于肠道的传化作用，化湿止泻，故获良效。

验案2：梅尼埃综合征案

患者，男，49岁，退休职工，于2014年6月5日初诊。主诉：间断性眩晕2年，加重半年。病史：2年前无明显诱因出现头晕目眩，视物旋转感，偶伴恶心呕吐，持续数小时到一周不等，可自行缓解，发作周期约每月1次，兼有少寐多梦。发作时曾服西药（苯海拉明）、中药治疗效果不佳，未规律服药。近半年无明显诱因病情加重，症状持续时间延长、次数增加。刻诊：眩晕，视物旋转，伴恶心呕吐，健忘，两目干涩，面色暗黄，纳可，眠差，二便调，舌红少苔，脉沉。

中医诊断：眩晕。

西医诊断：梅尼埃综合征。

辨证：肝肾阴虚，髓海不足。

治法：滋肝补肾，益精填髓。

处方：针刺结合艾灸治疗。

取穴：百会、四神聪、内关、足三里、三阴交、太溪。

药方：细辛、白芥子、甘遂、白果、黄芪、半夏、玄胡、川芎各等份。

操作：患者仰卧位，局部常规消毒后，上述穴位直刺进针。然后点燃艾条，分别于百会、四神聪穴处施灸，以有温热感为宜，待患者对热量耐受时再逐步移近距离，以使患者不感觉烫为宜，施灸过程中询问患者热量是否向深层渗透。灸至20分钟时患者感觉头部表面发热，灸至40分钟患者自诉热感从头皮向内渗透，继续灸20分钟，患者诉整个头部发热，且热感持续时间较长。此法每日1次。

6月17日二诊：治疗10次后，患者无头晕、恶心、呕吐现象，仅有心慌的症状，睡眠好转。之后治疗改为隔日1次。

6月23日三诊：继续治疗5次，患者偶有少寐多梦症状，病情基本痊愈，巩固治疗5次。

6月28日四诊：继续巩固治疗5次后，痊愈，无少寐多梦。

按语：梅尼埃综合征，临床表现以眩晕为主，常伴有心慌、恶心、呕吐、耳鸣等症状，具有突发性和反复发作性，属于中医"眩晕"范畴。根据本例患者眩晕、健忘、两目干涩、舌红少苔的临床表现，辨证为眩晕之肝肾阴虚、髓海不足型。肝主藏血，肾主藏精生髓，精血同源，相互资生。脑为髓之海，髓聚而成脑。本例患者年近五十，肝血不足，肾精亏虚，髓海不足，无以充这于脑，而致眩晕，如《灵枢·海论》载："髓海不足，则脑转耳鸣，胫酸眩冒，目无所见，懈怠安卧。"肝开窍于目，肝肾阴亏，两目不得濡养，而干涩；髓海不足，脑不得充养，易健忘、少寐多梦，故治以滋肝补肾，益精填髓。艾灸百会穴和四神聪，可升提阳气、行气活络温通脑络，同时，百会属督脉，督脉入络脑，故有益智填髓的作用。利用灸火的热力，使热感传至颅内，可以刺激周围血管、神经，改善血液循环，加速局部代谢，增加脑血流量、疏通气血，使脑脉气血充养，髓海充足，则眩晕自止，健忘得除；足三里、内关配伍，有理气和胃止呕之功效；再配以肝、脾、肾三经的交会穴三阴交，肾经的原穴太溪，以滋补肝脾肾之阴，解除患者少寐多梦现象。诸法配伍使肝肾之阴得补，髓海充足，脑有所养，则诸症自除。

验案3：雷诺病案

患者，男，58岁，于2014年2月13日就诊。主诉：双手双足发凉、潮红肿胀 2 年，加重半月。病史：患者 2 年前无明显诱因出现双手双足苍白发凉、麻木疼痛，局部皮肤先苍白、后青紫，继而潮红肿胀，几分钟后可自行缓解，遇冷水及寒凉之物随即发作。近半月发作次数增多、程度加重，曾在家中用艾叶水泡手，症状可缓解，未治愈。刻诊：双手双足发凉，潮红肿胀，双手握力减弱，面色不华，腰膝酸困，畏寒喜暖，纳可，眠可；舌暗、苔白，脉沉迟；冷水激发试验阳性。

中医诊断：血痹。

西医诊断：雷诺病。

辨证：肾阳虚。

治则：温肾阳，通四关，疏经活络。

取穴：曲池、中渚、合谷、八邪、足三里、太溪、太冲、八风、大肠俞、气海俞、肾俞、腰阳关、命门、悬枢。

操作：穴位常规消毒后，选用直径 0.30mm 毫针，上述穴位直刺进针，留针 30 分钟，每天 1 次。

2 月 14 日二诊：患者双手颜色变浅，肿胀减轻；继续治疗。

2 月 16 日三诊：取患者双手指尖点刺放血，当日治疗结束后患者感觉手部温度升高，颜色变浅。

2 月 17 日四诊：在针刺的同时，将 6 段长约 30mm 的艾条一端点燃，均匀置于艾灸箱中，将艾灸箱放于患者双手上方进行施灸，施灸 40 分钟温度控制在 43℃左右，维持 20 分钟使艾灸温热感向组织渗透，经过透灸后，患者双手颜色好转肿胀减轻。

2 月 20 日七诊：患者双手发凉现象改善，肿胀消失，颜色恢复如常，皮肤润泽有光，握力增强。

按语：雷诺病，根据临床表现，属于中医"厥证"范畴。《素问·厥论》载："气因于中，阳气衰，不能渗营其经络，阳气日损，阴气独在，故手足为之寒也。"因此，本病由于机体脾肾阳虚，阴寒内盛，加之外感寒邪侵袭，血运不畅而发。脾主四肢，脾肾阳气不足，不能温煦四末，故见肢体冷凉苍白；寒邪客于经脉，或肝郁气滞，致血瘀脉络，而见肢体青紫、暗红、疼痛，病程日久，寒邪郁久化热或复感湿热毒邪，气血瘀滞，热盛肉腐，终致肢端溃疡、坏疽。

针刺四肢穴位疏通局部经气，调节气血运行，疏经活络，其中曲池温阳散风、温经活络止痛，八邪和八风活血消肿，中渚通络散风，均可主治手臂肿痛。针刺合谷配太冲为开四关，据《标幽赋》记载"拘挛闭塞，遣八邪而去矣，寒热臂痛，开四关而已之"，故开四关可疏通气血，治疗手足肿痛、四肢厥逆证。针刺足三里及腰背部穴位主要为补脾肾先后天之本，阳气充足则经脉气血流畅，全身畏寒怕冷、四肢厥逆之症可消，属于治本之法，其中足三里为胃腑下合穴，可补脾胃后天之本，益气活血通经络，先天肾阳赖后天脾胃之本的充养，方能充盛。太溪为肾经的原穴，阳无阴则无以化，针刺太溪可以通过补肾阴来补肾阳。肾俞、命门补肾中之阳，益火以消阴翳。膀胱经为多血少气之经，针刺大肠俞、气海俞可以增强气血运行。督脉总督一身之阳，针刺悬枢以补阳气。患者双手颜色潮红，为气血阻滞不通，指端点刺放血，挤出暗红色血液，可改善四肢末梢的血液循环状态，使经脉气血通畅，达到"祛瘀生新""祛瘀养血"的目的；针刺配合透灸，使热力通过针身而内达腧穴疏通患部经气，使经脉疏畅，阳气通达而温煦四肢，手足发凉自消，属于温补之法。7次治疗后，患者双手肿胀消失，颜色变浅，说明在温肾阳、开四关、疏经活络的原则下，通过通经、祛瘀、温补三法结合，治疗雷诺病可获良效。

验案4：痛经晕厥案

患者，女，27岁。2014年3月28日就诊。主诉：反复发作性腹痛2年，加重伴晕倒半小时。病史：2年前因工作经常熬夜后出现腹痛，每次月经来潮前7天左右开始小腹冷痛，得热痛减，来潮后数小时小腹部出现痉挛性绞痛，持续4～8小时，疼痛难忍，需卧床休息1～2天，随着紫黑色血块排出而痛减服用元胡止痛片后症状不能缓解，就诊于某医院，经子宫及附件彩超检查，未见器质性病变，诊断为原发性痛经，给予中药（具体药物不详）治疗，效果不佳。1个月前出差，正逢经期，洗手时突感头晕乏力，眼前昏黑，身颤肢冷，伴面色苍白、全身冷汗（手足部呈滴水样），遂晕倒不省人事，30 分钟后被服务员发现叫醒，饮热水后缓解。为防止腹痛晕倒再次发作，至我科就诊。刻诊：小腹冷痛拒按，面色青白伴痤疮，手足不温，夜寐安，二便调，舌暗苔白，舌边有瘀斑脉沉紧。

中医诊断：痛经厥证。

西医诊断：痛经。

辨证：寒凝血瘀。

治则：活血逐瘀，通经止痛。

取穴：内关、气海、关元、足三里、三阴交、血海、内庭。

操作：局部常规消毒，选用 1.5 寸毫针，关元、气海、足三里、三阴交、血海直刺进针，行平补平泻法，内关直刺行补法，内庭直刺行泻法。留针的同时用艾灸箱透灸腹部，将 6 段长约 3cm 的艾条一端点燃后，均匀置于艾灸箱中，将艾灸箱放于腹部针刺部位施灸 60 分钟，温度控制在 42 ~ 45℃，行经前 7 天开始治疗，一天 1 次，直至月经来潮。

3 月 31 日三诊：患者自觉随着温热感的增加，小腹部似有一拳头大小的冰块在融化。

4 月 1 日四诊：患者觉融冰感消失，温热感逐渐向小腹两边扩散，直至整个腰骶部和大腿上段，伴双手温热、潮红，当患者感觉不到热度时，将艾灸箱取下，将针取出，见局部皮肤潮红，汗出。

连续治疗 3 个月经周期，治疗期间，行经无痛，面色红润，痤疮明显好转，诸症皆除。3 个月后随访，未再复发。

按语：中医学理论认为，痛经的发生主要由于冲任二脉运行不畅，病位在子宫、冲任，以"不通则痛"或"不荣则痛"为主要病机。未行经期间，由于冲任气血平和，致病因素不足以引起气血瘀滞，故不腹痛；经期前后，血海由满盈而泄溢，气血由充盈而虚衰，子宫、冲任气血变化较平时急剧，宜受致病因素干扰，加之体质因素的影响，导致冲任气血运行不畅而疼痛。患者小腹冷痛拒按，寒邪伤于下焦，客于胞宫，经血被凝，冲任二脉气血运行不畅而作痛。故对本患者采用活血逐瘀、通经止痛的治法。内关为手厥阴心包经络穴，又为八脉交会穴，通于阴维脉，清泻包络、宁心安神、宽胸理气；气海属于任脉穴，为肓之原，诸气之海，理气活血，调理冲任，能治一切气疾《胜玉歌》"诸般气病以何治，气海针之灸亦宜"，气为血之帅，气充则血行，血行则瘀散；关元亦属于任脉穴，是任脉与足三阴经交会穴，小肠募穴，大补元阳之要穴，补之可壮元阳，温肾散寒，使阳生阴散，是寒凝血瘀、阴寒内积所致疾病的常用穴。《千金要方》云"脐下绞痛，流入阴中，发作无时，此冷气也，灸关元百壮"，患者肢凉怕冷，为阳气不足，不能温煦，三阴交为足三阴之交会穴，针刺三阴交可生气血补三阴，达"阴生阳长"之功；血海为脾经腧穴，《针灸甲乙经》"穴为足三阴脉气所发，气血归聚之海"，有活血化瘀之力；内庭为胃经荥穴，清泻阳明之郁热，祛面部痤疮之标症。艾灸有回阳固脱、温通经络、活血逐痹之功，患者小腹冷痛，针刺同时配合透灸腹部穴位，可使灸火的温热作用通过针身传入经络，患者可体会到温热感自针刺局部扩散至整个下腹部，气至病所，发挥针刺、艾灸的双重功效，共奏活血逐瘀、通经止痛之功。

第二十四章　失眠调卫健脑针法

一、技术简介

调卫健脑针法是高希言在奇经八脉理论指导下，选取百会、大椎、申脉、照海等穴和耳穴中的缘中、神门，运用针刺、耳压治疗失眠的一种针灸方法。因其通过调整卫气的运行，健脑安神以达到益脑安眠的作用，故称"调卫健脑针法"。本技术 2007 年 4 月由国家中医药管理局批准为第二批中医临床适宜技术推广项目。

1. 技术处方

主穴：百会、四神聪、申脉、照海、耳神门、缘中。

配穴：肝阳上扰加太冲；心肾不交加太溪；心脾亏虚加神门；脾胃不和加足三里。

2. 技术特点

高希言在临床实践中，通过应用调理卫气、健脑安神，改善大脑功能的"调卫健脑针法"，治疗不寐收到了满意的效果，经多中心临床评价疗效肯定，为国家中医药管理局第二批中医临床适宜技术推广项目。

（1）穴少效佳：《灵枢·官能》说："先得其道，稀而疏之。"以选穴精少为原则，以脑部和阴阳跷脉腧穴为对象进行临床筛选，总结形成了百会、四神聪、申脉、照海以及耳神门、缘中为主穴的失眠治疗处方，与常规针刺相比较，尽管腧穴数量较少，但疗效更加显著。

（2）体针耳穴相得益彰：体针与耳针结合，一方面减少了体针腧穴的数量，减轻了针刺带来的不适，患者依从性更好；另一方面，按压耳穴治疗失眠，通过体液调节作用不仅能增强疗效，还能延长针灸疗效的持续时间。体针与耳穴相互影响、相互作用、相互补充，共同发挥整体的治疗作用。

3. 理论基础

根据《内经》记载，高希言认为失眠是由于卫气运行失调，脑髓失养所致。白天卫气运行于阳经，夜间卫气运行于五脏，阳跷脉气盛，阳不入阴表现为目张不欲睡，阴气不能出阳表现为目闭欲睡。《灵枢·寒热病》记载"阳气盛则瞋目，阴气盛则瞑目"，说明睡眠与卫气密切相关。治疗的关键是调卫气，益脑髓，标本兼固，解决"昼不精，夜不寐"的失眠问题。

（1）调节卫气，平衡阴阳：卫气是人体中起防卫作用的气，又称为"人气"。卫气的运行是"人气"活动的规律。人的睡眠与卫气运行密切相关，跷脉与卫气运行有直接的联系，《灵枢》论述卫气白天运行于阳分，则阳气满，"阳跷盛"，表现为神清气爽，目张而不欲睡；夜晚运行于阴分，则阴气满，"阴跷盛"，表现为神识昏沉，目闭而欲睡。这就是《灵枢·寒热病》的"阳气盛则瞋目""阴气盛则瞑目"。壮年人由于气血盛，营卫运行正常，故能"昼精而夜瞑"（《灵枢·营卫生会》），白天活动时精神抖擞，夜里休息时睡眠很酣；老年人由于气血衰，营卫运行不利，故"昼不精而夜不瞑"（《灵枢·营卫生会》），白天精神不足，夜里睡眠不酣。说明卫气、阴阳跷脉与睡眠活动的关系最为密切。

（2）通督益髓，健脑安神：现代医学认为睡眠中枢在大脑，失眠是由于过于兴奋或激动，大脑皮层长期处于异常兴奋状态，睡眠中枢产生的冲动在皮层受到抑制，导致失眠发生。与睡眠有关的神经中枢包括了额叶底部、孤束核、视交叉上核、蓝斑、中缝核、延髓网状结构抑制区以及上行网状系统。而以上中枢在体表的投影刚好集中于督脉循行路线附近，其深部为大脑顶叶所在，通过针灸，调理经气，起到改善大脑功能，抑制皮层的自发放电，促进脑功能趋于平衡，而起到安眠作用。《难经·二十八难》记载"督脉者……起于下极之俞，并于脊里，上至风府，入属于脑"，《素问·骨空论》中载有督脉的一条分支"上额交颠上，入络脑"，说明督脉与脑的络属关系极为密切。

（3）腧穴功能：百会位于头顶正中，又名三阳五会，是督脉与足太阳、手少阳、足少阳、足厥阴等经脉的交会处，《灵枢·海论》指出："脑为髓之海，其输上在其盖，下在风府。""盖"即指百会穴，说明百会与全身各部位有着广泛的联系，与脑髓关系尤为密切。四神聪为经外奇穴，位于百会穴前后左右各旁开1寸，其前后两穴均在督脉的循行路线上，左右两穴则紧靠膀胱经，膀胱经络肾，督脉贯脊属肾，络肾贯心，其气通于元神之府，可治疗元神之府所产生的疾患，具有安神益智，健脑调神的功效，能促进睡眠，充养精神，强化记忆。针刺百会、四神聪穴能引阳入阴，使卫气昼夜阴阳运行恢复正常，达到"阴平阳秘"，从而治疗失眠。同时该穴位于脑府，有补阳气、益精髓、补脑安神的作用。

《灵枢》记载，当阳跷盛，阳不入阴时，出现寐，要补少阴、泻太阳；阴跷盛，出现嗜睡时，泻少阴、补太阳。少阴、太阳指照海、申脉，二穴为阴阳跷脉所起，申脉属足太阳膀胱经，通于阳跷脉，照海属足少阴肾经，通于阴跷脉；二穴配用，补阴跷、泻阳跷，使卫气由阳入阴，则目可瞑，眠可安。

二、临床应用

调卫健脑疗法主治失眠。失眠是指尽管有合适的睡眠机会和睡眠环境，依然对睡眠时间和（或）质量感到不满足，并且影响日间社会功能的一种主观体验。主要症状表现为入睡困难（入睡潜伏期超过30分钟）、睡眠维持障碍（整夜觉醒次数≥2次）、早醒、睡眠质量下降和总睡眠时间减少（通常少于6.5小时），同时伴有日间功能障碍。失眠引起的日间功能障碍主要包括疲劳、情绪低落或激惹、躯体不适、认知障碍等。失眠根据病程分为：短期失眠（病程＜3个月）和慢性失眠（病程≥3个月）。有些患者失眠症状反复出现，应按照每次出现失眠持续的时间来判定是否属于慢性失眠。

三、技术操作

1. 施术前准备

（1）针具准备：选用规格为0.35mm×25mm、0.35mm×40mm普通一次性无菌针灸针。

（2）辅助工具：治疗盘、镊子、皮肤消毒液、消毒棉签、消毒棉球、快速手消毒剂等辅助用具。必要时可备毛毯、屏风。无菌物品灭菌合格，在有效期内。

（3）腧穴定位：符合《经穴名称与定位》（GB/T 12346—2021）的规定。（注：临床选穴可根据疾病的具体情况选取）

（4）体位选择：根据针刺部位，选择患者舒适、医者便于操作的治疗体位。患者采取仰靠坐位或仰卧位。

（5）环境：卫生要求符合《医院消毒卫生标准》（GB15982—2012）的规定，保持环境安静，清洁卫生，避免污染，温度适宜。

（6）消毒：施术前应该对受术者针刺部位进行消毒，可用 0.5% ～ 1% 碘伏棉球或棉签在针刺部位由中心向外做环行擦拭消毒，直径大于 5cm，每穴消毒 2 遍。施术者双手应用肥皂或洗手液清洗干净，再用速干手消毒剂消毒。

2. 施术方式

用右手拇、食、中三指持 1 寸毫针，在百会、四神聪平刺进针 0.5 寸，快速捻转 1 分钟，局部产生酸胀感，四神聪穴针尖朝向百会穴进针；用 1.5 寸毫针在申脉、照海穴直刺 1 寸，行捻转手法 1 分钟，局部产生酸胀沉感，留针 40 分钟，其间行针 2 次。起针后，将耳穴贴贴压在耳神门、缘中穴，出现刺痛感，以耳郭发红、发胀、发热为度。并嘱患者每天按压 2 次，每次按压 10 分钟，以耳郭发热、发胀为度。

3. 施术疗程

每天针刺 1 次，5 天为 1 个疗程。连续治疗 3 个疗程，疗程间休息 2 天；耳穴贴丸每 3 天更换一次。

4. 施术关键技术环节

针刺治疗的时间宜选择在下午；针刺得气程度要合理掌握，以持续而和缓的得气，针感不宜太强，也不能太弱；耳压一定要有发热、发胀的感觉。

5. 施术后处理

（1）施术后的正常反应：针刺时腧穴局部多有酸胀感，或者出现酸胀感、麻感沿着经脉传导的现象，多在出针后自行消失。

（2）出针：出针时，施术者以押手持消毒干棉球轻轻按压于针刺部位，刺手持针做轻微的提捻动作，感觉针下松动后，将针缓慢推至皮下，再将针迅速推出；然后用消毒干棉球按压针孔片刻。

四、注意事项

1. 初次治疗选穴宜少，手法要轻，治疗前要消除患者对针的顾虑，同时选择舒适持久的体位，避免由于过度紧张而造成晕针。

2. 针刺手法应严格按照要求进行操作，避免由于手法过重或时间过长，造成局部疼痛或轻度肿胀，甚或青紫瘀斑、疲乏无力等。

3. 针刺头部穴位时，因头发遮挡，出血不易发现，因此，出针时立即用消毒干棉球按压针孔，避免出血，引起血肿。

4. 在针刺过程中，嘱患者不要随意变动体位，避免受到挤压迫造成弯针。

5. 此法适用于病程短，较轻的原发性失眠，抑郁伴发的失眠要治疗原发病，治疗期间要养成良好的生活规律，并注意饮食起居。

五、临床验案

验案1

张某，男,50岁，于2015年4月23日来诊。主诉：入睡难1年。病史：患者1年前因家庭因素等压力过大后，出现入睡困难，胆怯易惊，甚至彻夜难以入睡，到某医院就诊，头颅CT示正常，诊断为"抑郁症"，经多方治疗未见明显疗效，平素靠药物（地西泮1片，每天睡觉前一次）维持睡眠。舌质淡，脉弦细。

中医诊断：不寐。

西医诊断：失眠。

辨证：心虚胆怯证。

治法：调卫健脑安神。

处方：百会、四神聪、申脉、照海、神门、内关、足三里、三阴交、太冲。

操作：针刺穴位常规消毒后，按技术规范操作，15 分钟行针 1 次，5 天为 1 个疗程。

4 月 26 日二诊：治疗 3 天后，患者入睡困难症状时有改善，有时可以睡 5 小时，白天头部昏沉症状缓解，精神较以前有好转。

4 月 28 日三诊：经调卫健脑针法治疗 1 个疗程后，患者诉入睡困难症状减轻，头部昏沉感好转，每天可以维持 5 小时的睡眠，白天精神可，逐渐减少安定的服用量。

5 月 5 日四诊：经调卫健脑针法治疗 2 个疗程后复诊，患者入睡可，易惊症状改善，头部昏沉症状好转，近 2 日没有服用安定，可以入睡。

5 月 12 日五诊：3 个疗程后复诊，患者已停用药物，夜间睡眠可，患者精神状态良好，诸症皆除。

按语：本案患者入睡困难 1 年余，甚则彻夜难眠，故诊断为失眠病。失眠在中医学中属于"不寐""不得眠"范畴，其病因复杂，主要病机为卫气运行失常，脑髓失养，治宜调卫健脑安神。本案患者为阳不入阴而致入睡困难。申脉属足太阳膀胱经，通于阳跷脉，照海属足少阴肾经，通于阴跷脉；二穴配用，使卫气由阳入阴，则目可瞑，眠可安。百会位于颠顶，入络于脑，脑为髓海之府，配合四神聪，刺之健脑定志，养髓安神。三阴交属脾经，为足三阴经交会穴，足三里为胃经合穴、胃的下合穴，调和脾胃，化生气血，养血安神；内关为心包经之络穴，神门为心经原穴，刺之可宁心安神；患者平素因家庭因素情志不畅，刺太冲以疏肝理气。患者在治疗 3 个疗程后病情好转，恢复正常，但其受情志因素影响较大，往后在工作、生活中应着重调整自己的心态，气畅则病消。

验案 2

李某，女，45 岁。于 2015 年 5 月 7 日来诊。主诉：睡眠浅 2 个多月。病史：患者 2 个多月前，因家庭原因，心情不舒，情绪不佳，易急躁，致睡眠浅，易惊醒，醒后难以入睡，睡眠时间不足 5 小时，大便黏腻，舌红苔厚微黄，脉弦滑。

中医诊断：不寐。

西医诊断：失眠。

辨证：湿热郁阻。

治则：疏肝理气，健脾化湿。

取穴：百会、四神聪、内关、曲池、血海、三阴交、太冲、申脉、照海。

操作方法：针刺穴位常规消毒后，按规范技术操作，平补平泻，留针30 分钟。

5 月 11 日二诊：治疗 3 次后，患者自觉睡眠质量提高，睡眠时间稍延长。

5 月 17 日三诊：治疗 7 次后，患者大便正常，情绪缓解，睡眠时间延长，入睡不易惊醒，醒后可再次入睡。

5 月 21 日四诊：治疗 10 次以后患者睡眠时间达 6 小时，夜间醒 1 次，醒后能继续入睡到天明，按此法又巩固治疗 1 疗程，诸症皆除，睡眠恢复正常。

按语：本案患者因家庭因素导致情志不舒、肝气郁结，气机不畅，影响卫气的正常运行，且肝主藏血，也影响营气的运行，"营卫之行，失其常道"从而导致失眠。其兼证还可见有大便黏腻，舌红苔厚微黄，脉弦滑，有中焦湿热之象，营卫之气均由中焦所化之水谷精微转化而成，中焦湿阻影响了其正常的生成与功能，亦是影响该患者失眠的重要因素。因此本案患者总体病机为肝气郁结、中焦湿阻导致的卫气失常。应通过疏肝理气、健脾化湿调节卫气运行，故取督脉之百会配合四神聪以健脑安神，取八脉交会穴中通阴阳跷脉之申脉、照海以调节卫气运行，取足太阴脾经之血海、三阴交以健脾化湿，曲池有清热利湿之功，取之以清中焦之湿热、取足厥阴肝经之输穴、原穴太冲以疏肝理气，取手厥阴心包经络穴内关以养心安神，诸穴同用，共奏调卫健脑安神之功。

第二十五章　豫派火龙灸法

一、技术简介

豫派火龙灸法，在督脉和膀胱经上利用穴位、经络、火热、药物的综合作用，配合指针推拿技术达到治疗效果的一种治疗方法。其适应证广，疗效确切。

1. 技术特点

（1）源于古代宫廷养生术，经过改进革新而成：晋代，民间多运用瘢痕灸以治病保健，操作时不仅有很强的痛感，而且还会留下瘢痕。后御医不断实践，发明了一种宫廷专用灸器——"瓦甑"，将多个瓦甑放置在人体督脉上同时施灸，施灸过程中好似一条喷云吐雾婉转盘旋的火龙，且其功效甚大，可使体内正气升腾敷布全身，尤似真龙护体，是一种舒适安全、疗效显著的养生保健方法，这种灸疗方法被御赐为"火龙灸"，深受晋代贵族的喜爱。火龙灸作为晋代宫廷养生术中的精华一直秘而不宣。新中国成立后，多位针灸医家挖掘整理了大批文献，从而使"火龙灸"重现在世人面前。河南中医药大学第一附属医院针灸科团队于 20 世纪 90 年代开始运用火龙灸法治疗疾病，经过 10 余年的临床总结并不断加以改革创新，革新了操作方法和使用的灸方，演变成现代的"火龙灸"。

（2）火龙灸是补阳散寒之大法，具有温、通、调、补之功：督脉为阳脉之海、膀胱经有五脏六腑的背俞穴，而灸法被称为"扶阳第一法"，尤其是现代改进后应用乙醇代替艾草，可以保证火力均匀、温度恒定，加上应用补阳药物的经皮渗透和吸收，其综合助阳功能更强，简单地说，就是"温、通、调、补"。温，即以火攻邪，祛寒散滞。因火龙灸火力柔而温，渗透力极强，通过给予经络穴位温热刺激，使药物能很好地渗入人体，起到温经散寒，行气活血，化瘀散滞之功。通，即通经活络。火龙灸采用的药物芳香走窜特性恰好可以刺激督脉和膀胱经，加之药物所散发出的温热与特殊气味，能够快速地开通人体经络，加速人体气血循环，通络开痹，引邪外出。调，即平衡阴阳、脏腑气机，调节神经内分泌功能，带动机体自我修复的功能。火龙灸在燃烧时会释放出大量热能，热能带动药物，透皮深入人体组织，从而调整机体的阴阳平衡。同时通过刺激背俞穴和经穴，调动内脏的交感神经和副交感神经，激活人体免疫，调节循环系统、呼吸系统、消化系统、泌尿生殖系统，达到和谐统一。补，即扶正祛邪，补益强身。中医认为，人体脏腑、经络的生理活动，都是以阳气为根本，"阳气者，若天与日，失其所则折寿而不彰。"火龙灸具有特殊的纯阳之性，能使人体阳气充足，精血旺盛，脏腑经络功能恢复正常，从而扶正祛邪，强身固本。

（3）改进火龙灸的方法，推陈出新、去劣存优：传统的火龙灸多采用艾绒和生姜末为介质进行灸疗，在操作过程中艾烟过多，对人体产生不利的影响。也有可能由于火力过强而致皮肤起水疱。改良后的火龙灸应用乙醇代替了传统的艾绒，既不会产生过多艾烟造成污染，又能自行控制操作时间，避免由于温度过热造成烫伤。

（4）适应证广，灸感舒适，依从性高：火龙灸施灸时患者常常能感觉到丝丝热气像游龙般沿着脊柱两侧向胸腹部、四肢逐渐扩散，全身温暖舒适。这种温暖感可以持续到施灸后的若干小时，使人心旷神怡，身心放松。此方法没有任何痛苦，故患者接受度非常高。而且能治疗各种虚寒证、亚健康、痹证以及瘀血类疾病，有着广泛的应用范围。

2. 理论基础

火龙灸是在传统针灸理论基础上，结合现代医学知识演变而来的一种通过经络加温给药的方式以温阳通督、调节脏腑功能平衡的新疗法，是通过热力循序渐进把药效渗透到人体，根据所用药物的不同，分别有调阴合阳、温经散寒、通经活络、固肾壮阳、健脾和胃之功。

（1）督脉和膀胱经的调控作用：中医认为，奇经八脉具有统率、联络和调节十二经脉的作用，其中督脉总督一身之阳气，为阳脉之海，又因其与任脉相通，故又可联络一身之阴气。通过对督脉敷药、施灸、指针推拿等综合治疗可以补助一身之阳气，从而抑制相对旺盛之阴气，达到平衡阴阳之目的，使"阴平阳秘，精神乃治"。足太阳膀胱经行于背部，分别有两条侧线运行于脊柱两侧，与人体内脏息息相关，其背俞穴与五脏六腑密切相连，长于治疗脏腑病证；现代医学也认为脊柱两侧的脊神经（尤其是交感神经和副交感神经的平衡）可以调节人体的内脏功能。所以借助灸法的温热作用加上中药的渗透，可以调节人体胸腔、腹腔各脏器的神经支配，调动免疫-神经-内分泌网络系统，使人体恢复协调，体现了经络的运行气血、补虚泻实、沟通上下内外的作用。

（2）灸法的温通调补效应：《说文解字》曰"灸，灼也，从火，久声"，按照字意解释为用火长时间的灼烤治病。故灸法本意即用火治病，需维持一定的时间，使得人体产生相应的感觉。火龙灸疗法即深刻体现了灸法的本意，应用乙醇作为介质，通过燃烧所散发出的热能，达到温通调补效应。温即是以火攻邪，以达祛寒散滞，促进血液循环之效；通即通经活络，可改善心脑供血；调即平衡脏腑气机，调节神经机能，暖宫调经；补即扶正祛邪，补益强身，激活免疫系统功能。

（3）中药的经皮吸收效应：经皮给药是指通过皮肤给药以达到局部或全身治疗目的的一种给药途径，是继口服、注射之后的第三大给药系统。它能绕过肝脏首过效应，避免药物在胃肠道被破坏，具有减少血药浓度波动、降低毒副反应、用药方便、患者顺应性好的优点。火龙灸疗法把特定的中药通过经络加温给药，旨在应用经皮渗透技术，使药物经皮吸收进入循环系统发挥其治疗效应。

（4）指针推拿的作用：火龙灸疗法在治疗时还结合了指针推拿的点按技术。以拇指和手掌掌根点按穴位可以疏通经络、活血化瘀、调和气血以濡养全身。特别是在背部特定的大椎、至阳、命门穴点按，可以调动一身之阳气；另外根据病情在五脏六腑的背俞穴点按，可以有针对性地调节不同脏腑功能，以扶正祛邪。

可以说，火龙灸是结合了灸法、药物、经络、指针推拿的综合作用，借助自然界炎炎火热之阳，并结合药物之阳性，来调动和补充人体之阳气，从而更好地发挥生命原能量之阳气的推动、温煦和固摄作用，使"阴平阳秘，精神乃治"。

二、适用范围

火龙灸具有温肾助阳、温经散寒、活血止痛、补气养血等功效，主要适用于各种虚寒证、瘀血证、痛证。根据不同疾病主要分为以下三类：

1. 温肾助阳火龙灸（火龙灸1号），补肾壮阳，填精益髓。适用于亚健康状态，表现为体寒怕冷、手足冰冷、怕吹空调、疲劳乏力、腰疼膝软、尿频尿急、头晕健忘、精神萎靡、失眠多梦等症。

2. 温经止痛火龙灸（火龙灸2号），温经散寒、通络止痛、滋补肝肾。适用于各种疼痛疾病（中医之痹证），如颈椎病、腰椎间盘突出症、风湿类风湿关节炎、膝关节病、背部肌肉疼痛、肩周炎等。

3. 荣血化瘀火龙灸（火龙灸3号），活血养血、通经活络。适用于各种瘀血证。如腹痛、胃痛、痛经、产后腹痛、带下等各种瘀血造成的疾病。

三、技术操作

1. 施术前准备

（1）药酒制作

①药材选择：根据不同的疾病选择不同的药物，温肾助阳火龙灸以右归丸为主加减，温经止痛火龙灸以独活寄生汤为主加减，活血化瘀火龙灸以桃红四物汤为主加减。

②药酒制作：根据疾病或体质证型，将火龙灸处方中的药材水煎外用，熬制好的中药瓶装或袋装密封备用（注意中药药液的储存，以防变质）。

③制作方法：火龙灸操作前，将纱布条提前放置于温热的中药药液中浸泡备用，另外将治疗巾用温水浸泡，特制的湿热治疗巾以温热为宜。

（2）辅助工具：95% 乙醇、酒精灯、止血钳、特制治疗巾、治疗毛巾、纱布、点火器、20mL 注射器、药物、脸盆。必要时可备毛毯、屏风。无菌物品灭菌合格，在有效期内。

（3）腧穴定位：督脉（从腰俞到大椎）及膀胱经（从大杼到白环俞）处，符合《经穴名称与定位》（GB/T 12346—2021）的规定。（注：临床选穴可根据疾病的具体情况选取）

（4）体位选择：选择患者舒适、医者便于操作的俯卧位作为治疗体位。

（5）环境：卫生要求符合《医院消毒卫生标准》（GB15982—2012）的规定，保持环境安静，清洁卫生，避免污染，房间温度应保持在 20 ～ 30℃。

（6）消毒：施术者双手应用肥皂或洗手液清洗干净，再用速干手消毒剂消毒。

2. 施术方式

（1）根据患者病情，医生选择合适的灸疗中药处方和治疗部位。

（2）嘱患者放松，选择合适体位，充分暴露施灸部位。

（3）在施灸部位的四周，平铺干治疗毛巾，有防止烫伤和保暖作用。

（4）将用中药浸泡好的纱布条取出，摆放在施术部位上，然后再铺盖上一条 4 ～ 6 层的温湿特制治疗巾。

（5）用注射器抽取 95% 乙醇 20mL，缓慢而均匀、自上而下地在治疗巾上喷洒。

（6）用止血钳夹持乙醇棉球点燃施灸部位的乙醇，可以看到施灸部位形成一条"火龙"，10 ～ 20 秒后（或患者有温热感时）立刻用提前准备的湿毛巾从侧面扑灭火龙，停留约 10 秒钟后，用手由上至下轻按局部，以加强温热感。这是一个治疗循环。

（7）重复以上操作循环 15 ～ 20 分钟，反复 9 个循环，并注意观察施灸部位的肤色，以局部潮红或伴局部有汗为度。

（8）治疗结束后，嘱患者注意保暖，勿使施灸部位暴露，配合饮用 200mL 温开水更佳。休息 30 分钟后用干毛巾擦净治疗部位，协助患者穿衣。

（9）疗程：亚健康状态每 3 天治疗一次，5 ～ 10 次为一疗程。其他疾病视病情轻重，每 1 ～ 3 天治疗一次，10 ～ 20 次为一疗程。

3. 施术后处理

（1）施术后的正常反应：患者治疗后会出现温热感，并可感到丝丝热气沿经络扩散，或者向身体的胸腹、四肢扩散，全身温暖舒适。这是灸疗后穴位敏化，机体阳气得到激发，血液流畅，身体各部位充分滋养的表现。

（2）施术的善后与处理：若施灸过程中对表皮基底层以上的皮肤组织造成灼伤可发生水肿或水疱。如水疱直径在 1cm 左右，无须任何处理，待其自行吸收；如水疱较大，大于 1cm，可用消毒针刺破皮肤放出水疱内容物，消毒后涂搽消炎膏药以防止感染；若情况严重，请专科医师协助处理。

四、注意事项

1. 操作过程应避免烫伤，特别注意将施灸部位周边用干治疗巾压好。

2. 中药浸泡的纱布及治疗巾不宜过湿，以不滴水为佳。

3. 喷洒乙醇不宜过多，切勿使乙醇超过湿治疗巾范围。

4. 燃烧中发现乙醇不足，可以重新添加。如湿治疗巾表面发干，可重新加湿。

5. 每次操作时间在 15 ～ 20 分钟，不宜过久。

五、临床验案

验案 1：阳虚怕冷案

刘某，男，42 岁，外企白领，2017 年 3 月 13 日初诊。主诉：怕冷、精力不足 2 年。病史：2 年前由于长期加班、熬夜，出现全身怕冷、精力不足，未予重视，后症状逐渐加重，体寒怕冷、手脚冰凉，怕吹空调，整日感觉精神萎靡，疲劳无力，头晕健忘，并且性功能下降，在多家医院口服中药、西药治疗，没有效果，在养生会所艾灸 1 个月，效果仍不显著，遂来我科治疗。查舌脉，舌质暗，苔薄白，脉沉细。

中医诊断：虚劳。

西医诊断：亚健康（阳虚体质）。

辨证：脾肾阳虚。

治法：温补脾肾，壮阳益髓。

处方：背部豫派火龙灸。

药方：右归丸加减。

操作：按技术操作规范进行，隔日治疗一次，10 次为 1 个疗程。

3 月 23 日二诊：接受 5 次治疗后，患者怕冷、精力不足等症状均有缓解，继续治疗。

3 月 31 日三诊：经火龙灸治疗 1 个疗程，患者怕冷症状基本消失，精力较前明显充足，记忆力增强，性功能也明显改善，舌质淡红，苔薄白，脉沉而有力，为进一步巩固疗效，再坚持 1 个疗程治疗。

按语：患者长期加班、熬夜，过度劳累，耗伤脾肾阳气，怕冷、精力不足、头晕健忘、性功能下降均为亚健康阳虚体质的表现。艾灸督脉既可壮命门之火，补下元之阳，又可调节脑部功能，改善人的精神状态。督脉和任、冲三者"一源三歧"，同起于胞中，督脉行于腰背部而任冲行于胸腹部，所以在督脉上施灸可以调理冲任、调和气血、调整机体内环境、增强人体免疫力。督脉为一身阳脉之海，足太阳膀胱经上的背俞穴与五脏六腑密切相连，火龙灸就是在人体的背部督脉及膀胱经上，应用灸法、药物、经络、指针推拿的综合治疗，调动和补充人体之阳气，在治疗过程中能够让患者切实感受到症状得到缓解，同时避免了艾烟对患者、操作者呼吸道引起的不良刺激，增加患者诊疗过程的舒适度，非常适合阳虚体质亚健康人群的日常保健治疗。

验案 2：腰痛案

李某，男，39 岁，司机，2021 年 6 月 23 日初诊。主诉：腰痛半年，加重 1 周。病史：患者半年前久坐后出现腰痛，腰部僵硬，曾贴膏药、按摩治疗，症状稍有减轻，1 周前吹空调受凉后腰痛加重，腰部冷痛、重着、酸麻感明显，门诊查腰部 CT 提示 L3/4、L4/5，L5/S1 椎间盘膨出，遂来我科治疗。查舌脉，舌质淡暗体胖，边有齿痕，苔白滑，脉沉紧。

中医诊断：腰痛。

西医诊断：腰椎间盘突出症。

辨证：寒湿证。

治法：温经散寒，通络止痛，滋补肝肾。

处方：背部豫派火龙灸。

药方：独活寄生汤加减。

操作：按技术操作规范进行，隔日治疗一次，10 次为 1 个疗程。

7 月 2 日二诊：接受 5 次治疗后，患者腰部冷痛、重着、酸麻感均明显减轻，继续治疗。

7 月 12 日三诊：经火龙灸治疗 1 个疗程，患者腰痛缓解，嘱其注意休息，避免腰部受凉。

1 个月后电话随访，患者未再出现腰痛等不适。

按语：患者久坐，导致腰部经络气血阻滞，加之腰部受凉，寒凝血瘀，不通则痛。火龙灸直接作用于患者背腰部，通过灸法、药物、经络、指针推拿的综合治疗作用，散寒除湿，温通经络，补益肝肾，在治疗过程中能够让患者切实感受到症状得到缓解，同时避免了艾烟对患者、操作者呼吸道引起的不良刺激，增加患者诊疗过程的舒适度。

验案 3：痛经案

薛某，女，23 岁，学生，2022 年 5 月 17 日初诊。主诉：经期腹痛半年。病史：患者半年前学习压力大，经常熬夜，出现经期腹痛，每于月经第一天疼痛剧烈，拒按，经色暗，有血块，经常口服止痛药治疗。近 1 个月止痛药效果不佳，遂来我科治疗。查舌脉，舌质暗，苔薄白，舌边有瘀斑，脉弦细。

中医诊断：痛经。

西医诊断：原发性痛经。

辨证：气滞血瘀。

治法：活血养血，通经活络。

处方：腹部豫派火龙灸，气海、关元、中极、大横、子宫等穴。

药方：桃红四物汤加减。

操作：按技术操作规范进行火龙灸，此时治疗选用特制方形治疗巾、选择全腹部为治疗部位。灸后用手由上至下轻按局部，以加强温热感，再点揉气海、关元、中极、大横、子宫等穴，这是一个治疗循环；重复操作以上循环 15～20 分钟，反复 3～4 次，并注意观察施灸部位的肤色，以局部潮红或伴局部有汗为度；治疗结束后，嘱患者注意保暖，勿使施灸部位暴露，配合饮用 200mL 温开水更佳。休息 30 分钟后用干毛巾擦净治疗部位，协助患者穿衣。月经前 1 周开始治疗，隔日治疗 1 次，10 次为 1 个疗程。

6月2日二诊：接受 5 次治疗后，患者月经来潮，腹痛较前明显减轻，仍有少量血块，嘱其月经干净后 1 周继续巩固治疗。

7月2日三诊：经火龙灸治疗 1 个疗程，患者第二次经期未再出现腹痛不适，嘱其注意休息，规律作息。

按语：患者学习压力大，情志不调，肝气郁结，血行受阻，不通则痛，故出现经期腹痛。桃红四物汤具有活血养血，通经活络的作用，有补血而不滞血、和血而不伤血的特点，对血瘀而兼有血虚者尤为适宜，传统主要用于妇科病，尤其治疗原发性痛经的疗效更佳。火龙灸直接作用于患者下腹部，通过灸法、经络、指针推拿治疗。患者经药物配合灸法等综合治疗后，痛经多于第一天症状明显，治疗选择在经前 1 周开始，可提前调理任脉及胞宫，使经脉通畅，月经来潮时腹部疼痛自然缓解。建议连续调理 2～3 个月经周期效果更佳。

第二十六章　豫派太极阴阳罐法

一、技术简介

　　豫派太极阴阳罐法，集各种罐法和推拿手法、精油、音乐疗法、刮痧疗法、气功为一体，治疗时主要在背部督脉和膀胱经走罐，辅以闪罐、留罐，并于重点腧穴用火罐行推拿点、按、揉、抖手法，然后围绕肾俞穴行太极两仪图走罐法，可以调整五脏六腑，运行气血，以达到治病防病的目的。本疗法是一种复合罐法，是河南中医药大学第一附属医院针灸科团队根据亚健康的治疗大法创新而成，治疗重点在于调整督脉和膀胱经，从而达到平衡阴阳、调整脏腑，培元固本、安神消疲的目的，对于亚健康所导致的疲劳、失眠等症状尤为适用。

　　1. 技术特点

　　（1）融合多法，易于推广：本疗法融合了各种火罐疗法，包括闪罐、留罐、走罐等，并在传统罐法基础上，借鉴推拿的点按手法、刮痧的刮走手法，革新出火罐点穴、抖罐等方法。同时结合特制精油，一是加强润滑作用，二是通过药物的经皮吸收起治疗效果，三是保持空气清香，给人愉悦享受。另外，优美舒展的古典音乐疗法伴随治疗过程，可使人心旷神怡。本法易于操作、安全无副作用，便于掌握，适合推广。

　　（2）医患互动，疗效显著：整个治疗过程医者以太极拳的起势开始，以太极拳的收势结束，同时在治疗过程中医者以自己的健康之气，使内劲通过走罐，带动患者之精气，使患者阴阳平衡；本疗法要求内外兼修、柔和缓慢、灵动连贯、心静体松、形神俱备，极具观赏性。这种综合多种治疗方法，通过多条途径协调作用，确实有较好的疗效。

　　2. 理论基础

　　（1）重视督脉和膀胱经的调节作用：《黄帝内经》曰："经脉者，所以能决死生，处百病，调虚实，不可不通。"经脉通则身康健，经脉塞则百病生。经脉具有通行气血、调整虚实、平衡阴阳的作用，对人体具有双向良性调节作用，是针灸治疗的通路。督脉为阳脉之海，总督一身之阳气，其与任脉相通，故又可联络一身之阴气，在督脉进行治疗可以通过良性调整作用调节阴阳之间的失衡状态，使人体"阴平阳秘，精神乃治"。足太阳膀胱经行于背部两侧，其背俞穴与五脏六腑密切相连，擅长治疗脏腑病证。在膀胱经拔罐，旨在调理五脏六腑之间的平衡，使脏腑功能协调。督脉和膀胱经都入络脑，与脑髓关系密切，根据"经脉所过，主治所及"的原则，通过对督脉和膀胱经走罐，能有效改善经络气血运行，调节脏腑功能，促进阴阳平衡，使脑有所依，神有所靠，而达到宁神安寐之功效。现代医学认为：脊柱两侧的脊神经（尤其是交感神经和副交感神经的平衡）可以调节人体的内脏功能，神经系统对于维持机体功能平衡有重要作用。而通过脊柱及两侧相当于督脉和膀胱经的走罐闪罐、点按等，可以改善局部血液循环、缓解肌肉筋膜的紧张和疲劳，刺激脊神经，从而良性调节内脏功能，同时也通过神经反馈，影响着大脑的功能和能量。

（2）巧借太极，调节肾气：肾藏元阴元阳，为全身阴阳之本、脏腑动力之源，《景岳全书》记载"命门为元气之根，为水火之宅。五脏之阴气，非此不能滋；五脏之阳气，非此不能发"，故太极阴阳罐法特别重视对肾的调节，经过研究最终研创出以围绕左右肾俞穴为鱼眼，在周围走出太极图形的太极阴阳罐法，借以生发元阴元阳，从而充沛全身脏腑动力，使气血通畅，调和百病。

（3）复合罐法的综合作用：火罐是利用火的燃烧、抽吸、挤压等方法排除罐内空气，造成负压，使罐吸附于体表特定部位（患处、穴位），产生广泛刺激，形成局部充血或瘀血现象，操作有走罐、留罐、闪罐等，具有舒筋活络、祛湿散寒、清热拔毒、止痛散结、强壮身体、防病治病的作用。现代研究火罐作用如下：①对神经系统起到一定的调节作用，对于皮肤有温热的刺激，通过皮肤感受器传到神经系统，调节大脑皮层的兴奋和抑制过程。②促进机体的修复功能，使皮肤相应的组织代谢变得旺盛。③促进局部的血液循环，改善充血的状态，加强体内的代谢。本疗法通过龙凤罐走罐、留罐、闪罐，以及根据推拿点按手法和刮痧刮走手法演变出来的火罐点按法和抖罐法，可以很好地改善背部血液循环、促进新陈代谢、改善神经调节，通过经络的传导，激发经气，贯通上下，通调周身血脉，使阴阳平衡，全面体现经络运行气血、补虚泻实、沟通上下内外的功能。

（4）重视养神，调畅情志：在操作时配合音乐以宁心安神，《鸥鹭忘机》是明清以来的一首颇为精致的古琴抒情小品。其曲意隽永，指法细腻，哲理深邃，耐人寻味。此曲充满生趣和怡然自得，表现了真、善、美的精神世界，和谐的琴声泛起，引导人们的思维赶往美丽的大自然，心境也随之豁然开朗。有试验证明，舒缓、稳定的音乐不仅具有放松作用，而且还具有镇静作用，能使患者在心理上产生联想，在优美、舒缓、柔和的艺术享受中进入心旷神怡的意境，进而转移注意力，缓解和调整不良情绪，缓解疲劳。另外，在操作时采用特制的消疲怡神精油，精油由人参、菖蒲、玫瑰花、香油等精制而成。人参功能大补元气，补脾益心，安神增智；菖蒲交通心肾，安神开窍，理气消疲；玫瑰花疏肝解郁、活血通络、芳香醒脑安神；香油润肤美容、温通经络、滋养肾精、抗衰老。应用该精油来润滑皮肤，同时可起到一定的消除疲劳，安神定志，行气活血，调养肾精的作用。

二、适用范围

太极阴阳罐有平衡阴阳、培元固本、安神消疲的功效，可以调理心肝脾肾四脏功能，使阴平阳秘、虚实平衡，适用于慢性疲劳综合征、原发性失眠等亚健康类疾病。

三、技术操作

1.施术前准备

（1）火罐（1号罐2个、2号罐2个、3号罐2个）、95%乙醇、止血钳3个、酒精灯、棉球、治疗巾、点火器、特制精油、音乐（《鸥鹭忘机》）、纸巾。

（2）辅助工具：皮肤消毒液、消毒棉签、消毒棉球、快速手消毒剂等辅助用具。必要时可备毛毯、屏风。无菌物品灭菌合格，在有效期内。

（3）腧穴定位：符合《经穴名称与定位》（GB/T 12346—2021）的规定。（注：临床选穴可根据疾病的具体情况选取）

内虚外感，重点在肺俞、脾俞留罐；肝郁脾虚，重点在肝俞、脾俞留罐；脾虚湿困，重点在胃俞、脾俞留罐；心脾两虚，重点在心俞、脾俞留罐；脾肾阳虚，重点在脾俞、肾俞留罐；阴虚火旺，重点在心俞、肾俞留罐。

（4）体位选择：选择患者舒适、医者便于操作的俯卧位，充分暴露受术部位。

（5）环境：卫生要求符合《医院消毒卫生标准》（GB15982—2012）的规定，保持环境安静，清洁卫生，避免污染，温度适宜。

（6）消毒：施术前对受术者走罐部位用热毛巾，或一次性纸巾，或生理盐水棉球进行清洁。施术者双手应用肥皂或洗手液清洗干净，再用速干手消毒剂消毒。

2. 施术方法

先向患者介绍本法的作用，并使患者整体放松。

（1）在患者背部均匀涂抹"消疲怡神精油"。

（2）放音乐《鸥鹭忘机》。

（3）医生以太极起势缓缓呼吸引动自身内气，在助手协助下开始点火走罐。

龙凤呈祥罐法：用一大一小罐（龙罐：3号罐和凤罐：2号罐）在背俞穴走罐、闪罐。

①《素问·阴阳应象大论》曰："左右者，阴阳之道路也。"以大小、左右、上下定阴阳，大为阳，小为阴；左为阳，右为阴；上为阳，下为阴；大罐为龙罐，小罐为凤罐，一大一小，一上一下，一左一右，体现了阴阳相互对立的基本属性。

第一节：青龙摆尾、凤舞天骄。通过龙凤罐在膀胱经第一、第二侧线上上下旋动，激发背部膀胱经经气，贯通上下，通调周身血脉。操作时局部出现潮红即可。

第二节：龙飞凤舞。通过点、按、揉、闪罐刺激背俞穴，起到调整五脏六腑、运行气血和平衡阴阳的作用。临床可以根据病情，在相应的背俞穴重点治疗。龙凤罐上下、左右位置的变化体现了阴阳的消长平衡和相互转化的关系。

第三节：龙凤呈祥。龙凤罐交换走罐，如行云流水一样的走罐法，疏通经络，寓意着阴阳的互根互用，相互化生，从阳引阴，从阴引阳。

第四节：进一步激发脏腑阴阳，使脏腑精气生生不息，泉源不竭。最后将龙凤罐定位在肾俞穴，进行太极两仪罐法操作。

②太极罐法。以双侧的肾俞穴作为阴阳鱼的眼点，以两个1号罐留罐于肾俞穴，然后用2号罐围绕眼点走罐，走出太极图形。最后医者以太极收式，缓缓收敛内气，结束治疗。

3. 施术疗程

隔天治疗1次，连续5次为1个疗程。

4. 施术后处理

（1）施术后的正常反应：治疗后，局部皮肤可出现痧点罐印，部分患者有红晕灼热或轻微疼痛感，无须特殊处理，保持治疗部位洁净，避免表皮溃疡引发感染，痧感多在治疗后24小时内自行消失，痧点罐印也可在数天消失。施术后24小时严禁洗澡。

（2）施术的善后与处理：若施术过程中对表皮基底层以上的皮肤组织造成灼伤可发生水肿或水疱。如水疱直径在1cm左右，无须任何处理，待其自行吸收即可；如水疱较大，大于1cm，可用消毒针刺破疱皮放出水疱内容物，消毒后涂搽消炎膏药以防止感染；若情况严重，请专科医生协助处理。

四、注意事项

1. 治疗的环境宜温馨安静，舒适温暖。

2.医者要求虚灵顶劲、沉肩坠肘、含胸塌腰、以意行气，排除杂念，医者形动，神气静；患者俯卧为静，通过音乐的作用，患者形静，神气动。在这种动中有静、静中有动的状态之中，使火罐像阴阳鱼一样在患者肾中阴阳之间旋动，使其人身根本之气，阴阳交泰。医者以自己的健康之气，使内劲通过走罐，带动患者之精气，使患者阴阳平衡，共同完成治疗。

3.走罐过程中火罐吸力恰好，既能正常走动，又不感到艰涩。手法轻柔、持久。治疗时间 15 ～ 20 分钟，皮肤微微出痧即可。

4.治疗前宜辨证施治，辨清阴阳表里、发病脏腑。必须排除其他原因引起的疲劳、失眠，如果因其他疾病引起者以治疗原发病为主。对于有出血倾向的患者，慎用太极阴阳罐法。

五、临床验案

验案1：不寐案

张某，女，52 岁，退休，2019 年 3 月 13 日初诊。主诉：入睡困难 2 年，加重 1 月。病史：2 年前无明显诱因出现入睡困难，睡眠易醒，醒后难入睡，曾口服中药治疗，效果不佳，近 1 个月入睡困难加重，伴头晕耳鸣，腰膝酸软，遂来我科治疗。查舌脉，舌质红，苔少，脉细数。

中医诊断： 不寐。

西医诊断： 失眠。

辨证： 心肾不交。

治法： 交通阴阳，宁心安神。

处方： 太极阴阳罐法。

操作： 按技术要求操作，隔天治疗 1 次，连续 5 次为 1 个疗程。治疗过程感身心放松，有困意，回家当晚能较快入睡。

3 月 19 日二诊： 经过 3 次治疗，患者入睡困难较前改善，头晕减轻，仍有腰酸、耳鸣，继续巩固治疗。

3月23日三诊：患者治疗1个疗程，睡眠较前明显改善，头晕、腰酸等症状均缓解，稍有耳鸣，嘱其继续巩固1个疗程。

4月7日四诊：患者经过2个疗程调理，基本可正常入睡，无其他明显不适症状。

按语：中医认为不寐的病机是阳盛阴虚，阴阳失调，神明被扰，与心、脾、肝、肾等脏腑关系密切，治疗上应以调整脏腑，平衡阴阳为基本大法。太极阴阳罐法集各种罐法和推拿手法、精油、音乐疗法为一体，治疗时主要在背部督脉和膀胱经走罐，辅以闪罐、留罐，并于重点腧穴用火罐行推拿点、按、揉、抖手法，然后围绕肾俞穴行太极两仪图走罐法，可以激发元气，平衡人体阴阳，达到治病的目的。该疗法可以使人身心放松，恬然忘我，对于失眠显示了良好的治疗效果。

验案2：虚劳案

闫某，男，39岁，职员，2021年4月7日初诊。主诉：疲劳乏力1年，加重伴背痛1个月。病史：1年前因工作劳累出现疲劳乏力，休息后不能缓解，逐渐出现记忆力下降，睡眠易醒、多梦，曾在诊所服用中药、艾灸等治疗，效果不佳，近1个月症状加重，伴背部游走性疼痛，遂来我科治疗。查舌脉，舌质暗红，舌体胖大，边有少许齿痕，苔薄白，脉弦细。

中医诊断：虚劳。

西医诊断：慢性疲劳综合征。

辨证：肝郁脾虚。

治法：疏肝健脾，平衡阴阳，安神消疲。

处方：督脉、膀胱经腧穴，大椎、心俞、肝俞、脾俞、肾俞等。

操作：按技术要求操作，隔天治疗1次，连续5次为1个疗程。

4月11日二诊：经过2次治疗，患者背痛缓解，睡眠改善，继续巩固治疗。

4月15日三诊：患者治疗1个疗程，疲劳乏力明显改善，其他伴随症状均有不同程度缓解，嘱其继续巩固1个疗程。

4月27日四诊：患者经过2个疗程调理，精力充沛，记忆力增强，无其他明显不适症状。

按语：慢性疲劳综合征属于中医学的"虚劳""五劳""郁证""不寐""脏躁"等病症范畴。当今社会，随着人们生活压力的增大，本病的发病率呈逐年增多的趋势，严重危害人们的身心健康。中医认为本病因体质薄弱，感受外邪；情志不畅，肝失条达；烦劳过度，气血阴阳耗损；饮食不节，损伤脾胃，导致心、肝、脾、肾受累及气血阴阳失调。本病以虚为本，临床上以虚证和虚实夹杂证多见。太极阴阳罐法刺激背部督脉及膀胱经，尤其是调理肾阴肾阳，使人体阴阳平衡，经脉通畅，自制消疲怡神精油具有消除疲劳，安神定志，理气活血，调养肾精的作用，优美、舒缓、柔和的音乐能够转移注意力、缓解和调整不良情绪，缓解疲劳。

第二十七章　膝关节炎温筋通痹灸法

一、技术简介

温筋通痹灸，即在膝关节处施以隔物灸，是一种极具特色的中医外治法。本法由河南中医药大学第一附属医院针灸科团队，在中医"铺灸""长蛇灸"疗法基础上，专为各种关节炎进行铺灸操作改良设计的一种灸疗方法。

1. 技术处方

以局部穴位为主，治疗膝关节前侧时主要以足阳明胃经、足少阳胆经、足太阴脾经及周围穴位为主，治疗膝关节后侧时主要以足太阳膀胱经、足少阴肾经和足厥阴肝经及周围穴位为主。

2. 技术特点

《灵枢·官能》曰："针所不为，灸之所宜。"《本草从新》有云："艾叶苦辛，生温熟热，纯阳之性，能回垂绝之元阳，通十二经，走三阴，理气血，逐寒湿……以之灸火，能透诸经，而除百病。"温筋通痹灸针对膝关节炎的病因病机，采用隔物灸治疗，通过经络、腧穴、药物经皮吸收、艾灸、发疱等多种因素的综合优势，直接对病变部位进行调整，以达到温阳散寒、壮骨透肌、破瘀散结、通痹止痛的目的。

（1）继承而不泥古，创新而不离宗：温筋通痹灸在继承传统铺灸疗法的基础上，根据病情、病位不同加以创新，表现在两个方面。一是药粉的选择，多以生川乌、生草乌、生半夏、生天南星、肉桂、樟脑等温经散寒药物为主，其中生川乌、生草乌以温经散寒为主，可有效祛除风寒，治疗膝关节疼痛，镇痛之功甚强；生天南星虽有大毒，但外用可消肿散结、祛除寒湿，发挥通络止痛之效；生半夏清热利湿；肉桂具有补肾壮阳作用，治疗痹痛日久入骨，关节变形之症有奇功；樟脑通利关窍，消肿止痛。诸药合用，药力强大，共同发挥祛风散寒胜湿，通络止痛之功。二是所隔材料、形状及厚度的选择。经多年摸索，确定了以姜泥作为温筋通痹灸的材料。《本草纲目》云"生用发散，熟用和中"；《医学入门》曰生姜能破血逐瘀。生姜其性辛温，走而不守，主要发挥其解表散寒，温经通络作用。制成姜泥铺至患者整个膝关节，改变了以往隔姜灸部位小、火力不足之缺点，具有施灸面广，刺激量大，温通力强的特点，疗效更为显著。团队对于姜末的形状和厚度也做了反复试验，最终固定下来以圆形为主，直径根据患者膝关节大小而定，高度以 2.5 厘米为最佳。

（2）灸法与药物相结合，直达病所：温筋通痹灸，首先，可发挥药物与灸疗的双重治疗作用，使两种作用相辅相成；其次，还可通过艾灸的温热使艾的药性和药粉经皮吸收与渗透，作用更强大，其祛风散寒、温经通络、活血通痹、消瘀散结的功效较传统的外洗、外敷等外治法药效更为充分；最后，通过药物的归经和引经，增强了温筋通痹灸的经络传导作用。温筋通痹灸温通之力更强，能使热力直达病所，有效改善膝关节骨内微循环，疗效显著，操作简单，绿色安全，患者更容易接受，易于临床推广。

3. 理论基础

膝关节炎属于中医"痹证"中的"膝痹"，乃本虚标实之证，其本虚往往责之于肝肾亏虚，标实则为风寒湿三邪相杂，内侵于关节经络。肝主筋，肾主骨，年老体衰或者长期劳损，肝肾亏虚，关节失于濡养，经脉空虚；加之久居潮湿之地，不慎受寒，贪凉露宿，水中雨中作业，或睡卧不避风寒，或久用空调等，风寒湿外邪趁机侵入肌腠经络，留驻于膝关节肌肉筋骨，导致经脉气血凝滞，不通则痛，出现局部疼痛；邪气痹阻于筋脉、肌肉，营卫涩滞运行不畅，导致肿胀、拘急、麻木。基于以上病因病机，治疗膝关节炎当温补肾阳、滋养肝血与祛风散寒化湿并举。而在隔姜灸法、铺灸法基础上演变来的温筋通痹灸恰好是可以起到双重治疗作用的一种复合治疗方法。

（1）艾灸到铺灸的温补和祛邪作用：《医学入门·针灸》云"药之不及，针之不到，必须灸之"，强调了灸法的作用。作为中医重要的治疗方法，灸法擅长温补阳气，扶助正气，补气养血，正如《扁鹊心书》所言："真阳元气虚则人病……保命之法，灼艾第一。"同时灸法又有很好的祛邪作用，能温经散寒，活血消瘀，祛湿散结，正如《灵枢·刺节真邪》曰"脉中之血，凝而留之，弗之火调，弗能取之"。现代研究表明，艾灸可以治疗各种炎症，可降低关节液和血清中炎性因子含量，改善关节局部的内环境，抑制软骨细胞凋亡，改善膝关节软骨损伤，抑制炎症反应，通过温热刺激施术于膝关节损伤部分，有助于改善局部气血受阻，活血通痹，可以降低膝关节的炎症反应从而起到抗炎作用。

膝关节炎多为久病痼疾，缠绵难愈，病情虚实夹杂，所以普通艾灸略显力薄功微。为了加强治疗效果，古人将药物和艾灸结合起来，演变为隔物灸，最常用的就是隔姜灸和隔蒜灸，以加强温经散寒通络之功。后来我国浙江地区针灸工作者又发展起来一种涵盖多条经络的铺灸、长蛇灸，灸疗部位在背腰部，施灸时间长，火力旺盛，故对于类风湿关节炎、脊柱炎等顽麻冷痹疗效较好，在国内针灸界有较大的影响力。河南中医药大学第一附属医院针灸科团队在铺灸疗法启发下，针对膝关节炎的病因病机，演变出了温筋通痹灸。通过在整个膝关节施行类似于铺灸的隔姜末灸法，可以兼顾多条经脉和穴位，有施灸面广，刺激量大，温通力强、治疗时间长的特点。《针灸甲乙经》记载："邪中之，则腠理开，开则入客于络脉……传入于经，留而不去，传入于腑……"经络既是运行气血的通道，也可成为邪气由外侵袭入内的途径，因此，邪气可以通过灸法等治疗手段，沿经络排出体外。温筋通痹灸疗法正是根据这一理论，将病邪沿经络排出体外，从而使机体恢复正常功能。

（2）药物的经皮吸收和引经作用：本疗法以生川乌、生草乌、生半夏、生天南星、肉桂、樟脑等温经散寒、祛湿消肿药物为主，铺洒于膝关节局部，可经皮吸收，直接作用于关节、经络发挥通络止痛的作用。上述药物多有毒，口服会对人体造成伤害，而外用则避免了这种损害，可以说是趋利避害。同时通过药物的归经和引经，增强了灸法的经络传导作用，温通之力更强，能使热力直达病所，有效改善膝关节骨内微循环。

二、临床应用

温筋通痹灸具有温补肝肾，祛风散寒、活血祛湿、疏经通络作用，适用于骨性膝关节炎、寒性关节炎、半月板损伤、髌下脂肪垫炎等。

三、技术操作

1. 施术前准备

（1）温筋通痹灸灸材制作

①姜末制备：根据患者形体，取适量的生姜2～4斤，打碎，取姜末，微波炉加热，温度适中，有温热感即可。（注：姜末要求新鲜配制，现制现用，每次姜末使用一次）

②艾灸药粉及桑皮纸：生川乌、生草乌、生半夏、生天南星、肉桂各等份，樟脑少量，共同打粉备用。

③灸材选择：选择合适的艾绒（湘艾、蕲艾），检查艾绒有无霉变、潮湿。

④艾炷制备：取适量艾绒置于左手掌心，抵住掌心，用右手掌心揉搓艾绒，制作艾炷最大直径约2cm，长度约5cm的纺锤形艾炷。

（2）辅助工具：点火工具、治疗盘、弯盘、镊子、消毒棉签、消毒棉球、消毒镊子等辅助用具（具体根据临床操作需求准备）。

（3）腧穴定位：取患侧膝关节处。

（4）体位选择：选择患者舒适、医者便于操作的治疗体位。常采取坐位及仰卧位。

（5）环境：卫生要求符合《医院消毒卫生标准》（GB 15982—2012）的规定，保持环境安静，清洁卫生，避免污染，温度适宜。

（6）消毒：施术者双手应用肥皂或洗手液清洗干净，再用速干手消毒剂消毒。

2. 施术方式

（1）撒灸粉：医者将灸粉呈圆形撒在膝关节周围。

（2）敷盖桑皮纸：将适合患者的圆形桑皮纸覆盖在药粉的上面，桑皮纸的中央对准膝关节。

（3）铺放姜泥：把姜泥牢固地铺在桑皮纸中央，姜泥直径根据患者膝关节大小而定，高 2.5 厘米，呈圆形。

（4）放置艾炷：在姜泥上面放置纺锤形艾炷。

（5）点燃艾炷：以线香点燃艾炷的上、中、下三点，任其自燃自灭。

（6）更换艾炷：1 壮灸完后再换 1 壮，共灸 3 ～ 5 壮。

（7）移去姜泥：灸完后取下姜泥。

（8）轻擦灸处：用湿热毛巾轻轻揩干净药泥及艾灰。

（9）治疗周期：每 7 天治疗 1 次，5 次为 1 个疗程。

3. 施术后处理

（1）施术后的正常反应：施灸后，施灸局部皮肤多有红晕灼热感，无须特殊处理，保持施灸部位洁净，避免表皮溃疡引发感染，灸感多在灸后 3 小时内自行消失。

（2）施术的善后与处理：若施灸过程中对表皮基底层以上的皮肤组织造成灼伤可发生水肿或水疱。如水疱直径在 1cm 左右，不需任何处理，待其自行吸收即可；如水疱较大，大于 1cm，可用消毒针剪刺破，放出水疱内容物，消毒后涂搽消炎膏药以防止感染；若情况严重，请专科医生协助处理。

四、注意事项

1. 调节饮食：在做温筋通痹灸之前，要求患者在治疗前 7 天开始调节饮食，以清淡素食为主，多食用植物蛋白，如大豆、花生、蔬菜等。忌食一切酒类和水产品，鸡、羊、狗肉及肥甘之品，以免降低疗效或发疱过大。

2. 保持排烟通畅：治疗室内应有排烟设施，及时排除艾烟，以免污染空气。

3.防火措施：治疗室内应配备灭火器等，治疗车旁应配备装水的治疗盘，以备灭火用。

4.治疗后防护：治疗后嘱患者注意保暖，忌吹空调和风扇，忌汗出当风，适当休息，避免熬夜。

5.发疱的护理：艾灸后若膝关节起疱，放出疱液后保持局部干燥，不要搔抓，可涂抹烫伤膏或消炎药膏。

6.医者在操作时要密切注意患者情况，防止由于患者活动引起艾炷的脱落；患者治疗结束后，医者应嘱其缓慢坐起，并在治疗床上静坐5～10分钟，以免出现体位性眩晕而摔倒。

五、临床验案

验案

秦某，女，59岁，退休，2023年3月7日初诊。主诉：反复双膝关节疼痛2年，加重伴怕冷1月。病史：2年前吹空调后出现双膝关节发凉、僵硬，严重时下蹲受限，曾于家中艾灸治疗，症状稍有减轻，遇冷及天气变化时症状可反复，近1月症状加重，关节怕冷，屈伸不利，遂来我科治疗。舌质暗，苔薄白，脉细。

中医诊断：膝痹。

西医诊断：膝骨关节炎。

辨证：阳虚寒凝。

治法：温经通络，散寒止痛。

处方：血海、梁丘、鹤顶、膝眼、阴陵泉、阳陵泉等。

药方：生姜、生川乌、生草乌、生半夏、生天南星、肉桂、樟脑等。

操作：按技术要求准备施灸用品及操作，每7天治疗1次，5次为1个疗程。

3月17日二诊：1次治疗后，患者感觉膝关节疼痛减轻，仍怕冷，遇凉双膝僵硬不适，嘱其继续治疗。

3月31日三诊：经过3次治疗，患者膝关节疼痛明显减轻，关节僵硬、怕冷均有改善，继续巩固治疗。

4月15日四诊：治疗1个疗程，患者膝关节疼痛缓解，关节活动度改善，嘱其注意关节保暖，减轻膝关节负重，建议患者"三伏天""三九天"分别增加一疗程三伏贴及温筋通痹灸治疗。

按语：温筋通痹灸，针对膝关节炎的病因病机，直接对病变部位进行调整，以达到温阳散寒、壮骨透肌、破瘀散结、通痹止痛的目的。大灸量加强了对膝关节局部腧穴的刺激，比普通艾灸作用强，见效快；且该疗法避免了药物的肝肾毒性，安全易行。

第二十八章　吴氏水针刀疗法

一、技术简介

　　吴氏水针刀疗法，是吴汉卿经过三十余年临床研究，将传统九针疗法与现代水针疗法有机结合，以"人体软组织立体三角平衡原理"为依据，发明的一种具有松解筋结、分离粘连的作用，同时可注射药氧，反射区埋线，属中医微针疗法。

　　1. 技术特点

　　（1）回抽检测，规避风险：在水针刀松筋前，先回抽检测，不仅避免损伤血管，提高了安全性，还具备了注射药氧的功能。

　　（2）三针定位，直达病灶：在"人体软组织立体三角平衡原理学说"指导下，三角区三个角为力学应力点，病理学损伤点，也是微针疗法进针点。进针时定位准确、入路安全，操作能简便、安全有效提高了疗效。

　　（3）药氧并用，松筋注射同步：在治疗软组织损伤、骨伤病方面，水针刀微针疗法松解软组织结节，直接在病变疼痛部位注射药物及三氧。

　　2. 理论基础

　　（1）人体软组织立体三角平衡原理学说：人体动静态的平衡，是依靠骨骼框架稳定系统如肌筋膜等，构成许多软组织立体三角区，如枕下三角区、颈前三角区、腰骶三角区等，达到动静态平衡稳定。三角区三个角是力学应力点，病理学损伤点，也是微针疗法进针点。三角区平衡一旦失调，可引起临床症状，如新生儿产道损伤引起的先天性斜颈，就是典型的胸锁乳突损伤，三角失衡而导致的疾病。

　　（2）静态张力学说：静态张力学是指骨骼肌在剧烈运动之后，处于静止状态，肌肉筋膜纤维仍处于一种痉挛收缩状态，或由于机体体位不正，使骨骼肌处于静态失衡或由于骨骼肌内发生无菌性炎性聚集，形成筋结疼痛点，这里也是进针的治疗点。

（3）松筋、抗炎、镇痛、留线作用：在软组织损伤部位松筋粘连，在肌筋膜间室或滑囊部位松筋筋膜间室，直接抽取囊腔内容物，解除局部血管、神经的压迫症状，改善病变部位的微循环，恢复局部组织内力的平衡。

在水针刀松筋的同时，注射抗炎药、有色制剂及医用三氧。三氧不仅可改善病灶区的缺氧状态，起到气体松筋，抑制无菌性炎症的渗出-粘连-结疤的无菌性反应，解除软组织粘连的作用，还能溶解椎间盘脱出物质，起到活血、通络、舒筋、消炎、止痛作用。

水针刀法在背部脊柱相关病九大诊疗区及胸腹部对应区，应用水针刀法松筋、注药、留线，一方面松筋病变结节具有强烈的调整功能，药物具有调整内脏作用；另一方面病灶内埋线可产生持久的内磁疗作用，提高人体免疫功能，调整人体阴阳平衡作用。

二、适用范围

本法可以用于骨伤疑难病，外伤后遗症，颈、腰椎术后综合征，筋伤病，脊柱相关病，软组织损伤，肌筋膜炎，风寒湿痹证，中风后遗症，面部美容，减肥，广泛的肌筋膜炎，强直性脊柱炎背部筋膜僵硬，股骨头坏死髋周筋膜挛缩，骨性关节炎，神经卡压综合征等疾病。

三、技术操作

1. 施术前准备

（1）针具选择：根据患者病情选取不同型号水针刀。水针刀针具（批号、公司）均应符合国家医疗器械生产和销售监督法规的规定。

（2）针具检查：为防止针刺意外事故的发生，在治疗前应严格检查针具是否锋利、有无毛刺和弯钩等缺陷，如发现包装损坏等不合格现象，予以剔除。

（3）体位选择：患者体位的选择，应以既有利于腧穴的正确定位，又便于施术者的操作以及长时间保持固定姿势而不致疲劳为原则。

①仰卧位：患者仰卧于治疗床上，四肢自然伸直平放。适宜于选取头、胸、腹部和四肢部分的治疗点。

②侧卧位：患者侧卧于治疗床上，四肢可自然屈曲，适宜于选取在身体侧面和上、下肢部位的治疗点。

③俯卧位：患者仰卧于治疗床上，头面胸腹朝下，上肢可做环抱状置于下颌和额头下，下肢自然平伸。适宜选取于在头、项、脊背、腰骶部和下肢后侧的治疗点。

④端坐位：主要适宜于颈肩部、上背部、上肢部位的进针点，对于颈椎病的治疗，该体位最为常用。年老体弱、初次治疗、恐惧扎针者要注意尽可能卧位治疗。

⑤俯伏坐位：适宜于后枕部、上颈部进针点的操作。

⑥坐位：适宜于膝关节和下肢部分部位的进针点。

体位选择临床需要灵活运用，遇到以下情况则需要随时改变体位：a. 病痛随体位的不同而不同。比如，对于那些卧位时疼痛不明显而站立时明显的腰腿疼痛患者，站立位就是临床操作最合适的体位。b. 在一个区域内患肌众多时，可在一种体位处理患肌后，让患者更改体位，以利于其他患肌的处理。例如，颈部疾病的多采取坐位，但坐位时颈后部肌肉采用坐位不能很好放松，可改为俯卧位后继续治疗。c. 病痛在活动过程中加剧。这种状况下，必须使病痛所在局部肢体保持活动状态，同时进针治疗，才能取得良好效果。

（4）消毒：医者要有严格的无菌观念，切实做好消毒工作，无菌施术，避免发生感染事故。治疗室应卫生洁净，定期消毒净化，有良好的换气装置以保持空气流通。

①针具器械消毒：微型筋骨针为一次性针具，使用前需检查包装是否存在破损。

②治疗室消毒：本技术操作必须在无菌操作室进行。

③医者手指消毒：在针刺施术前，医者应先用肥皂水将手洗净，待干后再用 75% 乙醇棉球擦拭方可持针操作。

④针刺部位消毒：用75%乙醇棉球擦拭需要针刺的部位皮肤，或用1.5%碘伏擦拭。擦拭时应从中点向外绕圈消毒。皮肤消毒后，切忌再接触污物，以防重新污染。

2. 施术方式

（1）筋膜扇形松解法：传承于传统的青龙摆尾针法的创新针法。患者采取坐位，常规消毒后，可选用扁圆刃水针刀，拇指、食指捏持针柄，中指抵住针身至针尖2mm，在胸背部病变结节处，斜刺进针达筋膜层。扇形推铲筋结3针，然后扇形分离6～9针，回抽注药1mL。主治筋伤病、各种软组织损伤疼痛病。（图28-1）

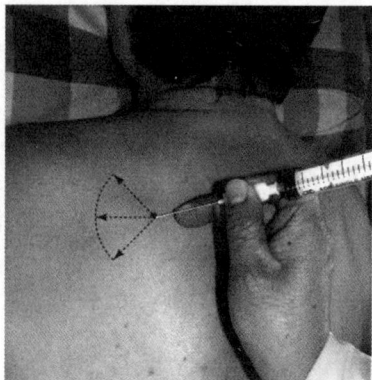

图28-1 筋膜扇形松解法

（2）筋膜弹割松筋法：患者采取坐位，常规消毒后，可选用鹰嘴型水针刀针具，拇指、食指捏持针柄，中指抵住针身至针尖约2mm，在治疗四肢末端腱鞘或筋结点，快速进针，摇摆松解，弹割分离2～3下，回抽注药1mL出针，结束后用碘伏消毒，结束本次操作，24小时内避免沾水。主治屈指肌腱鞘炎、类风湿关节炎等。（图28-2）

（3）一点三针松筋法：患者采取坐位，常规消毒后，可选用樱枪型水针刀针具，拇指、食指捏持针柄，中指抵住针身至针尖约2mm，采用一点三针法进针。进入囊腔后回抽滑液，注射磁化松筋液。然后向立体三维方向通透分离3～6针。主治滑囊炎、滑膜炎及滑膜积液。（图28-3）

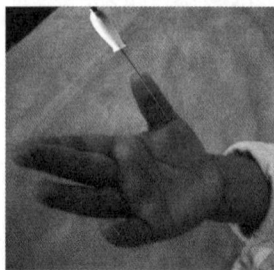

图28-2 筋膜弹割松筋法

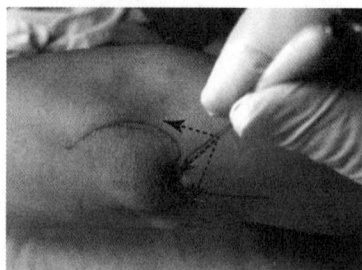

图28-3 一点三针松筋法

3. 施术疗程

每周治疗 2 次，每次间隔时间为 2～3 天。一般以 3～5 次为 1 个疗程。

4. 禁忌证

（1）体内恶性病变，如骨癌、淋巴瘤等。

（2）全身感染发热性疾病。

（3）一切有严重内脏疾患的发作期。

（4）施术部位有红、肿、灼热或有深部脓肿。

（5）施术部位有重要的神经、血管或主要脏器而施术无法避开者。

（6）凝血机制不全者如血友病、血小板减少症及其他凝血功能不全者。

（7）传染性疾病如骨结核、淋病、艾滋病、梅毒等。

（8）对药物严重过敏反应者。

（9）严重心脑血管疾病者，如恶性贫血。

四、注意事项

1. 严格无菌操作。

2. 严防折针、断针，使用前要仔细检查有无痕迹，以防折针、断针。

3. 明确局部血管神经的走行与分布，严防损伤血管神经。

4. 逐层体会针下的感觉，鉴别是病变组织还是正常软组织，在不超过病变范围及病变层次的要求下，进行松解治疗。

5. 进针阳性结节时，应在原位按压，不可将阳性结节推到一旁，必须固定后方可进针。

6. 水针刀疗法配合水针刀注射药物要严格掌握剂量、药物浓度，注意药物的适应证。

7. 密切注意患者在治疗中的感觉及变化，如操作中患者出现头晕、心慌、恶心出冷汗表现时，应及时停止操作，按晕针处理。

8. 对于老弱小儿及初次治疗者，要先解除患者顾虑，一旦出现晕针，按一般晕针处理。

9.孕妇不宜在腰骶部进针，定点宜少而精，不宜强刺。

10.针眼处可用创可贴贴敷，要在针后48小时取下，以防止贴敷时间过久，引起局部皮肤过敏感染。

五、临床验案

验案1

唐某，男，45岁，建筑工人。因长期室外劳动引起颈椎病，曾多处求医诊疗，服中西药疗效不佳，于2018年6月到北京中医大学国医堂求治。患者项背强痛，头不能前屈后仰侧转。颈部触诊：C5、C6、C7太阳经筋触诊压痛明显、条索筋结，伴上肢尺腕伸肌、太阳经筋区疼痛，向环指小指放射痛，无汗、舌淡苔白、脉浮紧。

中医诊断：项痹。

西医诊断：颈型颈椎病。

辨证：太阳筋伤。

治法：疏利经筋，通络止痛。

治疗：水针刀配合中药内服。

处方：当归桂枝葛根汤加减。葛根、桂枝、麻黄、当归、赤芍、细辛、姜黄、甘草、生姜、红枣。3剂，水煎服，每日一剂，早晚分服。

操作步骤：

①选取中药针剂复方当归注射液2～4mL、维生素B_{12}注射液250μg、利多卡因注射液1～2mL。

②选取针具：扁圆刃水针刀。

③进针点选择：根据"软组织三角平衡原理"中水针刀三针法定位选择，a针点：督脉经筋棘突筋结点。b针点：太阳经筋横突筋结点。c针点：太阳经筋肩胛内上角筋结点。

④治疗步骤：结合X线片，患者坐位或俯卧位，局部皮肤常规消毒。

a针点：进针方向与脊柱纵轴平行进针，按筋膜弹拨松筋法，松解3～6

针，回抽注药 1～2mL，出针，无菌纱布按压进针点 1～2 分钟，贴创可贴。

b 针点：进针方向与脊柱纵轴平行进针，按筋膜弹拨松筋法，松解 3～6 针，回抽注药 1～2mL，出针，无菌纱布按压进针点 1～2 分钟，贴创可贴。

c 针点：针法向内外下 45°角进针，筋膜扇行松筋法。松解 3～6 针，回抽注药 1～2mL，出针，无菌纱布按压进针点 1～2 分钟，贴创可贴。

6 月 15 日二诊： 该患者经针刺 2 次，服药 3 剂，治疗后颈肩臂疼痛明显减轻。

6 月 21 日三诊： 经水针刀松解治疗 3 次，配合颈阳关外贴吴氏筋骨膏以固其本而痊愈，随访半年无复发。

按语： 患者 C5、C6、C7 太阳经筋触诊压痛明显条索筋结，伴上肢尺腕伸肌、太阳经筋区疼痛，向环指小指放射痛，需要通过水针刀松解筋结，舒筋活络，解除压迫，通过注射当归注射液来活血化瘀；维生素 B$_{12}$ 来营养颈椎旁开的神经。《伤寒论》载"太阳病，项背强几几，恶寒恶风，葛根汤主之"。"项背强几几"，是指颈背部由于风寒湿邪侵袭、慢性劳损，导致肌肉筋膜变硬，引起颈部沉痛，僵硬不适，活动受限。伤寒太阳经之项背强几几，临床上可见于各种类型的颈椎病、颈背部肌筋膜炎、腰背部肌筋膜炎、风寒湿痹证等。病案中处方以葛根汤加减，桂枝温经通络，因筋脉失于津液所濡养，故以葛根发汗解肌，滋筋脉而舒拘急，达到巩固疗效之功。选用芍药、甘、枣之酸甘化阴以生津，以养阴柔筋，合麻黄为发汗解肌，以松解经筋治疗本病疗效确切，安全可靠。

验案 2

石某，女，26 岁，开封市人。因患腰部疼痛 3 年，右侧腰臀部钝痛，腰部感受风寒湿之邪，冷痛重着，转侧不利，逐渐加重，每遇阴雨天或腰部感寒后加剧，痛处喜温，得热则减，苔白腻而润，脉沉紧或沉迟。于2007 年 9 月 12 日前来我院求治。入院 X 线检查示无明显腰骶部病变。查体：右侧第 3 腰椎横突可触摸到阳性结节，压痛明显。

中医诊断： 腰痹。

西医诊断：腰 3 横突综合征。

辨证：风寒湿痹。

治法：祛风散寒，除湿通络止痛。

治疗：水针刀配合中药内服。

处方：麻黄附子细辛汤加减。组成：麻黄、制附片、细辛、苍术、姜黄、赤芍、黑豆、炙甘草、生姜、大枣。3 剂，水煎服，每日 1 剂，早晚分服。

操作步骤：

①选取中药针剂复方当归注射液 2 ～ 4mL、维生素 B$_{12}$ 注射液 250μg、利多卡因注射液 2mL。

②选取针具：扁圆刃水针刀。

③进针点选择：肋弓下缘平第 2 腰椎棘突，第 2 ～ 3 腰椎棘突间旁开 3 ～ 5cm 为第 3 腰椎横突治疗点。

④治疗步骤：结合 X 线片，患者俯卧位，局部皮肤常规消毒。

用指节定位法在竖脊肌外缘髂嵴最高点，四指屈曲，中指指背所抵压的骨突即是第 3 腰椎横突尖。皮肤常规消毒后，快速透皮进针，进针方向与脊柱纵轴平行，达筋膜层，逐层松解筋膜结节，部分结节重者可达第 3 腰椎横突，回抽无回血，应用筋膜弹拨松筋法，逐层松解筋膜结节 3 ～ 6 针，针下有松动感，每点注射松解液 2mL，快速出针，贴创口贴。

9 月 15 日二诊：用水针刀疗法治疗一次后，症状明显减轻。

9 月 19 日三诊：第三次治疗后痊愈。

随访 1 年无复发。

按语：患者腰部感受风寒湿之邪，冷痛重着，转侧不利，每遇阴雨天或腰部感寒后加剧，痛处喜温，得热则减，苔白腻而润，脉沉紧或沉迟。风寒湿邪痹阻经络，经络不通，形成筋结粘连，右侧第 3 腰椎横突可触摸到阳性结节，压痛明显。需要在右侧第 3 腰椎横突进行水针刀治疗，来松解筋结，舒筋活络，解除压迫，通过注射当归注射液来活血化瘀；维生素 B$_{12}$ 来营养腰椎外口的神经。再配合麻黄附子细辛汤加减来对证治疗，祛除寒湿。方中麻黄可以发汗解表，附子温经助阳，以鼓邪外出，两药相合温阳散寒，而恢复阳气，故为主药。辅以细辛。外解太阳之表，内散双阴之寒，既能助麻黄发汗解表，又助附子温经散寒。三药合用可以补散兼施，既可以使外感寒邪从表散，又能够固护真阳，使里寒为之驱逐，故作助阳解表之功。

验案 3

李某，男，57 岁，2018 年 9 月 16 日初诊。主诉：右肩部疼痛 3 月余。3 个月前，患者感到右肩部疼痛加重，右肩关节活动严重受限，不能背后梳头，脱上衣困难，不能上举。夜间疼痛加重，难以入睡，十分痛苦。经过中西医治疗，疗效不佳。经人介绍来求服中药治疗。右肩部疼痛，肩关节活动障碍，前臂外展只能抬起 30°，外旋、后伸障碍，夜间疼痛较重，舌暗红、舌体胖大边有齿痕，苔薄白滑，脉细、尺沉细。

中医诊断：肩痹。

西医诊断：肩周炎。

辨证：寒湿痹阻。

治法：散寒除湿，化瘀通络。

治疗：水针刀配合中药内服。

处方：葛根汤合麻黄细辛附子汤加减。煨葛根、生麻黄、桂枝、炮附子、赤芍、当归、姜黄、细辛、防风、白术、云苓、炙甘草、生姜。三剂，水煎服，日一剂，早晚分服。

操作步骤：

①选取中药：针剂复方当归注射液 2 ～ 4mL、曲安奈德 3mg、利多卡因 2mL。

②选取针具：扁圆刃水针刀。

③进针点选择：根据"软组织三角平衡原理"中水针刀三针法定位选择。

在肩部前方选取 a 针点：肩前方喙突筋结点，该点主要解除肩关节的外展后背旋后困难。

在肩部侧方选取 b 针点：肩侧方大结节筋结点，该点主要解除肩关节外展上举困难。

在肩部后方选取 c 针点：肩后方盂下结节筋结点，该点主要解除肩关节旋前、旋内困难。

④治疗步骤：患者取坐位，常规消毒。

a 针点：以 60° 向外上方快速进针，按筋膜扇形松筋法，松解 3～6 针，回抽注药 2～3mL，出针，贴创口贴。

b 针点：以 90° 向内下方快速进针，按筋膜扇形松筋法，松解 3～6 针，回抽注药 2～3mL，出针，贴创口贴。

c 针点：以 60° 向内上方快速进针，按筋膜扇形松筋法，松解 3～6 针，回抽注药 2～3mL，出针，贴创口贴。

9 月 19 日二诊： 松筋 1 次后，肩关节能自由活动，当即上举 130°，可以侧卧。上方炮附子加至 15 克（先煎 1 小时），继服 6 剂。

9 月 25 日三诊： 第 3 次治疗后，配合肩阳关外贴吴氏筋骨膏以固其本而痊愈。

随访半年无复发。

按语： 肩周炎属于中医学的"漏肩风""肩痹"等范畴，该病好发于 50 岁左右中老年人，又称"五十肩"，其中女性发病率高于男性。主要与手三阳经筋、手太阴经筋关系密切。患者右肩关节活动严重受限，夜间疼痛较重，舌暗红、舌体胖大边有齿痕，苔薄白滑，脉细、尺沉细。中医可辨证为风寒痹阻，需要用水针刀松解筋结，分离粘连、活血消肿，化瘀止痛，消除症状，恢复功能。通过注射当归注射液以活血化瘀；曲安奈德注射液来消除肩关节周围的无菌性炎症。再配合麻黄附子细辛汤加减对证治疗，祛除寒湿。方中麻黄可以发汗解表，附子温经助阳，以鼓邪外出，两药相合温阳散寒，而恢复阳气，故为主药。辅以细辛。外解太阳之表，内散双阴之寒，既能助麻黄发汗解表，走助附子温经散寒。三药合用可以补散兼施，既可以使外感寒邪从表散，又能够固护真阳，使里寒为之驱逐，故作助阳解表之功。诸药合用，正中病所。

第二十九章　吴氏中医筋骨三针疗法

一、技术简介

吴氏中医筋骨三针疗法，是吴汉卿在传统九针基础上，结合家传"太极龙关针法"，所创新发明的针法。

1. 技术特点

该疗法将传统针法与现代针法有机结合，总结了"三部九针十二针法"，并根据十二经筋与任督二脉肌筋膜解剖学、生物力学、病理学，创立了十四经筋三关定位法诊疗体系。该疗法应用三关定位、循筋诊断，以开三关针法、三部九针十二法，结合太极龙关交叉对应原理，松解筋结、分离粘连、减压镇痛；同时具有传统针刺捻转补泻、留针候气、疏通经络、调整内脏、平衡阴阳的功能。

（1）关守结要，松调通气：以十四经筋三关定位法为基础以伤寒六经辨证为诊断依据，形成了"病证、脉理、方、穴、术"系统诊疗体系，以筋为纲，以经为领，以关为守，以结为要，以松为法，以调为治，以气为通，以神为主。临证先明六经，确定阴阳三关，通关针法松筋结，疏筋通络调内脏，针药并用治顽症。临床医治筋伤疼痛病、内科疑难病具有确切疗效。

（2）经筋骨突，松筋为宗：《灵枢·经筋》云"结者皆痛"，但对筋结结于何处，没有明确论述。吴汉卿总结：十四经筋是由肌筋膜区带构成，附着于关节骨突的动静交点之上，在维护人体稳定及运动的过程中，这些附着点为力学受力点，病理学损伤点，筋结的形成点，同时是治疗学的进针点。将筋骨针纵行刺入痛点置于浅筋膜最下层，使患者主动运动肩关节带动针的运动来激发经气、松解筋膜、活血止痛达到治疗疾病的目的。应用筋骨针在病变区，即肌肉起止点、骨突点等，病变阳性压痛点进行松解，达到"不松则痛，以松治痛"的目的。

（3）针法创新，灵活变通：经过长期临床研究，结合家传太极龙关针法基础上，创新出筋骨九针十二法。并提出针法是疗法的灵魂，是技术的核心，在治疗神经根型颈椎病的过程中，提倡根据操作部位、层次的不同灵活选用针法。《素问·刺齐论》曰"刺骨无伤筋，刺筋无伤肉，刺肉无伤脉"，吴汉卿强调在松解过程中，用心体会针感，以手下阻力感作为评判标准，如针下柔软、无阻力感则无须继续松解，以减少对正常组织造成损伤；同时与患者保持沟通，及时调整松筋力度及方向，以防损伤神经及出现晕针等不良反应。

2. 理论基础

（1）十四经筋肌筋膜区带创新理论：吴汉卿经过三十年的经筋解剖结合经筋理论与临床总结，将传统十二经筋与任督二脉肌筋膜解剖学、生物学、病理学相结合，补充任脉经筋和督脉经筋两个系统，创立了"十四经筋肌筋膜区带学说"，对中医经筋学说提出了新的学术观点：手三阳经筋动力区带，是手背部伸指肌腱及筋膜所构成的三条动力区带；手三阴经筋动力区带，是手掌部屈指肌腱及筋膜所构成的三条动力区带；手三阳与手三阴经筋肌筋膜区带构成了人体的上肢伸屈活动功能。

足三阳经筋动力区带，是足背部及下肢后外侧伸指肌腱及筋膜所构成的三条动力区带；足三阴经筋动力区带，是足掌部及下肢内侧屈指肌腱及筋膜所构成的三条动力区带；足三阳与足三阴经筋肌筋膜区带构成了人体的下肢伸屈活动功能及传导功能。

任脉肌筋膜区带，是位于胸腹前方的动力区带，维系胸腹部正常的功能活动，调节人体内脏功能；督脉肌筋膜区带，是位于脊背部的动力区带，由脊背部的韧带、筋膜构成，维系着人体的脊背部的动静态平衡及传导功能。因此手足三阳、手足三阴经筋区带及任、督肌筋膜动力区带，共同构成人体的"十四经筋肌筋膜动力区带"。

（2）确立三关定位法：吴汉卿根据《灵枢》"粗守关，上守形，神守机"提出："粗守关"，"关"是指医生临证首先要确定针刺的关键部位，是关节部位；"上守形"，是指针刺要在有形筋结处行针；"神守机"，是指针刺要在人体关节处进针，调节经脉气机。并根据"太极龙关针法"中的"关为经之阻，骨突筋之结，结为痛之根"，提出人体关节为经脉阻滞的部位，骨突是经筋与筋结的聚集部位，筋结则是疼痛的根源。人体的经筋，是由人体肌筋膜区带构成，结于关节骨突动静交点上，每个关节的骨突是三点对应，经筋附着于关节骨突所形成的筋结点，为力学受力点，病理学损伤点，也是治疗学进针点。在此基础上吴汉卿总结出经筋要领为："经筋走行，结于骨峰；骨突侧方，血管神经；关节骨突，三点相应；筋膜结节，软伤疼痛；针法松解，筋结为宗"。同时确立了阴、阳三关定位法，将人体分为三阳经筋与三阴经筋。

①任脉经筋三关定位法：任脉经筋—肌筋膜区带起于小腹内胞宫，下出会阴筋膜区筋结点会阴，上结于经耻骨上筋结点曲骨—腹下中阴关，上至腹直肌筋膜区带经筋交汇点神阙，沿腹直肌筋膜区带上行交汇于胸腹筋膜交汇处剑突筋结点鸠尾—胸下中阴关，向沿上至胸前经筋区中点膻中—胸中阴关带上行，交于胸上颈胸筋膜动静交汇筋结点天突—颈下中阴关，上行经于颈前筋膜区带舌骨筋结点廉泉—（喉阴关），上行沿颏舌肌筋膜区带结于下颌筋结点地合，终结于口唇下筋结点（承浆），经脉环口上中点龈交交督脉。

任脉经筋三阴关定位法，主要由腹阴关三针、脐阴关三针、胸阴关三针、颈阴关三针、喉阴关三针等构成。

主要适用于腹、胸、颈、头面的局部病症及相应的内脏器官疾病，神志病、咽喉病、胸痹、脾胃病、男性阳痿、疝气、女性痛经、闭经、带下、少腹部疼痛等。

②督脉经筋三关定位法：督脉经筋肌筋膜区带，起于会阴处筋膜区会阴筋结点，上结尾骨长强筋结点，上经骶尾韧带骶4嵴腰俞筋结点，上行骶尾韧带夹脊筋膜区带，结于腰五棘上腰阳关筋结点，上沿棘上韧带筋膜区带结于腰3命门筋结点，结于胸11棘下脊中筋结点—胸中阳关，上行至夹脊筋膜区带颈7顶椎筋结点—颈下阳关，结于颈2棘突筋结点哑门次，上行至枕隆突脑户筋结点—枕阳关，上行头顶筋膜区百会神聪筋结点—顶阳

关，下行于眉阳关印堂筋结点，下行至鼻尖素髎筋结点，终结于上唇中龈交筋结点，经脉交任脉。

督脉经筋三关定位法，主要由尾闾关、腰阳关三针、胸阳关三针、颈阳关三针、枕阳关三针、顶阳关三针等构成。

主要适用于神志病，热病，腰骶、背、头项局部病证及脊柱相关的内脏疾病、背部筋膜疼痛、脊背痛、脊柱炎、颈椎病、腰椎病等。

③手三阳经筋三关定位法：手三阳经筋区带，起于手指背侧末端骨突点，结于掌部三阳关筋结点，结于腕部三阳关筋结点，沿上肢伸肌筋膜区带上行，结于肘部三阳关筋结点，上结于肩部三阳关筋结点骨突筋结点，上行肩颈部及后枕部，终结于头面部。

手三阳经筋三关定位法：由手阳关三针、腕阳关三针、肘阳关三针、肩阳关三针等构成。

主要适用于上肢痹症、筋伤病、慢性疼痛病、肩痹、颈椎病、中风后遗症、头面五官病等。

④手三阴经筋三关定位法：手三阴经筋区带：起于手掌指末端骨突点，沿上肢掌侧屈指肌筋膜区带上行，结于腕阴关三针、上行沿上肢屈指肌肌筋膜区带，结于腕、肘、肩前关节骨突筋结点，构成腕部三阴关，肘部三阴关与肩部三阴关，续循经上行于胸背筋膜区，最终止于胸腹季肋筋膜区。

手三阴经筋区带三关定位法：构成手阴关三针、腕阴关三针、肘阴关三针、肩阴关三针等。

主要适用于手三阴经筋病变，咽喉病、肺系病：胸腔病、胸痹、胸痛证、神志病、顽固失眠症、胸肋筋膜疼痛等。

⑤足三阳经筋三关定位法：起于足趾背侧末端筋膜结点，沿下肢背侧伸趾肌筋膜动力区带上行，结于踝、膝、髋背侧关节骨突筋结点，构成足三阳关、踝三阳关、膝三阳关，续循行经于胸背部脊柱侧方骨突筋结点，部分终止于头面部鼻旁、鬓角筋膜区。

足三阳经筋区带与三关定位法，构成了腰阳关三针、胸阳关三针、颈阳关三针、枕阳关三针；上行于头顶筋膜区，构成了顶阳关三针。

主要适用于足三阳经筋病变，治疗下肢痹证、痿证、筋伤病、膝痹证、中风后遗症、坐骨神经痛、腰椎病、腰背部疼痛、太阳经头痛等。

⑥足三阴经筋三关定位法：足三阴经筋区带，起于足趾末端、足底部经筋点，沿下肢内侧方屈趾肌筋膜动力区带上行，结于踝、膝、髋背侧关节骨突筋结点，构成了踝三阴关、膝三阴关、股三阴关，续循经上行，结于股内关节骨突点，上行胸腹部侧方骨突筋结点，部分终止于胸部季肋筋膜区。

足三阴经筋区带三关定位法，足三阴经筋区带构成足阴关三针、踝阴关三针、膝阴关三针、髋阴关三针。

主要适用于足三阴经筋病变，腹部病变、脾胃病、男性阳痿、女性痛经、闭经、腹前筋膜区疼痛等。

二、适用范围

阳关三针：主要用于运动系统疾病，筋伤病、骨伤病、慢性疼痛病、脊柱相关病、临床疑难病及中风后遗症的治疗。

阴关三针：主要用于内科系统疾病，筋伤病、软组织损伤病的治疗。

三、技术操作

1. 施术前准备

（1）针具选择：根据患者病情选取不同型号筋骨针。微型筋骨针，直径在 0.3mm、0.5mm、0.6mm；长度分为 1cm、3cm、6cm、9cm。针型分为扁圆刃筋骨针、马蹄型筋骨针与棱型刺血型三种。

（2）针具检查：为防止针刺意外事故的发生，在治疗前应严格检查针具是否锋利、有无毛刺和弯钩等缺陷，如发现包装损坏等不合格现象，予以剔除。

（3）体位选择：患者体位应以既有利于腧穴的正确定位，又便于施术者的操作以及长时间保持固定姿势而不致疲劳为原则。

①仰卧位：患者仰卧于治疗床上，四肢自然伸直平放。适宜于选取头、胸、腹部和四肢部分的治疗点。

②侧卧位：患者侧卧于治疗床上，四肢可自然屈曲，适宜于选取在身体侧面和上、下肢部位的治疗点。

③俯卧位：患者仰卧于治疗床上，头面胸腹朝下，上肢可做环抱状置于下颌和额头下，下肢自然平伸。适宜选取于在头、项、脊背、腰骶部和下肢后侧的治疗点。

④端坐位：主要适宜于颈肩部、上背部、上肢部位的进针点，对于颈椎病的治疗，该体位最为常用。年老体弱、初次治疗、恐惧扎针者要注意尽可能卧位治疗。

⑤俯伏坐位：适宜于后枕部、上颈部进针点的操作。

⑥坐位：适宜于膝关节和下肢部分部位的进针点。

体位的选择在临床需要灵活运用，不可拘泥。遇到以下情况则需要随时改变体位：a. 病痛随体位的不同而不同。比如，对于那些卧位时疼痛不明显而站立时明显的腰腿疼痛患者，站立位就是临床操作最合适的体位。b. 在一个区域内患肌众多时，可在一种体位处理患肌后，让患者更改体位，以利于其他患肌的处理。例如，颈部疾病的多采取坐位，但坐位时颈后部肌肉采用坐位不能很好放松，可改为俯卧位后继续治疗。c. 病痛在活动过程中加剧。这种状况下，必须使病痛所在局部肢体保持活动状态，同时进针治疗，才能取得良好效果。

（4）消毒：医者要有严格的无菌观念，切实做好消毒工作，避免发生感染事故。治疗室应卫生洁净，定期消毒净化，有良好的换气装置以保持空气流通。

①针具器械消毒：微型筋骨针为一次性针具，使用前需检查包装是否存在破损。

②医者手指消毒：在针刺施术前，医者应先用肥皂水将手洗净，待干后再用 75% 乙醇棉球擦拭方可持针操作。

③针刺部位消毒：用 75% 乙醇棉球擦拭需要针刺的部位皮肤，或用 1.5% 碘伏擦拭。擦拭时应从中点向外绕圈消毒。皮肤消毒后，切忌再接触污物，以防重新污染。

2. 施术方式

（1）皮部针法：经筋飞挑法（图 29-1），患者采取坐位，常规消毒后，选取微型筋骨三针，拇指、食指捏持针柄，中指抵住针身至针尖约 2mm。沿四肢或躯干部经筋区带，按三道线：侧线（少阳经线）、前线（阴经线）、后线（阳经线），三道线间距 3cm 左右，由近端向远端，用针尖部刺入皮肤 1 ~ 2mm，随即倾斜针身轻快挑破皮肤，使之出少量血液，或可刺入 3 ~ 5mm，倾斜针身使针尖轻轻挑起，挑断部分纤维组织，针法要点：有响声、皮不破、不出血。结束后用碘伏消毒，结束本次操作，24 小时内避免沾水。

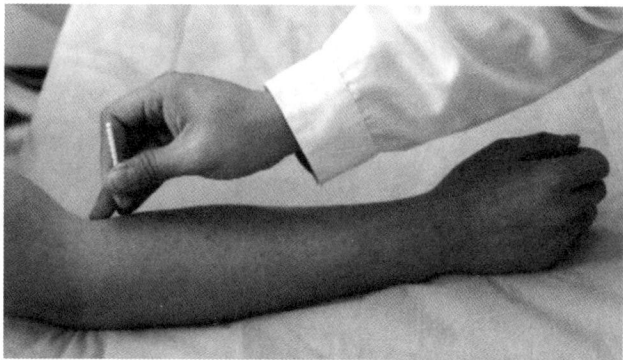

图 29-1　经筋飞挑法

（2）筋膜针法

①双手弹拨松筋法：患者采取坐位或俯卧位，常规消毒后，选取微型筋骨针，双手同时持针，可选取单针或双针；双手在脊柱两侧同时快速进针约 1cm，同时松解筋结 3 针，左右摆动针尾弹拨分离 3 针；如针下仍有韧性感，可向下进针继续松解、弹拨，如针下松动即可出针。进针时注意进针点两侧对称，双手松解力度保持一致。（图 29-2）

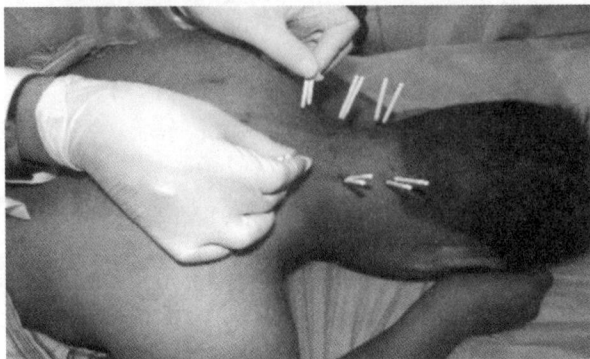

图 29-2　双手弹拨松筋法

②筋膜扇行松筋法：患者采取坐位或俯卧位，常规消毒后，选取微型筋骨针，在胸背或胸腹部筋结点，快速斜行 45°进针约 1cm，达筋膜层，向正前、斜上、斜下推铲 3 针；摆动针尾行扇行分离筋结 3 ～ 6 针，针下松动即可出针，结束本次操作。（图 29-3 ）

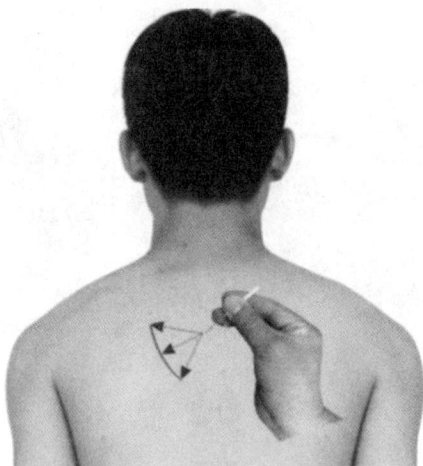

图 29-3　筋膜扇行松筋法

③筋膜弹拨松筋法：患者采取坐位或俯卧位，常规消毒后，选取微型筋骨针，快速纵行进针 1cm 左右，达筋膜层，进行上、下摆动针尾疏通 3 针，左、右摆动针尾弹拨分离 3 针，即可出针，结束本次操作。禁忌深刺提插切割，避免损伤血管神经。（图 29-4 ）

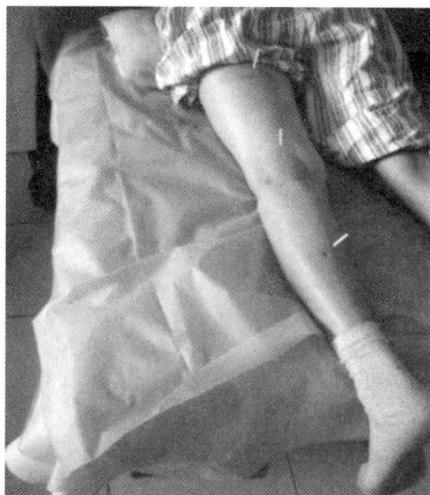

图 29-4　筋膜弹拨松筋法

（3）骨膜针法：骨膜交叉叩刺法，患者采取坐位或仰卧位，常规消毒后，选取微型筋骨针，快速进针达骨膜层，多选取病变关节的交叉对应关节处筋结点，如肩关节对应对侧髋关节，左肘关节对应对侧膝关节，腕关节对应对侧踝关节。快速叩击，提插幅度约 2mm，每分钟 80 ～ 100 次，快速几秒扣刺后即可结束本次操作。（图 29-5）

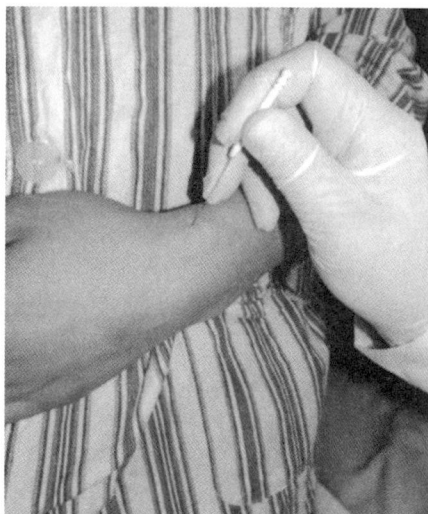

图 29-5　骨膜交叉叩刺

3. 施术疗程

每周治疗 2 次，每次间隔时间为 2～3 天。一般以 3～5 次为 1 个疗程。

4. 禁忌证

（1）体内恶性病变，如骨癌、淋巴瘤等。

（2）全身感染发热性疾。

（3）一切有严重内脏疾患的发作期。

（4）施术部位有红、肿、灼热或有深部脓肿。

（5）施术部位有重要的神经、血管或主要脏器而施术无法避开者。

（6）凝血机制不全者。

（7）传染性疾病如骨结核、淋病、艾滋病、梅毒等。

（8）对药物严重过敏反应者。

四、注意事项

1. 严格无菌操作。

2. 严防折针、断针，使用前要仔细检查有无痕迹，以防折针、断针。

3. 明确局部血管神经的走行与分布，严防损伤血管神经。

4. 逐层体会针下的感觉，鉴别是病变组织还是正常软组织，在不超过病变范围及病变层次的要求下，进行松解治疗。

5. 进针阳性结节时，应在原位按压，不可将阳性结节推到一旁，必须固定后方可进针。

6. 筋骨三针疗法配合水针刀注射药物要严格掌握剂量、药物浓度，注意药物的适应证。

7. 密切注意患者在治疗中的感觉及变化，如操作中患者出现头晕、心慌、恶心出冷汗表现时，应及时停止操作，按一般晕针处理。

8. 对于老弱小儿及初次治疗者，要先解除患者顾虑，一旦出现晕针，按一般晕针处理。

9. 孕妇不宜在腰骶部进针，定点宜少而精。

10. 针眼处可用创口贴贴敷，要在针后 48 小时取下，以防贴敷时间过久，引起局部皮肤过敏感染。

五、临床验案

验案1

张某，男，49岁，于2019年7月初诊头痛、头晕目眩、视力障碍型1年，加重1个月。头痛头晕伴有颈部僵硬、痛连肩背，触诊颈枕部太阳经筋结明显，舌淡红、苔薄白，脉弦紧。

中医诊断：颈痹。

西医诊断：椎动脉型颈椎病。

辨证：风寒痹阻。

治法：祛风散寒，通络止痛。

治疗：筋骨三针（颈上阳关三针）配合中药内服。

处方：葛根汤加减。葛根、桂枝、麻黄、芍药、细辛、生姜、炙甘草、大枣。3 剂，水煎服，每日 1 剂，早晚分服。

操作步骤：主要选取手三阳经筋区带、太阳经筋筋区带筋结点，松解筋结、分离粘连、疏通经筋、活血止痛，达到治疗目的。

a 针：颈二棘突筋结点。（督脉经筋 - 肌筋膜区带）。

定位：位于后发际水平线与后中线的交汇筋结点。

针法：选用微型筋骨针，快速纵行进针，达筋膜层，应用筋膜弹拨松筋法。

b 针、c 针：颈一横突筋结点（足太阳膀胱经筋区带）。

定位：颞骨乳突内下 1.5cm。

针法：选用微型筋骨，快速纵行进针，逐层切开分离，达横突后应用筋膜旋转松筋法治疗。

7 月 30 日二诊：第 2 次筋骨针治疗后颈肩臂疼痛明显减轻。第二次治疗麻黄减量，加炒苍术。

8月5日三诊：第3次筋骨针治疗，配合颈阳关外贴吴氏筋骨膏以固其本而痊愈。

随访半年无复发。

按语：筋骨针在治疗颈椎病时主要在病变阳性压痛点进行松解，提倡根据操作部位、层次的不同灵活选用针法，达到"不松则痛，以松治痛"的目的。本患者颈枕部太阳经筋结明显，主要选取手三阳经筋区带、太阳经筋筋区带筋结点，松解筋结、分离粘连、疏通经筋，达到治疗目的。"太阳病，项背强几几，恶寒恶风，葛根汤主之"。处方以葛根汤加减，桂枝温经通络，因筋脉失于津液所濡养，故以葛根发汗解肌，滋筋脉而舒拘急，达到巩固疗效之功。选用芍药、甘、枣之酸甘化阴以生津以养阴柔筋，合麻黄为发汗解肌以松解经筋的方法，治疗本病疗效确切，安全可靠。

验案 2

杜某，男，58岁，于2019年3月。患者腰痛，痛处固定，或胀痛不适，或痛如锥刺，日轻夜重，或持续不解，活动不利，甚则不能转侧，痛处拒按，面晦唇暗，舌质隐青、有瘀斑，脉多弦涩。

中医诊断：腰痹。

西医诊断：腰椎间盘突出症。

辨证：瘀血阻络。

治法：活血化瘀，理气止痛。

治疗：筋骨三针（腰骶阳关三针）配合中药内服。

处方：当归桂枝葛根汤合桃红四物汤加减。当归、桂枝、葛根、独活、寄生、赤芍、桃仁、红花、丹参、炒山药、牛膝、甘草、生姜。3剂，水煎服，每日1剂，早晚分服。

操作步骤：选取足太阳经筋－肌筋膜区带、督脉经筋-肌筋膜区带筋结点，松解筋结、疏通经筋、活血止痛从而达到治疗目的。

a针：L5棘突筋结点（中阳关）。选用微型筋骨针，快速纵行进针达筋膜层，由浅入深逐层松筋，应用筋膜弹拨松筋法，松筋 3 ～ 6 针，针下有松动感，快速出针。

b、c 针：L5 椎间孔外口筋结孔（左、右阳关）。选用微型筋骨针，棘间旁开 3.5cm，在横突间韧带附着点，以 60° 向内上斜行进针达筋膜层，松解筋膜结节 3 ～ 6 针，继续进针到达椎间外口应用筋膜旋转松筋法，松筋 3 ～ 6 针，快速出针。

3 月 15 日二诊：服 3 剂，针 2 次后，复诊，腰部症状明显减轻。

3 月 19 日三诊：筋骨针治疗，继服中药 3 剂，配合腰阳关外贴吴氏筋骨膏以固其本而痊愈，随访半年无复发。

按语：十四经筋是由肌筋膜区带构成，附着于关节骨突的动静交点之上，这些附着点为力学受力点、损伤点、筋结的形成点，同时是治疗学的进针点。应用筋骨针在病变阳性压痛点，进行松解，达到"不松则痛，以松治痛"的目的。患者腰痛，痛处固定，选取足太阳经筋 - 肌筋膜区带、督脉经筋 - 肌筋膜区带筋结点，松解筋结、疏通经筋从而达到治疗目的。葛根汤主治颈背部由于风寒湿邪侵袭、导致肌肉筋膜变硬，引起颈腰部沉痛，僵硬不适等。患者通过筋骨针治疗松解筋结，舒筋活络的同时要用葛根汤加减来柔筋活络，同时配合桃红四物汤以活血化瘀，达到治疗的目的。

验案 3

李某，男，37 岁，2019 年 12 月 23 日初诊。右侧下肢疼痛 11 个月余。右下肢疼痛，膝关节较重，走路稍远即疼痛。舌红舌体胖大、苔滑腻，脉细弦、寸关滑尺沉。膝关节屈伸活动受限，右膝内侧厥阴经筋压痛明显，浮髌试验阳性。

中医诊断：膝痹。

西医诊断：膝关节骨性关节炎。

辨证：寒湿痹阻。

治法：除湿散寒，活血通络。

治疗：筋骨三针（膝阴关三针合用膝阳关三针）配合中药内服。

处方：当归独活寄生汤加减。当归、独活、寄生、细辛、赤芍、生白术、炒山药、怀牛膝、知母、姜黄、炙甘草、生姜。3剂，水煎服，每日1剂，早晚分服。

操作步骤：

a针：髌内筋结点（内阴关），位于内侧副韧带中点，选用微型筋骨针，与局部纵轴平行，快速纵行进针达筋膜层，由浅入深逐层松筋，应用筋膜扇形松筋法，松筋3～6针，快速出针。

b针：髌下筋结点（前阳关），位于髌骨下中点，选用微型筋骨针，与局部纵轴平行，快速纵行进针达筋膜层，由浅入深逐层松筋，应用筋膜扇形松筋法，松筋3～6针，快速出针。

c针：髌外筋结点（外阳关），位于外侧副韧带中点，选用微型筋骨针，与局部纵轴平行，快速纵行进针达筋膜层，由浅入深逐层松筋，应用筋膜扇形松筋法，松筋3～6针，快速出针。

每隔3～5日治疗一次，3～5次为1个疗程。

12月26日二诊：上方服3剂，筋骨针松筋针刺2次后疼痛明显减轻，能行走八百米。

2020年1月10日三诊：经筋骨针治疗1个疗程，配合膝阳关外贴吴氏筋骨膏以固其本而痊愈，随访半年无复发。

按语：患者右侧下肢疼痛11个月余。右下肢疼痛，膝关节较重，走路稍远即疼痛。舌红舌体胖大、苔滑腻，脉细弦、寸关滑尺沉。中医以辨证寒湿痹阻，先通过筋骨针法治疗，松解结节，活血化瘀，软化韧带，恢复功能。同时配合中药独活寄生汤加减，标本兼顾，扶正祛邪，小剂量黑附片，入命门通行督脉及十二经脉，人身阳和之气如冬日暖阳，补虚高效也。独活祛风湿通痹止痛，舒筋活络；寄生滋补肝肾，除湿通经止痛；细辛祛风散寒，通络止痛；姜黄化瘀通经止痛。当归补血活血；芍药收敛止痛；山药滋补肺脾肾，怀牛膝入肝肾经，补肝肾，强筋骨，有牛膝之力，善医膝之疾患；甘草调和诸药合用，正中病所。

第三十章　强基固本贴敷疗法

一、技术简介

强基固本贴敷疗法是开封市中医院将针、罐、药、穴疗法相结合的一种"冬病夏治"的治疗方法。本疗法在传统冬病夏治三伏贴的基础上，优化贴药时间、频次、穴位、适应证，除在每伏第一天贴敷，在头伏前10天、末伏后10天各加贴一次，达到强基固本、提升疗效的目的，具有操作简便、疗效突出、经济实用、无毒副作用、患者易于接受等特点。

1. 技术特点

操作流程是先针刺穴位，继而拔火罐，再进行贴药。针刺、拔罐与贴药相结合，不仅可以多层次激发经气，还能扩大刺激面积，进而提升临床疗效。

（1）针刺激发经气：首先根据疾病进行经络、脏腑辨证，筛选最佳背部腧穴点刺，能增强腧穴所在经脉的气血运行，进而改善脏腑阴阳的失衡状态，达到疏通经络的效果。

（2）拔罐增强皮部气血运行：出针后拔火罐，至皮肤微红，使局部皮肤毛孔张开，局部血液循环增强，为伏贴药物的渗透和吸收打下基础。

（3）药物刺激腧穴及周边：用一个大的药贴，将所针刺的穴位及周边的皮肤全部覆盖起来，增加药物作用的面积提高临床疗效。

2. 理论基础

"冬病"是指在冬季容易发作或加重的疾病。中医认为，这类疾病与寒邪、阳虚有关，患者多有宿疾，入冬后，由于风寒之邪侵袭人体，引动宿疾而发病。常见的如支气管哮喘、慢性支气管炎、过敏性鼻炎、体虚易感等肺系疾病，其他的包括风湿、类风湿关节炎，慢性腹泻、阳虚怕冷以及女性宫寒不孕、痛经等妇科疾病，这些疾病一般到了冬季天气变冷时容易加重或发作，所以称之为"冬病"。

"冬病夏治"是中医特色疗法之一，源于中医"春夏养阳"的理论及"急则治标，缓则治本"的治疗原则，是在中医理论指导下的一种独特的中医特色疗法，融合了中医学、时间医学等诸多学科的知识。夏季天气炎热，根据"天人相应"的中医理论，此时人体阳气旺盛，配合治疗能更好地激发人体阳气，对疾病的预防、治疗等可起到事半功倍的效果，这也是中医"治未病"思想的很好体现。

因三伏季节天气炎热，此时人体阳气充盛，皮肤松弛，毛孔开张，在特定穴位上贴敷辛温走窜的药物，有利于药物渗透，能够激发全身经气，起到沟通表里、调和营卫、宣肺化痰、止咳平喘、健脾益肾、调整阴阳平衡的作用，最终达到防治疾病的目的。

强基固本贴敷疗法集针刺、拔罐、贴药等多种方法，激发皮部、经脉、腧穴的气血运行，增加贴敷面积，使药物吸收更充分；增加贴敷次数，即在头伏前10天和末伏后10天各加贴一次，起到强基固本、固护正气、强化疗效的作用。

二、适用范围

强基固本贴敷疗法的应用范围比较广泛，主要适用于虚证和寒证类疾患，并且该疗法属于预防性治疗，是中医治未病思想的很好体现，临床中可适用于内、外、妇、儿以及风湿疼痛类等各种疾病。

1. 呼吸道疾病，如慢性支气管炎、支气管哮喘、过敏性鼻炎、慢性咽炎、外感后久咳等中医辨证属阳虚为主的患者；也适用于怕冷、怕风、平素易感冒或冬季反复感冒的虚寒体质的患者；也可以用于固护人体阳气的保健贴。

2. 消化系统疾病，如慢性胃炎、慢性腹泻、胃脘痛、消化不良等脾胃虚弱患者。

3. 妇科疾病，如痛经、慢性虚寒性盆腔炎、宫寒不孕等。

4. 儿科疾病，如小儿肺炎、支气管炎、久咳、厌食、遗尿、体虚易感冒等。

5.骨关节疾病，如风湿、类风湿关节炎，肩周炎，颈肩腰腿痛，痛风等病症。

三、技术操作

1.施术前准备

（1）针具准备：选用规格为 0.30mm×25mm（1寸）、0.30mm×40mm（1.5寸）普通一次性无菌针灸针。

（2）辅助工具：火罐（3号、4号）、棉签、碘伏、大小号穴位贴、点火器、酒精灯、止血钳或镊子、95%乙醇棉球、酒精缸、压舌板、锐器盒、医疗垃圾桶。

（3）腧穴定位：符合《经穴名称与定位》（GB/T 12346—2021）的规定。（注：临床选穴可根据疾病的具体情况选取）

（4）药物制作

①药材选择：根据病症，选择不同的中药配方，所用药材选取道地药材，进药的产地、批号、药材质量的控制严格把关，保证所选药物质量，检查药物有无变质、霉变、潮湿等。

②药粉制作：将药物根据疾病选取配方，先将配方烘干后再打细粉，过100目筛，药粉装瓶干燥保存备用（注意防潮和霉变）。

③伏贴制作方法：在贴敷当天，取备好的不同药粉，按比例加入生姜汁调和成糊状，用压舌板均匀地将调好的药物涂在穴位贴上，以备贴敷。

（5）体位选择：根据针刺部位，选择患者舒适、医者便于操作的治疗体位。患者采取坐位、俯卧位、仰卧位。

（6）环境：卫生要求符合《医院消毒卫生标准》（GB15982—2012）的规定，保持环境安静，清洁卫生，避免污染，温度适宜。

（7）消毒：施术前应该对受术者针刺部位进行消毒，可用 0.5%～1%碘伏棉球或棉签在针刺部位由中心向外做环形擦拭消毒，直径大于5cm，每穴消毒2遍。施术者双手应用肥皂或洗手液清洗干净，再用速干手消毒剂消毒。

2. 具体操作

（1）呼吸道疾病

①主穴：大椎、肺俞、风门。配穴：天突穴（只贴不针），过敏性鼻炎患者加点刺迎香、印堂穴。

②针刺操作：患者取端坐位，暴露局部皮肤，穴位常规消毒后，选用一次性 1 寸针灸针，分别点刺肺俞、大椎、风门三穴五点，采用直刺法，其中大椎刺入 0.5 ~ 0.8 寸，肺俞、风门直刺，刺入 0.5 寸左右，点刺后行提插、捻转平补平泻行针手法，待穴位局部有酸、麻、沉、胀等针感后即可出针。针刺后在大椎、肺俞、风门三个穴位的正中拔一个 3 号火罐，根据患者体质和皮肤情况，一般留罐 3 ~ 5 分钟，以局部皮肤红润为度。对于儿童或体质较虚弱惧怕针刺者，也可只拔罐，不针刺。过敏性鼻炎患者加点刺迎香、印堂穴，迎香、印堂均采用 1 寸毫针，印堂向下平刺进针 0.5 ~ 0.8 寸，迎香向上斜刺 0.5 寸左右，刺入后行捻转行针手法，待有针感后即刻出针。

③贴敷操作：将准备好的大的穴位药贴贴敷于大椎、肺俞、风门三个穴位上，使药膏能够完全覆盖住三个穴位，可以用无纺透气胶布固定药膏，再将小的穴位贴涂适量的药物贴敷在天突穴上。

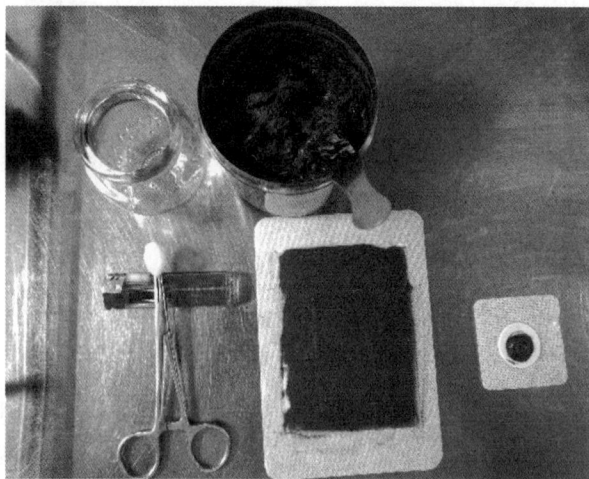

图 30-1 物品准备

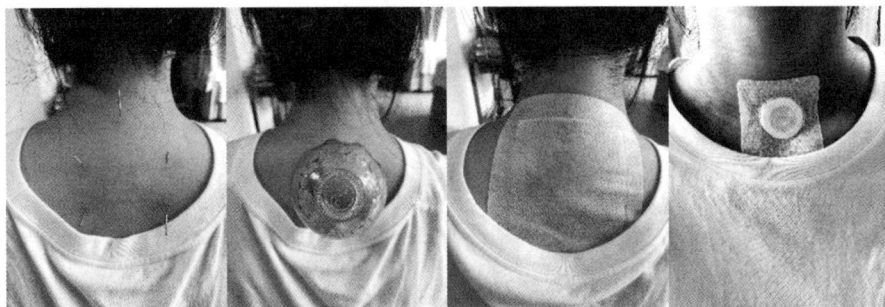

图 30-2　针刺、拔火罐及穴位贴敷具体操作

（2）消化系统疾病

①主穴：脾俞、胃俞。配穴：中脘。

②针刺操作：患者取前倾坐位，暴露局部皮肤，穴位常规消毒后，选用一次性 1 寸针灸针，分别点刺脾俞、胃俞，一般进针 0.5 ～ 0.8 寸，针刺后行提插、捻转平补平泻手法，待穴位局部有酸、麻、沉、胀等针感后即可出针，针刺后分别在左右两侧脾俞、胃俞部位各拔一个 3 号或者 4 号火罐，根据患者体质和皮肤情况，一般留罐 3 ～ 5 分钟，以局部皮肤红润为度。对于儿童或体质较虚弱惧怕针刺者，也可只拔罐，不针刺。

③贴敷操作：将准备好的药膏贴敷在脾俞、胃俞 4 个穴位上，可用无纺透气胶布固定。再用小的穴位贴涂适量的药物贴敷中脘穴。

（3）妇科疾病

①主穴：归来、气海。配穴：痛经配三阴交；盆腔炎配子宫、关元。

②操作：选用一次性 1.5 寸无菌针灸针，先点刺归来、气海穴，采用直刺方法进针 0.8 ～ 1.2 寸，痛经者加点刺三阴交穴，盆腔炎者加点刺子宫、关元穴，三阴交采用 1.5 寸毫针直刺 1 寸左右，关元、子宫穴采用 1.5 寸毫针直刺 0.8 ～ 1.2 寸，进针后行提插捻转平补平泻手法，待局部有酸、麻、沉、胀等针感后即刻出针，再在小腹部关元部位拔一个 3 号火罐，根据患者体质和皮肤情况，一般留罐 3 ～ 5 分钟，以局部皮肤红润为度，最后将药膏贴敷于小腹部，使药膏能够完全覆盖所针刺穴位。

（4）儿科疾病：小儿多惧怕针刺，对于小儿呼吸道疾病一般不针刺，可先拔罐再贴药膏，方法同成人呼吸道疾病贴敷方法。对于小儿遗尿可选用中极、关元穴位，先拔罐再贴敷，贴敷方法同妇科疾病方法。

（5）骨科疾病：对于肩周炎、风湿性关节炎、类风湿关节炎、颈椎病、腰椎间盘突出症等疼痛类疾病，在疼痛局部贴敷治疗，可以先针刺后直接贴药膏，一般不拔罐。原则上是用药膏把整个疼痛部位能够覆盖上。

3.施术疗程

每伏的第 1 天进行贴敷，并在头伏前 10 天贴敷 1 次起到强基的作用，末伏结束后 10 天再贴敷 1 次，起到固本的作用，每年贴敷 5 次，一般 3 年为 1 个疗程。

4.施术后处理

（1）施术后的正常反应：贴敷后局部会有发热或痒感，为正常反应，一般贴敷后 10 分钟开始出现感觉，30 分钟左右到达顶峰，对于初次贴敷者需留观 30 分钟再离院。

（2）揭药：药物贴敷 30 分钟左右去掉，去掉后直接用消毒棉球或纸巾擦拭干净即可，对于皮肤敏感易于过敏者，也可用乙醇棉签擦拭。

四、注意事项

1.根据不同的疾病选用相应的药物贴敷配方，切记不可混淆，否则易降低疗效甚者引起皮肤过敏或者起水疱。

2.贴敷时间一般在 30 分钟左右，贴敷后局部有轻微灼热、痒感为正常反应，如出现奇痒、灼痛难忍等应立即去掉药膏，以免起水疱。

3.风湿疼痛类疾病可以根据患者情况适当延长贴药时间，一般不超过 2 个小时。

4.贴药时宜穿透气性较好的宽松棉质衣服，贴药期间不宜进行剧烈活动，贴药后尽量不要在空调屋，因遇冷会使毛孔收缩，影响药物吸收，最好自然通风处乘凉。

5.贴敷当天不宜洗澡，保持贴敷部位皮肤干燥。

6. 贴敷期间饮食以清淡为宜，忌烟、酒、生冷之品；忌食鱼虾等海产品及辛辣、羊肉等热性食物。

7. 皮肤对贴敷药物过敏或者过敏体质者慎贴，应当严格控制贴敷时间。

8. 小儿应当在家长陪护下贴敷，患有严重精神类疾病或精神障碍者禁止贴敷。

9. 局部有感染、溃疡、瘢痕、肿瘤的患者禁止贴敷。

10. 合并有严重肺心病、肺癌及心脑血管、肝、肾和造血系统等严重危及生命的原发性疾病以及精神病患者禁贴。

五、临床验案

验案1

厉某，男，72 岁，2021 年 7 月 1 日初诊。主诉：咳嗽，咳痰 15 天，伴呕吐 1 天。现病史：患者 15 天前因受凉后出现咳嗽，咳痰，痰色白质黏，夜间为甚，急至开封某三甲医院，诊断为慢性阻塞性肺疾病伴急性加重，给予输液及口服药物治疗，症状改善。1 天前无明显诱因突发恶心、呕吐，咳嗽，咳痰，咽喉疼痛，遂来诊。现症见咳嗽，咳痰，痰色白质黏，夜间尤甚，咽喉疼痛，伴有恶心，呕吐，畏寒，怕冷，出虚汗，气短，舌质淡红，舌苔白腻，脉浮。

中医诊断：咳嗽。

西医诊断：慢性阻塞性肺疾病。

辨证：痰浊壅肺。

治法：强基固本，调和阴阳，扶助正气。

取穴：大椎、肺俞、风门、天突、足三里、丰隆。

药方：细辛、白芥子、甘遂、白果、黄芪、半夏、延胡索、川芎等各等份，研末备用。

操作：采用强基固本贴敷疗法治疗，按技术要求操作。

7月11日二诊： 第二次贴敷治疗，咳嗽、咳痰症状较前有所缓解，痰量减少，继续治疗。

7月21日三诊： 第三次贴敷治疗，咳嗽、咳痰基本消失，痰量明显减少，仍有易汗出、畏寒怕冷。继续治疗。

7月31日四诊： 第四次贴敷治疗，咳嗽，咳痰等症状完全消除，易汗出改善，畏寒怕冷稍改善，继续治疗。

8月10日五诊： 第五次贴敷治疗，咳嗽、咳痰等肺部症状完全消失，汗出、畏寒怕冷症状显著改善，日常生活基本恢复正常。

按语：《脾胃论·肺之脾胃虚论》云："脾胃之虚，怠惰嗜卧，四肢不收，时值秋燥令行，湿热少退，体重节痛，口苦舌干，食无味，大便不调，小便频数，不嗜食，食不消。兼见肺病，洒淅恶寒，惨惨不乐，面色恶而不和，乃阳气不伸故也。"肺司呼吸主一身之气，脾胃化生、运化水谷精微输注于肺，脾胃虚，气血精气化生不足，则肺气衰。脾胃五行属土，肺五行属金，土生金，母病及子，脾胃病传于子则肺病。同时中医认为"脾为生痰之源，肺为贮痰之器"。本案患者为肺脾亏虚、痰浊壅肺之证，脾虚湿聚，湿聚成痰，壅阻于肺而致咳嗽、咯痰，脾虚失于运化，再加上水湿阻胃而致恶心呕吐。患者平素脾阳不足，就诊时正好为三伏季节，故采用强基固本贴敷技术治疗，一方面可以健脾化湿，清肺化痰而改善咳嗽、咳痰症状，另一方面可以调和阴阳，温补脾阳，从而从根本上改善肺脾亏虚证候，以治本，所以该方法具有标本兼治的功效。该患者为一慢阻肺患者，症状会反复发生，故建议每年坚持强基固本贴敷疗法治疗，以减少发作次数和减轻发作时的症状。

验案 2

武某，女，34岁，2021年7月1日初诊。主诉：间断性鼻痒、喷嚏3月余。现病史：患者3个月前受凉后出现鼻塞、流清涕，伴咽干咽痒，就诊于某医院，诊断为"过敏性鼻炎、慢性咽炎"，给予扁桃体切除及中西药物（具体不详）治疗，对症治疗后鼻塞及流清涕好转，余症一直未见明显好转，时轻时重，为求中医治疗来诊。现症见：鼻塞，喷嚏，每日 3 ～ 4 个，无明显流涕，剧烈运动后胸闷气喘，喜出长气，伴咽喉干涩疼痛、发痒，痒则咳嗽，无痰，鼻痒、耳痒，舌质淡红，舌体偏胖，舌苔薄白腻，六脉俱弱，关前尤甚。

中医诊断：鼻鼽。

西医诊断：过敏性鼻炎。

辨证：肺气亏虚。

治法：强基固本，调补肺气，疏风利咽。

处方：大椎、肺俞、风门、印堂、迎香。

药方：细辛、白芥子、甘遂、白果、黄芪、半夏、延胡索、川芎各等份，研末备用。

操作：按技术要求操作。

7 月 11 日二诊：第二次贴敷治疗，患者鼻塞、喷嚏等症状改善，仍有鼻痒、咽痒，偶有咳嗽，动则气喘，继续治疗。

7 月 21 日三诊：第三次贴敷治疗，患者鼻塞、打喷嚏明显改善，鼻痒、咽痒症状基本消失。仍不能剧烈运动，运动后稍感胸闷、心慌。继续治疗。

7 月 31 日四诊：第四次贴敷治疗，患者鼻痒、鼻塞、打喷嚏等鼻部症状完全消失，运动后胸闷、气喘明显改善，基本不影响日常生活，继续治疗。

8 月 10 日五诊：第五次贴敷治疗，患者鼻部症状完全消失，胸闷气喘等症状有显著缓解，可以适当参加体育锻炼，生活恢复如常。

按语：本案为过敏性鼻炎患者，此病属于中医"鼻鼽"范畴，多因患者平素肺卫不足，外邪乘虚入里，使肺气不通，肺失宣发肃降，津停液聚，出现鼻塞、打喷嚏、流涕等鼻部症状。脾主运化后天水谷精微之气，为后天之本；肺主一身之气，其生理功能所需之津气仰仗于水谷精微充养，脾胃虚而气血津精化生不足，充养不足，肺气渐衰，肺气宣发肃降功能失调而咳嗽。再者水谷精微和肺吸入之清气所化生的卫气不足，固护肌表、防御外邪之力不足，感邪易发病，首袭华盖，肺脏宣发肃降之功受损，故肺气失宣而致咳嗽。李东垣认为内伤或外感发病，皆因人体气虚。李东垣曰：

"《内经》说百病皆由上中下三者，及论形气两虚，即不及天地之邪，乃知脾胃不足，为百病之始，有余不足，世医不能辨之者，盖已久矣。"重视脾胃，调养胃气为治未病首要原则。脾升胃降，协调运作为气机升降之枢纽，共同完成气血津精的化生，故本案例选用强基固本法治疗，同时配合治疗鼻炎的穴位，药物的作用配合穴位的作用，再加上患者就诊时正好是三伏天，即"天人合一"的天灸疗法，故本案取得了满意疗效。

验案 3

范某，男，56 岁，2020 年 7 月 1 日初诊。主诉：间断胸闷、气喘 2 年余。现病史：患者 2 年前每逢月末无明显诱因会出现发作性喘息、喉间哮鸣、胸闷、气急，平素口服药物控制病情（具体不详）。现胸闷、气短，活动、受凉后加重，喉间痰鸣，伴有咳嗽，咳痰，痰黄质黏不易咳出，无发热。时有心慌不适，腰部酸沉疼痛，舌质淡红，舌苔薄白，脉沉细。

中医诊断：哮证。

西医诊断：支气管哮喘。

辨证：肺肾亏虚。

治法：强基固本，调补肺肾，扶助正气。

处方：大椎、肺俞、风门、天突、列缺、尺泽、肾俞、太溪。

药方：细辛、白芥子、甘遂、白果、黄芪、半夏、延胡索、川芎等各等份，研末备用。

操作：按技术要求操作。

7 月 11 日二诊：第二次贴敷治疗，患者接受治疗后咳嗽，咳痰症状有所缓解，痰量明显减少，易于咳出，仍有胸闷、气短。继续治疗。

7 月 21 日三诊：第三次贴敷治疗，患者咳嗽、咳痰明显减轻，痰液稀薄易咔出，胸闷、气短症状改善，继续治疗。

7 月 31 日四诊：第四次贴敷治疗，咳嗽、咳痰、喉间哮鸣症状完全消除，活动后稍感心慌、气短，剧烈活动仍感胸闷不适，继续治疗。

8 月 10 日五诊：第五次贴敷治疗，患者大部分症状有显著缓解，剧烈活动后仍稍有心慌、气短不适，生活恢复正常。

按语： 该患者为支气管哮喘患者，支气管哮喘属于中医哮病、喘证范畴，其根本病机为体有宿痰，遇感引触，痰随气升，气因痰阻，相互搏结，壅塞气道而发，治疗的主要原则是要温肺化痰，止咳平喘。本法采用穴位贴敷的方法治疗，先点刺穴位，发挥穴位的特异性，再拔罐使局部皮肤毛细血管扩张，最后贴敷，有利于药物的吸收。该疗法是集经络、腧穴、针刺、拔罐、药物的综合治疗为一体，可以平衡阴阳，疏通气血，补益肺气。并且药物采用生姜汁调和，生姜，辛，微温，归肺脾经，具有温肺止咳之功，贴敷药物以祛痰散结之白芥子、细辛、甘遂为主要成分，具有温阳散寒、补肺益气、止咳化痰的功效。该患者以胸闷、气喘为主证，采用强基固本贴敷疗法治疗可以温肺化痰，止咳平喘。中医学认为，肺系疾病的发生多因患者阳气不足，卫外不固，内有伏痰，常因外邪引发。"春夏养阳""冬病夏治"，三伏时节自然界阳气充盛，人体亦处于阳气上升，是养阳的最佳时机。此时进行穴位贴敷，药物最易由皮肤渗入穴位，从而激发经气，使人体阳气充沛，阳虚易感之体得以恢复，达到扶正固本，从而达到治疗的目的。

附：常用药物配方

1.呼吸系统疾病

白芥子（生用和炒用各等份）、甘遂、细辛、白芷、延胡索等各等份。

2.消化系统疾病

白芥子（生用和炒用各等份）、甘遂、细辛、肉桂、苍术、豆蔻等各等份。

3.妇科系统疾病

白芥子（生和炒比例为1∶2）、甘遂、细辛、干姜、黄芪、当归等各等份。

4.儿科疾病

（1）小儿呼吸道疾病：白芥子（生和炒比例为1∶4）、甘遂、细辛、旋覆花、瓜蒌、苏子、百部等各等份。

（2）小儿消化道疾病：白芥子（生和炒比例为1∶4）、甘遂、细辛、白术、茯苓、山楂、鸡内金等各等份。

（3）小儿遗尿类疾病：白芥子（生和炒比例为1∶4）、甘遂、细辛、桂枝、丁香、熟地、石菖蒲、山萸肉等各等份。

5.疼痛类疾病

白芥子（生和炒比例为1∶3）、甘遂、细辛、生川乌、生草乌、马钱子、桂枝、延胡索、乳香、没药等各等份，冰片适量。

第三十一章　通督温阳长蛇灸疗法

一、技术简介

长蛇灸，又名"督灸""铺灸""督脉铺灸"，是来自民间的一种中医特色外治疗法，最初用于治疗强直性脊柱炎，以《素问·骨空论》所载"督脉生病治督脉，治在骨上"，《素问·调经论》所载"病在骨，焠针药熨"为理论基础。《神灸经纶》记载："艾灸以火性热而至速，体柔而用刚，能消阴翳，走而不守，善入脏腑。取艾之辛香作炷，能通十二经，入三阴，理气血，以治百病效如反掌。"开封市中医院在长期的临床实践中，在督灸基础上完善了操作流程，优化了铺灸介质，形成了特色鲜明的通督温阳长蛇灸疗法。

1. 技术特点

（1）扩大施灸部位："凡病药之不及，针之不到，必须灸之。"施术部位除背部正中督脉经穴外，覆盖督脉、华佗夹脊穴、背俞穴及足太阳膀胱经腧穴，直接激发督脉、足太阳两经经气，鼓舞气血运行，起到温阳化气、活血化瘀、舒筋通络、通督温阳、强壮真阳、祛风散寒、扶正祛邪的作用。

（2）优化介质：传统是以蒜泥为介质，改为姜末，因生姜辛香走窜，不但可以加强温阳散寒之力，使温热之力更加深透，促进药物渗透吸收，还能延缓艾绒燃至高温的速度，温而不燥，更易被患者接受，避免了蒜泥刺激强度过大、患者不易接受的缺陷。配合9种体质相应药粉，符合辨证论治的原则，因此较传统的督灸疗效更佳。

（3）融针、罐、药、姜、灸为一体：施灸前针刺背俞穴能够激发脏腑功能，为施灸的疗效提供了物质基础。拔罐，可作用于经脉系统中的皮部，促进体表部位的气血运行。生姜、药粉的药物作用与艾灸的温热刺激作用于督脉、背俞穴及足太阳膀胱经的第二侧线的腧穴，不仅能温通督脉，振奋人体阳气，还能调节五脏六腑功能，恢复阴阳平衡的状态。

2. 理论基础

督脉总督一身之阳经，六阳经皆与督脉交会于大椎穴，为"阳脉之海"，故督脉有调节阳经气血的作用，而阳气为人之根本，是人体抗御病邪的主要物质，通过艾灸督脉可振奋机体的阳气，阳气亦即正气，"正气存内，邪不可干"，具有较强的扶正祛邪作用。

膀胱经第一侧线有五脏六腑的背俞穴，可调节五脏六腑；膀胱经与肾经相表里，与肾经的命门之气相通，命门之气通过膀胱经的气化作用而输布于全身，通调全身气血阴阳。因此，在这些部位施灸，可通调督脉，振奋一身阳气，发挥经络内连脏腑，外络肢节，沟通内外，运行气血，平衡阴阳，抗御病邪，调整虚实的功效，从而达到治疗疾病、预防保健的目的。平衡火罐是以王文远"平衡理论"为依据，在平衡针灸理论基础上发展而成。主要作用为"平衡阴阳，调和脏腑"，既可治病，又可提高机体的免疫力。

二、临床应用

通督温阳长蛇灸疗法因其施灸面广、艾炷大、火气足、温通力强，具有较强的祛风散寒、温阳化气、活血化瘀、舒筋活络、温通督脉、强壮真元，调和阴阳，扶正祛邪等作用，不仅仅对督脉诸证和一些慢性顽固性疾病、虚寒性疾病及顽痹疗效突出，临床中可适用于内、外、妇、儿、男科各种疾病，并且可以预防保健治未病，是中医治未病思想的很好体现。

1. 内科病

（1）呼吸系统疾病：慢性支气管炎、支气管哮喘、过敏性鼻炎、慢性阻塞性肺疾病。

（2）消化系统：慢性胃炎、慢性腹泻、胃脘痛、慢性肠炎。

（3）内分泌系统疾病：内分泌失调。

（4）神经系统疾病：神经衰弱、失眠症。

（5）免疫系统疾病：免疫力低下、干燥综合征。

（6）血液系统疾病：白血病、各种贫血。

2. 骨关节病，如风湿、类风湿关节炎，腰椎间盘突出症，痛风等痛症，强直性脊柱炎，膝关节骨性关节炎。

3. 妇科疾病，如痛经、产后身痛、产后风湿病、慢性虚寒性盆腔炎、宫寒不孕。

4. 儿科疾病，如小儿遗尿、小儿泄泻。

5. 男科疾病，如阳痿早泄、男性不育、性功能障碍。

三、技术操作

1. 施术前准备

（1）针具准备：选用规格为 0.30mm×40mm 普通一次性无菌针灸针。

（2）辅助工具：火罐（3号罐、4号罐）、棉签、碘伏、药粉、优质艾绒、95% 乙醇、酒精缸、打火机、生姜、菜刀、搅拌机、纱布、小水桶、微波炉、止血钳或镊子、95% 乙醇棉球、治疗盘、压舌板、浴巾、锐器盒、医疗垃圾桶。必要时可备毛毯、屏风。无菌物品灭菌合格，在有效期内。

（3）腧穴定位：符合《经穴名称与定位》（GB/T 12346—2021）的规定。（注：临床选穴可根据疾病具体情况选取）

（4）体位选择：患者采取俯卧位。

（5）药物制作

①药材选择：根据病症，选择不同的中药配方，所用药材选取道地药材，进药的产地、批号、药材质量的控制严格把关，保证所选药物质量，检查药物有无变质、霉变、潮湿等。根据人体九种体质辨证用药。

②药粉制作：将药物根据疾病选取配方，先将配方烘干后再打细粉，过100目筛，药粉装瓶干燥保存备用（注意防潮和霉变）。

③姜绒的制作：根据患者体重，每次使用 3～5kg 的生姜，将生姜切片后放搅拌机粉碎成生姜绒，滤出多余姜汁备用。

④艾绒选择：李时珍《本草纲目》云："凡用艾叶，须要陈久者，治令软细，谓之熟艾；若生艾，灸火则易伤人肌脉"，选用五年以上纯度为10∶1以上的艾绒施灸。

⑤纱布选择：根据患者自身体型纱布完全覆盖整个背部。

（6）环境：卫生要求符合《医院消毒卫生标准》（GB15982—2012）的规定，保持环境安静，清洁卫生，避免污染，温度适宜。

（7）消毒：施术前应该对受术者针刺部位进行消毒，可用0.5%～1%碘伏的棉球或棉签在针刺部位由中心向外做环形擦拭消毒，直径大于5cm，每穴消毒2遍。施术者双手应用肥皂或洗手液清洗干净，再用速干手消毒剂消毒。

2. 具体操作

（1）针刺：根据患者病情和体质，选取相应背俞穴，选用1.5寸毫针，刺入0.5～1.2寸，行针时均采用提插捻转相结合的行针手法，得气后不留针。

（2）平衡火罐：充分暴露患者背部，选择背部督脉及两侧足太阳膀胱经。取合适的玻璃火罐两个，一个玻璃火罐从左侧大杼至肾俞进行闪罐，另一个玻璃罐从右侧肾俞至大杼进行闪罐，两侧交替进行，共3轮。在闪罐的玻璃火罐罐底涂红花油，并将此玻璃火罐沿两侧足太阳膀胱经大杼至肾俞揉罐3轮。将玻璃火罐吸附于命门穴，沿督脉往上推至身柱，再推至右侧肺俞穴，沿右侧足太阳膀胱经往下推至肾俞穴，推回命门穴，继续沿督脉往上推至身柱，再推至左侧肺俞穴，沿左侧足太阳膀胱经往下推至肾俞穴，最后再推回命门穴，继续沿督脉往上推至身柱，推至肺俞呈乙型从上往下抖罐至肾俞穴再推回命门穴，同法左侧，共3轮。最后于肺俞、膏肓、肾俞留罐10分钟。

（3）铺药：取罐后，把适合患者体质的药粉，均匀涂在施灸区域的皮肤上，再铺厚约1cm的生姜泥，在姜泥下放置压舌板，间距5cm左右。沿督脉大椎穴至腰俞穴铺宽约1.5寸高约1寸的长蛇形艾炷一条，根据患者情况亦可沿膀胱经大杼穴（双）至白环俞穴（双）铺宽约1.5寸、高约1寸的长蛇形艾炷两条。

（4）施灸：在督脉大椎穴引一线与督脉垂直线和背部左右膀胱经第二侧线相交，再在督脉腰俞穴引一线与督脉垂直线和背部左右膀胱经第二侧线相交，以此四条线段围成的背部皮肤区域为施灸区域；以督脉大椎穴至腰俞穴段和背部左右两侧膀胱经第一侧线大杼穴至白环俞段为施灸部位。沿艾炷用无菌注射器抽少许95%乙醇均匀淋在艾炷顶端以助燃，点燃艾炷，让其自然燃烧，燃尽后继续铺艾炷施灸，每次燃尽为一壮，一般灸3～5壮，每次治疗灸1～2小时。在施灸过程中，若患者有烧灼感而难以忍受时可将姜泥下插入压舌板并抬离皮肤使姜泥向上抬高少许，灸后以皮肤潮红而不起水疱为度。

（5）疗程：每周治疗1～2次，连续1月为1个疗程。可根据患者体质适当调整。施灸应择时施治，顺应变通。督脉铺灸多选择在夏季伏天施术，其他时节只要天气晴朗亦可施灸。

3. 禁忌证

（1）施针局部有感染、溃疡、瘢痕的患者。

（2）合并有严重肺心病、肺癌及心脑血管、肝、肾和造血系统等严重危及生命的原发性疾病，以及精神病患者。

（3）皮肤过敏及特殊人群，如孕妇、严重佝偻病及发热患者，及6岁以下幼儿。

（4）患者在精神紧张、大汗后、劳累后或饥饿时不适宜长蛇灸。

四、注意事项

1. 施灸时，灸热以患者能忍受为度，以免烫伤。若患者感觉有灼热感，可在背部与脊柱垂直方向横穿2～3个压舌板，以减少接触降低灼热感，待患者能接受时抽出压舌板。如因施灸不慎灼伤皮肤，局部出现小水疱，可嘱患者保护好水疱，勿使破溃，任其吸收，一般2～5日即可愈合。如水疱较大，可用消毒毫针刺破水疱，放出水液，再适当外涂烫伤油等，保持疮面洁净。如有大面积皮肤烫灼伤,应到烧伤科或外科对症处理。

2. 治疗过程中应注意用火安全,避免火灾发生,注意防止艾灰脱落而烫伤皮肤或烧坏衣被。如有绒灰脱落床上,应清扫干净,以免复燃。灸毕后,应将艾灰倒进密闭铁器中,以彻底熄灭,防止复燃。

3. 注意晕灸的发生。如发生晕灸现象,按晕针处理。

4. 治疗期间忌烟酒、忌食辛辣、生冷、腥膻、肥甘厚味等刺激之品。

5. 不宜过量运动,以免汗出过多,导致气阴两伤。

6. 避风寒;忌房事。

7. 灸后半个月内可能会出现低热、四肢乏力、神疲、纳呆等,如有上症,应适当休息。

五、临床验案

验案1

郭某,男,37岁,公务员,2020年7月7日初诊。主诉:全身多关节僵痛伴活动受限5年,加重1周。现病史:患者5年前无明显诱因出现双肩、脊柱及腰骶部等多关节疼痛,晨僵,5年来上述症状缓慢持续加重,遇寒则重,得热缓解。曾在开封市某三甲医院诊治,诊断为强直性脊柱炎。1周前无明显诱因上述症状再发加重,遂来诊。现症见:双肩、脊柱及腰骶部等多关节僵硬、疼痛,脊柱活动度减小,腰骶部晨僵明显,发病以来,神志清,精神差,纳眠一般,二便正常。舌质暗红,舌下络脉迂曲,舌苔薄白,脉弦。

中医诊断:大偻。

西医诊断:强直性脊柱炎。

辨证:肾虚督寒兼瘀。

治法:补肾强督,温阳散寒,祛瘀通络。

处方:腰阳关、命门、身柱、至阳、筋缩、悬枢,双肾俞、肝俞、脾俞、胃俞等。

药方：熟地、肉桂、山药、丹皮、泽泻、党参、桂枝、白术各等份，研末备用。

操作：采用针刺、拔罐、敷药、施灸的操作顺序，按技术要求操作。

7月16日二诊：接受治疗后，症状基本控制未见加重，继续治疗。

8月16日三诊：僵痛症状较前明显缓解，脊柱活动较前改善，继续治疗。

10月7日四诊：双肩、脊柱及腰骶部等多关节僵硬、疼痛明显缓解，脊柱活动度尚可。

按语：强直性脊柱炎是一种主要侵犯脊柱，并不同程度地累及骶髂关节和周围关节的慢性进行性炎症性疾病，中医又名大偻。该患者为青年男性，因积劳损伤肾阳，肾阳为人体阳气之本，督脉为人身阳气之海，肾督两虚，风寒湿之邪深侵肾督，督脉督一身之阳，受邪则阳气失于布化；肾受邪则骨失淖泽，且不能养肝，肝失养则血海不足，冲任失调，筋骨失养；肾督两虚，脊背腰胯之阳失布化、失营荣，寒则凝涩而致腰胯疼痛，精血不荣渐致筋脉僵急，督阳失布，气血不化而致脊柱僵曲，形成大偻之疾。患者就诊时正值夏季，夏季阳气旺盛，人体腠理开泄，毛孔开张，皮肤松弛，气血趋于体表。艾叶为纯阳之物，于背部督脉、膀胱经行艾灸，可补命门之火，以温肾中元阳，根据"天人合一""天人相应"的理论，所以采用通督温阳长蛇灸疗法治疗该患者，而取得了良好的临床疗效。

验案2

唐某，女，36岁，教师，2021年6月10日初诊。主诉：间断喘促伴胸闷4年余，再发加重1周。现病史：4年前初春由于天气尚寒，衣物增加不及时，间断患有几次风寒感冒，未规范治疗，后迁延发展成为支气管哮喘，近4年易反复外感，每因寒冷刺激即气喘、胸闷，自用气雾喷剂治疗可缓解。1周前因劳累复感风寒，咳喘气急，胸闷，恶寒，偶有咳嗽，痰多，色白，稀薄，伴有腰膝酸软，发病以来，神志清，精神差，纳呆眠一般，大便稀溏，小便正常。舌淡红，苔薄白而滑，脉浮。

中医诊断：哮病。

西医诊断：支气管哮喘。

辨证：风寒袭肺，脾肾阳虚。

治法：宣肺散寒，化痰平喘，温补脾肾。

处方：风池、大椎、命门、肺俞、风门、肾俞、脾俞、胃俞。

药方：黄芪、防风、蝉蜕、党参、桂枝、白芥子、桔梗、山药、熟地、丹皮各等份，研末备用。

操作：采用针刺、拔罐、敷药、施灸的操作顺序，按技术要求操作。

6月30日二诊：经通督温阳长蛇灸治疗后，患者胸闷、咳喘、气急等症状有所缓解，痰变少，痰稀，易咳出，苔薄白，脉有力，继续治疗。

8月15日三诊：患者大部分症状消失，偶有咳嗽，少量白稀痰，舌淡红苔薄白，脉实有力。

按语：本案为支气管哮喘，属于中医喘证范畴，患者年轻女性，久病体虚，复感风邪寒邪，本为阳虚，阳气亏虚而肺卫不固，进而易感风寒。《难经·二十八难》曰"督脉者，起于下极之俞，并于脊里，上至风府，入属于脑"，可见艾灸督脉既可壮命门之火，补下元之阳；督脉和任、冲三者"一源三歧"，同起于胞中，督脉行于腰背部而任冲行于胸腹部，所以在督脉上施灸可以调理冲任、调和气血、调整机体内环境、增强人体免疫力。故本案采用通督温阳长蛇灸治疗该患者，既有艾灸的温通经脉，又有生姜助阳散寒解表之功效，兼督脉主阳脉之海，大补元阳，取得理想的疗效。

验案 3

黄某，女，54岁，退休，2023年3月10日初诊。主诉：失眠4月余。病史：4个月前因感染新型冠状病毒后出现纳呆、心慌、入睡困难，睡眠时间短，易醒，醒后不易入睡等症状，4个月来，纳呆、心慌等不适逐渐改善，失眠症状持续加重，未规范治疗，每晚需口服2～3片安眠片方可入睡，偶有腰酸不适，发病以来，神志清，精神差，纳呆，大便稀溏，小便正常。

舌淡红，苔薄白而滑，脉细。

中医诊断：不寐。

西医诊断：睡眠障碍。

辨证：心脾两虚。

治法：补益心脾，养血安神。

处方：大椎、命门、心俞、膈俞、厥阴俞、胆俞、肾俞、脾俞、胃俞、大肠俞等。

药方：黄芪、太子参、防风、熟地、当归、山药、远志、茯神、木香、丹皮各等份研末备用。

操作：操作方法同上，每周 1 次，连续治疗 1 个月为 1 疗程。

4 月 8 日二诊：接受 1 个疗程治疗后，未诉心慌，睡眠质量较前稍改善，服药剂量减至 1 片，腰酸较前明显缓解，安抚患者，再次嘱患者保持精神舒畅，适当锻炼增强体质，睡前避免从事紧张或兴奋的活动，继续通督温阳长蛇灸治疗。

5 月 2 日三诊：经通督温阳长蛇灸治疗 2 个疗程，可不服药入睡，睡眠时间 4 ~ 5 小时，醒后可继续入睡。

按语：不寐主要病机是阴阳失和，脏腑功能失调，以致心神失养，神明被扰，神不安舍。本案患者为新型冠状病毒感染后出现的不寐，阳气亏耗，脾虚失运，气血生化乏源，不能上奉于心，心血不足，心失所养，心神不安而不寐。通督温阳长蛇灸通过刺激穴位兼药粉涂抹吸收以行气活血、健脾和胃、养心安神。督脉为阳脉之海，总督诸阳经；任脉为阴脉之海，统领诸阴经；同时督脉与任脉、冲脉同起于胞中，以及任督二脉也相交接，故在督脉上治疗具有较好的调和阴阳的作用，从而达到"阴平阳秘，精神乃治"之目的。督脉入络脑，膀胱经第一侧线分布有背俞穴，故拔罐治疗刺激督脉及膀胱经，可以改善精神神志症状及调整五脏六腑功能。同时配合艾灸的温热特性，能通过温热效应刺激经脉，运行气血，调节气机运行，以及借助生姜的通经行气作用，更好地疏通气血，以达到调和阴阳气血之功，不寐自消。

附：9种体质药物组方

1.平和质，药用党参、茯苓、炙甘草、当归；功效：温通阳气，强身健体。

2.气虚质，药用黄芪、太子参、防风、熟地；功效：补气益气。

3.阳虚质，药用熟地黄、肉桂、山药、丹皮、泽泻、党参、桂枝、白术；功效：补肾壮阳，强壮元气。

4.阴虚质，药用丹参、杜仲、黄芪、远志；功效：滋阴润燥，补气生津。

5.血瘀质，药用当归、血竭、川芎、生山楂；功效：活血行气，消淤散结。

6.痰湿质，药用青皮、陈皮、山药、桔梗；功效：利湿化痰，健脾化浊。

7.湿热质，药用栀子、麦冬、胡黄连、黄柏；功效：清热利湿，泻火清心。

8.气郁质，药用三棱、莪术、木香、藿香、香附；功效：行气解郁，醒脾疏肝。

9.特禀质，药用黄芪、防风、党参、木瓜、蝉蜕；功效：益卫固本，增加机体免疫力。

第三十二章　腰椎间盘突出症根性痛踝三针

一、技术简介

"踝三针"，是以下肢部根痛 1、根痛 2、根痛 3 为主穴进行针刺，专门用于腰椎间盘突出症根性痛的特殊针法，是河南首届名中医周友龙以中医学"经络""皮部""标本"理论结合现代医学神经分布创立的一种具有强效镇痛作用的针法。踝三针治疗腰椎间盘突出症根性痛技术被列为"国家中医药管理局百项中医临床实用推广项目"和"国家中医药继续教育项目"。

1. 技术处方

主穴：根痛 1、根痛 2、根痛 3、肾俞、大肠俞、委中。

配穴：寒湿证加命门、阴陵泉，针上加灸；瘀血证加膈俞针刺及阿是穴刺络泻血，委中点刺放血；湿热证加阴陵泉、三阴交针用泻法；肝肾亏虚加肝俞、环跳、阳陵泉针用补法。

2. 技术特点

（1）标本根结、独创三穴：根据标本根结理论，本可治疗标病、根可治疗结病，肢体远端属于本和根，腰属于标和结，本疗法采用位于踝上 4 寸、在经脉上分别属于足阳明胃经、足少阳胆经、足太阳膀胱经的踝三针治疗腰部疾病，疗效确切。现代医学关于神经支配区域的分布中，下肢前侧外侧和后侧分别属于腰 4 神经、腰 5 神经、骶 1 神经分布区，因此针刺踝三针能明显改善腰椎间盘突出症引起的神经根性疼痛。

（2）长针浅刺、针感明显：踝上 4 寸处，骨骼凸显、肌肉浅薄，采用 3 寸毫针，以 15°平刺，针尖向上，快速捻针后针感强烈，不仅能激发经气，使气至病所，还能达到行气活血、疏通经络、通则不痛的目的。

（3）起效迅速、疗效持久：经多中心临床验证本疗法具有镇痛起效快

（起效时间为 6 分钟）、疗效佳、持续时间长（镇痛时间长达 48 小时）、无毒副作用、操作简便、易于推广的特点。

3. 理论基础

（1）标本根结理论：根痛 1，位于足阳明胃经外踝高点上 4 寸，根痛 2，位于足少阳胆经外踝高点上 4 寸，根痛 3，位于足太阳膀胱经的外踝高点上 4 寸，共三穴，故称"踝三针"。根据标本根结理论，四肢远端穴位可以治疗躯干部位的疾病。《素问·刺要论》载："病有浮沉，刺有浅深，各至其理，无过其道。"踝上 4 寸，骨骼凸显、肌肉薄弱、皮肤表浅，采用 3 寸毫针，由远及近以 15° 平刺透皮，将针刺入皮内 2.5 ～ 3 寸一针透刺多穴，针感强烈，可以激发经气，针尖向上行，使气至病所，气行则血行，达到行气活血、疏通经络、通则不痛的目的。

（2）"以经刺皮"针法："以经刺皮"针法，运用到特定穴位起到通经活络，行气活血作用，达到通则不痛的目的。相关临床观察发现，此针法具有显著的镇痛效果，相关实验研究表明：踝三针可以引起大脑内镇痛区域如中脑导水管、神经核团的兴奋，引起该处 5- 羟色胺含量增多，进而达到镇痛的效果。

（3）基于皮部理论结合神经分布规律选穴：腰椎间盘突出症是由于突出的髓核或纤维环等组织压迫、刺激神经根，主要表现为腰痛和下肢疼痛，根据突出节段不同，下肢神经根性疼痛位置不同：腰 3-4 突出压迫腰 4 神经，表现为背、髋、大腿前外侧及小腿前侧痛，小腿前内侧麻木、股四头肌无力、膝腱反射减弱或消失、腰 4 棘突旁压痛、股神经牵拉试验阳性。据经络理论，小腿前部属于足阳明胃经，按照皮部理论该区域属于阳明经皮部。腰 4-5 突出压迫腰 5 神经表现为腰背、骶髂、髋痛，向大腿、小腿后外侧放射，足背麻木，踇背伸力减弱，膝腱反射、跟腱反射无改变。根据经络理论在小腿外侧属于足少阳胆经，按照皮部理论属于少阳皮部。腰 5- 骶 1 椎间盘突出压迫骶 1 神经临床表现为腰背、骶髂、髋痛，向大腿、小腿后外侧及足跟放射，小腿后外侧、外侧三趾足背麻木，肌力一般不减弱，跟腱反射减弱或消失。根据中医经络理论在下肢后方属于足太阳膀胱经，按照皮部理论属于太阳皮部。

　　临床中根据不同腰椎节段突出引起小腿的不同疼痛部位，选取踝三针相应的穴位，如腰 3-4 椎间盘突出症引起的小腿前内侧疼痛，取根痛 1；腰 4-5 椎间盘突出症引起的小腿外侧及足背疼痛，取根痛 2；腰 5- 骶 1 椎间盘突出症引起的下肢后侧疼痛取根痛 3，若多节段突出，则综合选穴。

二、临床应用

　　踝三针疗法主要治疗腰椎间盘突出症根性痛。腰椎间盘突出症系指因椎间盘变性、纤维环破裂、髓核突出而刺激或压迫神经根、马尾神经所表现出的一种综合征，主要表现为腰背痛与下肢放射痛，具体表现为腰痛和坐骨神经痛、马尾综合征、麻木，腹股沟区或大腿内侧痛、尾骨疼痛等。

三、技术操作

　　1. 施术前准备

　　（1）针具准备：选用规格为 0.35mm×25mm（1 寸）、0.35mm×40mm（1.5 寸）、0.35mm×75mm（3 寸）普通一次性无菌针灸针。

　　（2）辅助工具：酒精灯、治疗盘、弯盘、镊子、皮肤消毒液、消毒棉签、消毒棉球、快速手消毒剂等。必要时可备毛毯、屏风。无菌物品灭菌合格，在有效期内。

　　（3）腧穴定位：肾俞、大肠俞、委中、命门、阴陵泉、膈俞、三阴交、肝俞、环跳、阳陵泉，符合《经穴名称与定位》（GB/T 12346—2021）的规定。（注：临床选穴可根据疾病的具体情况选取）

　　根痛 1，位于足阳明胃经外踝高点上 4 寸。

　　根痛 2，位于足少阳胆经外踝高点上 4 寸。

　　根痛 3，位于足太阳膀胱经的外踝高点上 4 寸。

　　（4）体位选择：根据针刺部位，选择患者舒适、医者便于操作的治疗体位。患者采取俯卧位或侧卧位。

（5）环境：卫生要求符合《医院消毒卫生标准》（GB15982—2012）的规定，保持环境安静，清洁卫生，避免污染，温度适宜。

（6）消毒：施术前应该对受术者针刺部位进行消毒，可用0.5%～1%碘伏棉球或棉签在针刺部位由中心向外做环形擦拭消毒，直径大于5cm，每穴消毒2遍。施术者双手应用肥皂或洗手液清洗干净，再用速干手消毒剂消毒。

2.施术方式

根据患者突出节段不同，引起神经根疼痛位置不同而定穴。踝三针穴位操作时，医者左手提捏起进针部皮肤，右手持针，针体与皮肤成15°快速刺透表皮，向上浅表缓慢刺入，进针深度为2.5～3寸，以200～300次／分速度快速捻针，幅度360°～720°，每次连续捻转3分钟，不提插，留针30分钟，留针期间每10分钟行针一次。悬钟、阴陵泉、阳陵泉直刺1～2寸，环跳穴直刺2～3寸，其余穴位直刺0.5～1寸。

3.施术疗程

每日针刺1次，10次为1个疗程。疗程间休息3天后，继续第2个疗程的治疗，连续治疗2～3个疗程。

4.施术后处理

（1）施术后的正常反应：针刺时腧穴局部多有酸胀感，踝三针可出现酸胀感、麻感沿着经脉向下肢上方传导的现象，多在出针后自行消失。

（2）出针：出针时，施术者以押手持消毒干棉签轻轻按压于针刺部位，刺手持针做轻微地提捻动作，感觉针下松动后，将针缓慢退至皮下，再将针迅速退出；然后用消毒干棉签按压针孔片刻。

四、注意事项

1.施术者应严肃认真，专心致志，精心操作。针刺前应向患者说明施术要求，消除恐惧心理，取得患者的配合。

2. 针刺时患者的体位要平正舒适，既有利于准确选定穴位，又有利于针刺的顺利完成。

3. 在针刺过程中，防止其他人碰触患者或者改变体位，导致弯针、滞针。随时了解患者的反应，若患者感觉恶心、胸闷，立即将针取出，让患者平卧、掐人中或喝温开水或糖盐水；如出现皮下出血则立即加力按压 3～5 分钟。

4. 患者养成良好的学习、工作习惯，保持正确的姿势，比如站立时，保持背部挺直，坐位时要保持上半身挺直，床具的软硬度一定要适合，要避免久坐、久站、弯腰、负重等不良行为。

5. 一定要坚持腰背肌的功能锻炼，需注意，锻炼要在病情稳定后进行，而且要在腰围保护下逐渐进行脊椎的主动运动，比如小燕飞、左右旋转、直腿抬高运动等。

五、临床验案

验案 1

张某，女，54 岁，教师，2019 年 5 月 18 日初诊。主诉：腰痛伴右下肢痛麻 1 周。病史：患者 1 周前因久坐致腰部突发刺痛，伴有右下肢痛麻，坐、立位加重、卧位休息减轻，纳眠可、二便调。查体：左侧直腿抬高试验阳性，腰 4-5、腰 5- 骶 1 棘突间隙及其右侧 1.5cm 处明显压痛，腰骶部叩击痛阳性，仰卧挺腹试验阳性。舌质暗，苔薄白，脉涩。腰椎 MRI 示：腰 4-5、腰 5- 骶 1 椎间盘突出。

中医诊断：腰痛。

西医诊断：腰椎间盘突出症。

辨证：气滞血瘀。

治法：活血化瘀、通络止痛。

处方：针灸治疗。

取穴：根痛 2 穴、根痛 3 穴、阿是穴。

操作：患者选取俯卧位，取穴患侧根痛 2 穴、根痛 3 穴、膈俞穴、阿是穴，常规消毒，膈俞穴用 1 寸针灸针直刺 0.8 寸，根痛 2 穴、根痛 3 穴，按技术要求操作，每次连续捻转 3 分钟，不提插，留针 30 分钟，留针期间每 10 分钟行针 1 次。阿是穴用三棱针点刺放血拔罐，每 5 天 1 次，10 次为 1 个疗程，其余腧穴均每日 1 次。

5 月 19 日二诊：接受治疗后，腰痛伴右下肢痛麻有明显缓解，继续治疗。

5 月 27 日三诊：经踝三针为主的穴位治疗 1 疗程，腰痛伴右下肢痛麻消除，苔白而薄，脉有力，结束治疗，嘱患者勿劳累、适度锻炼。

按语：腰椎间盘突出症是临床常见病多发病，多发于中年人，本例患者因久坐劳累伤及腰部和下肢经络，致使气血运行不畅，不通则痛，故发本病。结合患者疼痛特点及舌脉，辨证为瘀血证结合神经分布特点和经络循行路线，取疼痛放射区的穴位根痛 2 和根痛 3；因属于瘀血证，故选膈俞，配合阿是穴点刺放血，《针灸大成》言及"人之气血凝滞不通，可用刺血法以祛除其凝滞，活血化瘀"，认为瘀血是血行不畅、滞留于经络或溢于经络外，积滞于组织间的病理产物，刺血则通过泻出一定量的血液，直接调节血液的运行、宣通瘀滞、通利经络以达到活血化瘀的作用。

验案 2

王某，男，35 岁，建筑工人，2021 年 10 月 7 日初诊。主诉：腰痛伴左下肢痛麻 3 天。病史：3 天前因贪凉卧湿冷地板睡觉，晨起突发腰部冷痛伴有左下肢困痛，转侧不利，受寒加重、得温减轻。纳眠可、二便调。舌体胖大有齿痕，舌质淡，苔白厚腻，脉濡缓。腰椎 CT 示：腰 4-5、腰 5- 骶 1 椎间盘突出。

中医诊断：腰痛。

西医诊断：腰椎间盘突出症。

辨证：寒湿证。

治法：散寒除湿、温经通络。

处方：针灸治疗。

取穴：根痛 2 穴、根痛 3 穴、命门、阴陵泉。

操作：患者选取右侧卧位，取患侧根痛 2 穴、根痛 3 穴、命门、阴陵泉，针上加灸，常规消毒，根痛 2 穴、根痛 3 穴按技术要求操作每次连续捻转 3 分钟，不提插，留针 30 分钟，留针期间每 10 分钟行针 1 次。每天 1 次，10 次为 1 疗程。

10 月 8 日二诊：接受治疗后，腰痛伴左下肢痛麻有明显缓解，继续治疗。

10 月 16 日三诊：经踝三针为主的穴位治疗 1 疗程，腰痛伴左下肢痛麻基本消除，苔白而薄，脉有力，结束治疗，嘱患者避寒湿、适度锻炼。

按语：腰椎间盘突出症是临床常见病多发病，针灸治疗效果显著。踝三针通过本部（踝部）的针刺达到对标部（腰部）经脉气血的调整作用，通过调节皮部经气发挥通经活络、行气活血止痛的作用，尤其适合腰椎间盘突出症引起的神经根痛，选穴依据结合神经分布特点和经络循行路线。本例患者症状、体征以及腰椎 CT 均一致提示患者突出节段为腰 4-5、腰 5-骶 1 椎间盘突出，因此根据"经脉所过主治所及"原则，应当选取在足少阳胆经和足太阳膀胱经分布的根痛 2、根痛 3。经四诊合参，本病例属于寒湿证，选具有温补命门和温化寒湿的腧穴命门和阴陵泉，操作上针刺配合灸法可以增强散寒除湿、温经通络的功效。

第三十三章 药火灸疗法

一、技术简介

药火灸疗法源于火龙灸法，属于间接灸法之一，是将调制好的药膏涂于治疗部位，并在其上燃火施灸的一种治疗方法。郑州市中医院疼痛科李振主任在传统火龙灸的基础上加以改进创新，将"温阳通络膏"与火龙灸相结合，并在重要穴位配合点、按、揉等手法，主要用于强直性脊柱炎的治疗。

1. 技术处方

（1）温阳通络膏处方：延胡索 36g，甘遂 18g，白芥子 12g，细辛 10g，冰片 1g，樟脑 2g，肉桂 18g，忍冬藤 36g，红花 24g。

（2）治疗部位：督脉循行部位及局部阿是穴。

2. 技术特点

李振在传统火龙灸的基础上加以创新，以郑州市中医院针灸科 30 余年秘方"温阳通络膏"与火龙灸相结合，并在重要穴位配合点、按、揉等手法，以补肾助阳、扶正祛邪，达到通则不痛、温则不痛的目的。该法具有调理阴阳、温阳散寒、通络止痛的作用，相较于传统艾灸，本法具有无烟不呛、施灸面积大、温阳止痛效果强、药物吸收迅速完全等特点和优势。

（1）灸法的温通效应：药火灸火力柔和、恒定，渗透力强，通过对经络穴位的温热刺激，使血液循环加快，促进药物渗入体内，起到温经散寒，调理脏腑的功效，从而使疼痛症状减轻。同时药火灸又能通过温热刺激使药性逐渐渗入肌肤，其特有的温热与药物的双重作用，能够快速地温通经络，加速气血循环。具有扶正祛邪、固本强身、温经散寒、活血止痛的功效。

（2）药膏的渗透效应：药火灸在操作前需将配置好的温阳通络膏按经络

循行均匀涂抹于患者治疗部位，药膏在灸法的温热刺激下加速吸收，对局部气血产生调整作用，加之药物作用于穴位上又调动了腧穴的内在调整功能，使之更好地发挥调理阴阳、温阳散寒、通络止痛的作用。

（3）推拿手法效应：推拿手法具有疏经通络、理气活血、祛瘀消肿的功效，药火灸疗法将药、酒、火进行了完美的组合，在药火灸疗法完成后，皮肤腠理打开，结合推拿手法在督脉和局部阿是穴进行点、按、揉等手法，可起到促进气血运行、调整脏腑功能、促进药物吸收的作用。

（4）绿色环保效应：药火灸疗法与传统艾绒火龙灸疗法不同之处是没有艾绒燃烧产生的大量烟雾，此方法产生的艾烟相比艾叶燃烧时产生的艾烟浓度明显降低，避免了操作过程中艾烟对患者、操作者呼吸道引起的不良刺激，患者诊疗过程中舒适度增加，同时能产生温热效果，加之温阳通络膏的药性，可取得比普通灸法更加环保的效果。

3. 理论基础

（1）重视督脉：强直性脊柱炎主要以骶髂关节、脊柱关节病变为表现，根据"经脉所过，主治所及"的理论，"以督论治"是治疗疾病的根本，对督脉施以灸法，具有散寒祛湿，补肾壮督，激发人体阳气之功效。促进督脉气血运行，改善局部血液循环，督灸具有温肾壮督、行气止痛之功效。《难经》记载："督脉者，起于下极，并行于脊，上至风府，入属于脑。"督脉为人体"阳气之海"，在督脉上采取的灸法、推拿等办法，均可疏通督脉，激发督脉阳气的作用，起到疏通人体阳经气血，调节脏腑功能的功效。

（2）辨病施灸，温通为主：灸法具有温经散寒、消瘀散结、回阳固脱等功效，对人体主要产生调节免疫、代谢以及改善循环等作用。《神灸经纶》中提及"夫灸取于火，以火性热而至速，体柔而用刚，能消阴翳，走而不守，善入脏腑""灸者温暖经络，宣通气血，使逆者得顺，滞者得行"。《素问·调经论》曰："病在骨，焠针药熨。"药火灸属于灸法范畴，是一种比较古老的灸疗法，具有温、通、调、补之功效。"温"指以火攻邪，可祛寒散滞、活血化瘀，促进血液循环和增强组织细胞再生能力；"通"指通经活络，疏通人体经络，加速气血循环，缓解疼痛和其他不适感；"调"指平衡脏腑气机，调节神经机能和增强免疫调节；"补"指扶正祛邪，补益强身，提高免疫系统功能。药火灸的作用机理主要是温热效应，对人体主要产生调节免疫、代谢以及改善循环等作用。研究发现，艾灸治疗强直性脊柱炎，可以降低HLA-B27的异常，降低C反应蛋白、血沉等炎症指标，调节免疫，有减轻疼痛、缓解关节炎症等作用。

（3）组方科学，验之有效：温阳通络膏中元胡辛散温通，既能行血中之气，又能行气中之血，气畅血行，通则不痛；甘遂可缓解痉挛拘急，外用贴敷患处，有缓急止痛之功；白芥子、细辛通络止痛，温经络散寒邪；冰片有清热止痛、消肿之功；樟脑外用活血散瘀通络止痛；肉桂散寒止痛，活血痛经；忍冬藤疏风通络；红花活血痛经，散寒止痛。本方配伍特点是行气与行血并用，温经与通络兼施，以行痹阻之气血，温通瘀阻之经络，达到通则不痛、温则不痛之目的。

二、临床应用

药火灸疗法主要治疗强直性脊柱炎。强直性脊柱炎是以中轴关节和肌腱韧带骨附着点慢性炎症为主的自身免疫系统疾病，病变部位常累及脊柱、骶髂关节，后期可出现典型的韧带钙化、脊柱"竹节样"变等，以腰背部或骶髂部疼痛、晨僵、脊柱活动障碍为主要临床特征，甚者可发展为脊柱畸形和骨性强直。此外还可侵犯外周关节，也易引起关节外病变。

三、技术操作

1. 施术前准备

（1）温阳通络膏制作

①处方组成：延胡索36g，甘遂18g，白芥子12g，细辛10g，冰片1g，樟脑2g，肉桂18g，忍冬藤36g，红花24g。

②药材选择：按配方选取中药材，检查药材有无变质、霉变、潮湿等。

③药粉制作：将配方药材打粉，过 100 目筛，药粉瓶装或袋装密封备用（注意药粉的储存，以防变质）。

④药膏制作：药膏要求新鲜配制，现制现用。临床使用前检查药材有无变质、霉变等，取适量药粉，按比例加入调和剂调和，制成温阳通络膏。推荐使用调和剂为蜂蜜、姜汁。药膏制作过程中调和剂与药粉以适当比例调和，药粉（g）、蜂蜜（mL）、姜汁（mL）比例约为 10∶2∶1。

（2）辅助工具：打火机或火柴、95% 乙醇等点火工具、治疗盘、弯盘、止血钳、消毒棉签、消毒棉球、消毒镊子、毛巾等辅助用具（具体根据临床操作需求准备）。

（3）腧穴定位：符合《经穴名称与定位》（GB/T 12346—2021）的规定。（注：临床选穴可根据疾病的具体情况选取）。

（4）体位选择：根据药火灸的部位，选择患者舒适、医者便于操作的治疗体位。患者采取俯卧位。

（5）环境：卫生要求符合《医院消毒卫生标准》（GB15982—2012）的规定，保持环境安静，清洁卫生，避免污染，温度适宜。

（6）消毒：施术者双手应用肥皂或洗手液清洗干净，再用速干手消毒剂消毒。

2. 施术方式

（1）操作方法：将配置好的温阳通络膏按经络循行均匀涂抹于患者治疗部位，用保鲜膜覆盖。用热水将毛巾浸湿，然后把毛巾适当拧干，仍保留部分水分，将两层湿毛巾覆盖于保鲜膜上，在湿毛巾周围可再铺上干毛巾以保护患者皮肤及衣物。另外准备一条适当拧干的毛巾准备扑火用。将 95% 乙醇喷洒在湿毛巾上，然后点燃，待燃烧 10 秒左右，用扑火毛巾将燃烧的乙醇扑灭，扑灭后注意询问患者温度是否适宜，过热可稍微提起毛巾，温度不够可延后扑灭时间。在局部特定腧穴点穴、按压。待热感减退后再洒乙醇、点火，反复操作 10 次左右。灸疗后，取下毛巾及保鲜膜，将患者皮肤上的药膏擦除。结束本次操作。

（2）关键技术环节：操作时，盖在保鲜膜上的湿毛巾应有一定的湿度，不可过干或过湿；点火前将扑火毛巾放在手边，随时准备扑火，并做好应对突发情况的准备；乙醇喷洒的范围要严格控制在湿毛巾的范围以内，并距离湿毛巾的边缘有一定的宽度，保证有效安全；扑火时应从患者近心端扑向远心端，动作迅速轻快，扑灭后稍用力压实，以免有空气使乙醇继续燃烧。

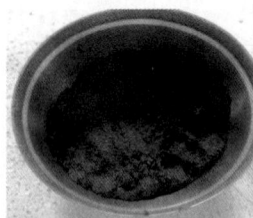
（1）温阳通络膏

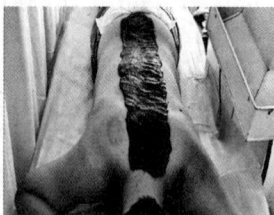
（2）涂抹膏药

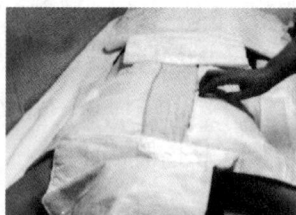
（3）铺巾

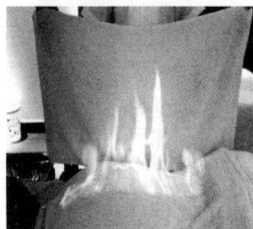
（4）点火

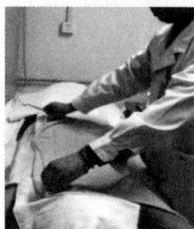
（5）扑火

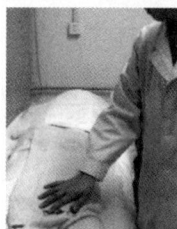
（6）局部穴位点按揉

图 33-1　药火灸操作

四、注意事项

1.热痹患者、孕妇及妇女经期、皮肤病、严重心脏病、糖尿病、肝肾功能不全者禁用。

2.浸湿毛巾后将水放在床下，以防发生火情。

3.保持室内空气新鲜，有一定的通风但不能影响施灸。

4.注意患者周围不能有易燃物品，要远离窗帘、桌布等。

5.注意了解患者施灸部位的温度感觉，施灸温度要适宜，温度过高则易烫伤患者，过低则影响疗效。

6.施灸后应休息半小时再活动，且灸后应服用温水，不要立即洗澡，忌冷饮或冷食，避免受凉。

五、临床验案

验案 1

张某，女,42 岁,工人,2018 年 2 月 16 日初诊。主诉：腰骶部疼痛 2 年。病史 2016 年患者受凉后出现腰骶部疼痛，呈持续性酸胀痛，疼痛昼轻夜重，晨起时腰部僵硬，严重时夜间可痛醒，伴有四肢怕凉。查骨盆 CT 提示：骶髂关节面软骨破坏。舌质淡，苔白，脉弦。

中医诊断：痹病。

西医诊断：强直性脊柱炎。

辨证：寒湿痹阻证。

治法：散寒除湿，祛风通络。

治疗：药火灸疗法，督脉、脾俞、肾俞、阿是穴。

操作：按技术操作要求准备药膏及操作。在督脉、脾俞、肾俞及阿是穴点穴、按压。待热感减退后再洒乙醇、点火，反复操作 10 次左右。治疗后，取下毛巾及保鲜膜，将患者皮肤上的药膏擦除。结束本次操作。每 7 日 1 次，3 次为 1 个疗程。

2 月 23 日二诊：接受治疗后，腰痛症状有所缓解，继续同前治疗。

3 月 2 日三诊：患者腰痛明显减轻，晨起时腰部受限明显缓解。2 个疗程后患者症状完全消失。

按语：强直性脊柱炎主要以骶髂关节、脊柱关节病变为表现，其病位主要在脊柱，为督脉所过。患者因受凉而引发此病，同时伴有四肢怕凉，结合舌苔脉象，舌质淡，苔白，脉弦，辨证属于寒湿痹阻之证。故本案例治疗时，根据"经脉所过，主治所及""督脉为阳脉之海"的经络理论，治疗本病的根本为"以督论治"，因此，对督脉施以灸法，具有温经散寒祛湿，激发人体阳气之功效。同时结合温阳通络膏药火灸可促进督脉气血运行，改善局部血液循环，达到温肾壮督、行气止痛之功效。

验案 2

陈某，女，35 岁，职员，2019 年 3 月 10 日初诊。主诉：下腰部疼痛、怕冷 3 个月。病史：3 个月前患者无明显诱因出现下腰部疼痛，腰部怕冷，弯腰活动受限，晨起时较明显，活动后稍缓解，遇冷加重，得热可减轻，舌淡苔白腻，脉沉迟。

中医诊断：痹症。

西医诊断：强直性脊柱炎。

辨证：肾虚督寒。

治法：温阳补肾，通督散寒。

治疗：药火灸疗法，督脉、肾俞、膀胱俞、阿是穴。

操作：按技术操作要求准备药膏及操作。在督脉、肾俞、膀胱俞及阿是穴点穴、按压。待热感减退重复操作 10 次左右。治疗后，取下毛巾及保鲜膜，擦除药膏。结束本次操作。每 7 日 1 次，3 次为 1 个疗程。

3 月 16 日二诊：接受治疗后，腰痛症状有所缓解，继续治疗。

3 月 23 日三诊：患者腰痛明显减轻，腰部怕凉症状改善。2 个疗程后患者症状完全消失。

按语：患者下腰部疼痛 3 个月，怕冷、弯腰活动受限，晨起遇冷加重活动得热稍减，舌淡苔白腻，脉沉迟，属肾虚督寒证。督脉总督一身阳气，在督脉上采取的灸法、推拿等，均可起到通督脉，激发督脉阳气的作用。肾俞、膀胱俞及局部阿是穴皆位于腰部，具有疏通局部气血，补肾壮腰的作用。灸法具有温经散寒祛湿、消瘀散结等功效，可调节人体免疫力、促进代谢及改善微循环。在督脉上药火灸同时配合温阳通络膏增强温经散寒，疏通经络的作用。故本案取得较好的疗效。

验案 3

李某，男，43 岁，工人。2017 年 9 月 6 日初诊。主诉：腰背部酸痛乏力 1 年。病史：1 年前患者出现腰背部疼痛，酸困麻木，伴有双膝疼痛、酸软无力，遇劳更甚，反复发作，舌质干红少苔，脉象细数。

中医诊断：痹症。

西医诊断：强直性脊柱炎。

辨证：肝肾亏虚。

治法：滋补肾阴，养血补肝。

治疗：药火灸疗法，督脉、肝俞、肾俞、阿是穴。

操作：按技术操作要求准备药膏及操作。在督脉、肝俞、肾俞及阿是穴点穴、按压。热感消退重复操作 10 次左右。治疗后取下毛巾及保鲜膜、药膏擦除。结束本次操作。每 7 日 1 次，3 次为 1 个疗程。

9 月 12 日二诊：接受治疗后，腰痛症状有所缓解，继续治疗。

9 月 19 日三诊：患者腰痛明显减轻，双膝疼痛、酸软无力症状改善。3 个疗程后患者症状完全消失。

按语：根据患者的临床表现及舌象、脉象，应属于肾虚之证，治疗应补肾壮腰为主，因乙癸同源，即肝肾同源，所以选肝俞、肾俞及局部穴位为主治疗，达到疏通局部气血，通络止痛的作用。药火灸的作用主要是药物及艾灸双重作用的综合，这种温热效应对人体有良性调整作用。

第三十四章　中风后失语症调神通窍法

一、技术简介

调神通窍法，是河南邵氏针灸流派主要传承人李鸿章博士在遵循邵氏针灸学术思想的基础上，经过十余年的临床工作，筛选、总结出的一套针灸处方，用于治疗中风后失语症。因失语主要为心、脑窍被蒙蔽，舌窍失灵，窍闭神匿，神不导气，故在选穴上着重选取调心的背俞穴心俞，而针对脑窍的病变，结合头皮针技术，确定了双侧的百会透额厌穴，以开窍通神。对于本病的直接病位舌窍，则取了廉泉直捣舌窍，以通窍启闭。并辅以局部舌体穴位刺血，更能开窍启闭。整体上准确把握病位，辅以相应的辨证加减和补泻手法，终达调神通窍之效。

1.技术处方

主穴：心俞、百会、额厌、廉泉。

辅穴：金津、玉液、中冲刺血。

配穴：气虚血瘀加足三里、三阴交；肾精亏虚加照海、肾俞；痰热闭窍加曲池、内庭；风痰阻络加风池、丰隆。

2.技术特点

调神通窍法是针对中风失语的病因病机制定的法则和技术，根据病情虚实及辨证不同，在主穴基础上又有增减。并且，对穴位的刺法、强度都有规范化要求，能够针对性调心脑之神，通舌窍之络，从而使诸窍通，舌能言。

（1）重用特定穴：特定穴为人体穴位中较为常用且非常重要的穴位，在前人基础上，选穴以特定穴为主，如主穴心俞为背俞穴，百会为督脉、肝经、手足三阳经交会穴，额厌为手足少阳、足阳明之会，廉泉为阴维、任脉之会。中冲为手厥阴心包经井穴，诸配穴更为临床常用特定穴。在根据病位选穴上，心俞是重要一环，居于首位。

（2）心脑舌同治：中风病位在心、脑，中风后失语除了心、脑，直接病位在舌窍，心主神明，而脑为神明之府，心开窍于舌，舌窍位居头，脑窍寄于头，三者关系密切。针对中风失语的辨证、辨经，主方取心俞开心窍，百会透额厌开脑窍，廉泉开舌窍，同时，针对舌窍不利，局部选取金津、玉液，远端选取心包经井穴中冲，点刺出血，更能脑、舌呼应，通利舌窍，增强疗效。

（3）组方严谨：整体观念与辨证、辨经论治思路严谨。所选主穴立足于整体观念，既有调心气穴位心俞穴，又有调畅脑窍的百会穴、额厌穴，更有局部通利舌窍之廉泉穴，共同组成了基本的针灸处方。并且，针对中医辨证分型，又有调整脏腑、经络气血的配穴论治。另外，在主方基础上重视整体把握的同时，增添辅方以注重局部治疗，起到相须为用的最大效果，思路清晰，组方严谨。

（4）手法操作多元化：针对中风后失语，采取体针、头针、刺血、运动针法等多种针法和手法加强刺激，提高疗效。同时，无论是主方和配方的手法刺激、补泻强度、治疗时间，还是辅方的刺血量、治疗疗程，都有明确规范和要求。

3.理论基础

根据中风失语的病位、病因、病机，针对性提出调神通窍的治疗法则，通过针刺主穴、辅穴和配穴，达到醒脑神通舌窍的目的。

（1）明确病位：中风病病位在脑脉，而心主血脉，故本病与心、脑的关系较为密切。同时，心脉系于舌，开窍于舌，心气通达则舌窍开。心气输注于体表的位置就是心俞，针刺心俞可调节心气，开通舌窍，从而能语。廉泉是任脉与阴维脉交会穴，具有开舌利窍、通咽利喉之效，善治暴喑、舌强不语等。百会穴属督脉，为诸阳之会，百脉之宗，是治疗中风后失语症的要穴，针刺之可升阳醒神、醒脑开窍、醒神益智。百会为手足三阳经交会之处，百会透额厌，可通及足太阳、足少阳经，更可升阳通络、醒脑开窍。全国名中医武连仲擅用额厌穴治疗脑病，额厌穴为脑的引经穴，具有激发阳气、开窍醒神、通导脑腑的作用，配合百会、印堂等穴醒神、调神效果更佳。

（2）重视头皮针：中风后失语直接病位在脑髓，肢体偏瘫、舌强不语、饮水呛咳等症状只是脑部病变的外在表现，故对头部穴位的刺激，是改善脑循环，加快神经修复，促进功能障碍恢复的重要措施。另外，对于头皮针进行长针透刺、长留针及配合肢体功能锻炼等操作，更能加强刺激，诱发感传，提高疗效。同时，体针与头皮针相结合，上下响应，对于中风病的各种症状疗效更为显著。

（3）辅以刺血：刺血疗法也是开窍醒神的常用方法，尤其是针对脑脉不通舌窍闭塞之病机，从瘀论治，则多以刺血法祛瘀通络，故本病采用刺血疗法施于舌下金津、玉液，可以祛瘀通脉，醒神开窍。

二、临床应用

调神通窍法治疗中风后失语。中风又称脑血管意外、脑卒中，是由多种病因导致脑部血液循环障碍和脑局部神经功能缺失的一组疾病的总称。中风后失语是指大脑皮层语言中枢病损引起的语言障碍，主要表现为不同程度的语言表达、书写、理解、命名上的障碍，是中风病较为常见的症状之一，属于中医学"痦痱""舌瘖""舌强""语謇"等范畴。

三、技术操作

1. 施术前准备

（1）针具准备：选用规格为 0.30mm×25mm（1寸）、0.30mm×50mm（2寸）、0.30mm×75mm（3寸）普通一次性无菌针灸针。

（2）辅助工具：棉签、碘伏、三棱针、纱布、无菌手套、治疗盘、镊子、锐器盒、垃圾桶、快速手消毒剂等辅助用具。必要时可备毛毯、屏风。无菌物品灭菌合格，在有效期内。

（3）腧穴定位：符合《经穴名称与定位》（GB/T 12346—2021）的规定。（注：临床选穴可根据疾病的具体情况选取）

（4）体位选择：根据针刺部位，选择患者舒适、医者便于操作的治疗体位。患者取侧卧位或坐位。

（5）环境：卫生要求符合《医院消毒卫生标准》（GB15982—2012）的规定，保持环境安静，清洁卫生，避免污染，温度适宜。

（6）消毒：施术前应该对受术者针刺部位进行消毒，可用0.5%～1%碘伏的棉球或棉签在针刺部位由中心向外做环形擦拭消毒，直径大于5cm，每穴消毒2遍。施术者双手应用肥皂或洗手液清洗干净，再用速干手消毒剂消毒。

2. 施术方式

心俞垂直刺入0.5～0.8寸。

百会透额厌取2寸毫针，左手定位百会，右手持针向患侧额厌方向快速刺入1.5寸，针与头皮成15°刺入帽状腱膜下，行快速捻转行针法1分钟，200转/分。

廉泉取3寸毫针，左手定位，右手持针向舌根方向快速刺入2～2.5寸，得气后以右手拇指、食指行虚搓法，将针体向前捻转针柄3次，使针下出现沉紧涩滞感时，牵拉针柄做轻微提抖6次，使局部产生酸胀感，然后将针提至皮下，以45°依次斜向金津、玉液两方向，做同样的虚搓、提抖手法6次，最后将针提至皮下，重新刺入廉泉穴，继续留针候气。

肾俞、照海、内庭刺入0.5～0.8寸。

丰隆、足三里、三阴交、曲池刺入1～1.2寸。

风池向鼻尖方向直刺1～1.5寸。

以上穴位每10分钟行针1次，连续行针3次后拔出。若见舌下络脉瘀紫者，或者失语久病者，可用三棱针先刺双侧中冲穴，挤出血5～10滴。而后快速点刺金津、玉液，出血自停即可。

3. 施术疗程

每日针刺1次，10次为1个疗程。疗程间休息3～7天后，继续第2

个疗程的治疗，连续治疗 2～3 个疗程。

4.施术后处理

（1）施术后的正常反应：针刺时穴位局部多有酸胀感，或者出现酸麻沉胀感，多在出针后自行消失，也有可能 3～6 个小时逐渐消失。

（2）出针：出针时，将消毒干棉签轻轻按压于针刺部位，左右缓慢捻转提至皮下，再将针迅速退出；然后用消毒干棉签按压针孔片刻。

（3）施术后的异常情况

①晕针：多因患者体质过虚或情绪紧张或刺激过强，出现突然面色苍白、头晕心慌、恶心欲呕、肢冷汗出，甚则闭目神昏等症，此时宜立即拔针，平卧保暖，头低脚高，温水送服，重则针刺人中、内关、合谷、太冲、足三里等穴，或灸百会、关元、气海等，一般休息片刻即可恢复如常。

②血肿：患者往往在起针后感觉局部疼痛，甚则局部肿胀如包，几日后会出现局部瘀紫等，此为针刺后皮下出血而引起的肿痛，多因针刺时触碰血管或起针后未及时按压所致。若见此症，当及时以消毒的干棉球或棉签加力按压，所压力度以患者耐受为度，一般 1 分钟左右即可解除肿胀疼痛。

③气胸：心俞等背部穴位较浅，若针刺过深或方向不对，刺伤肺脏，出现气胸症状，轻则无任何不适，重则胸闷憋气、刺激性咳嗽、心率增快，活动时胸部有牵拉样痛，甚则呼吸困难，不能平卧，如损伤较重或处置不当，常常会引起严重后果。若出现气胸，宜即刻拔针，尽快查肺部 X 线片，根据损伤程度采取不同措施，轻则卧床休息 5～7 日，自行吸收，对症处理，严重者请外科医师处理。

四、注意事项

1.施术者严格掌握适应证、禁忌证。

2.针刺手法的操作要到位，刺激量要在安全的前提下足够。

3.防止晕针、断针、血肿、感染等不良反应。预先制定严重不良反应事件处理方案。

4. 中风失语患者常因交流困难，容易出现急躁、易怒或抑郁、消极等情绪，严重者甚至引起血压升高，旧病复发，故给予患者及时的心理疏导及提供宽松、愉悦的康复治疗环境尤为重要。

5. 嘱咐患者低盐低脂及优质蛋白饮食，蔬菜、水果要适量，戒烟酒。尽量不吃海鲜、羊肉、鸡肉、猪头肉等。

6. 对有高血压、糖尿病的患者，要坚持服药，控制好血压、血糖等危险因素，防止再复发。

五、临床验案

验案 1

凌某，女，53 岁，农民，2019 年 7 月 2 日初诊，主诉：右侧肢体瘫痪伴言语不利 1 月余。病史：患者 1 月余前无明显诱因出现言语不利，伴见右侧肢体无力，无意识障碍，无二便障碍，无头痛、恶心、呕吐等症状，急去当地县医院就诊，查颅脑 MRI 示：脑梗死，给予改善循环、稳定斑块、抗血小板聚集等治疗，症状未见明显好转，后至某院继续综合治疗，经过内科综合保守治疗及康复治疗，仍言语欠清晰，右侧肢体活动不遂，右上肢持物不能，右肩疼痛，今为求进一步系统康复治疗，遂来就诊。门诊以"中风；脑梗死"收入。现症见：神志清，精神一般，言语欠流利清晰，右侧肢体活动不遂，可独立步行，步态异常，右上肢持物不能，右肩疼痛，乏力，纳眠欠佳，小便正常，大便 3 日一行。舌质暗红，苔薄白，脉弦细。

中医诊断： 中风。

西医诊断： 脑梗死。

辨证： 气虚血瘀证。

治法： 调神补气，化瘀通窍。

处方： 心俞、百会透额厌、廉泉、金津、玉液、中冲、足三里、三阴交。

操作：常规消毒诸穴后，调神通窍法，按技术要求操作。金津、玉液、中冲刺血，每 3 日 1 次；足三里、三阴交常规针刺，以补法为主。每 10 分钟行针 1 次，连续行针 3 次后拔出。每周治疗 5 次，10 次为 1 个疗程。

首诊治疗后，患者言语不利的症状即见明显改善，数字跟读明显清晰，患者和家人非常高兴，治疗热情满满。

7 月 15 日二诊：患者治疗一疗程后，已经能够缓慢说出成语和一两句话。

7 月 29 日三诊：治疗后，患者能够主动诉说并能轻松对答，还能清晰呼唤儿子姓名。

按语：治疗本病重取背俞穴很关键，因为本病的病位在心、脑，而心俞是改善心脑功能的首要选穴，心俞通心神调心气，诸脉流利有度，病损舌窍则更易通利。临床辨证力求准确，选穴才能增效。该患者脑部血管梗死瘀滞，形体腠理疏松，右肩疼痛，乏力，舌质暗红，苔薄白，脉弦细，一派气虚血瘀象。脾胃为气血生化之源，后天之本，所以，温阳健脾、补益气血也是治疗之关键。倘若只改善醒脑开窍，而无气血来源，一切都是徒劳。足三里为胃经合穴，人以胃气为本，刺之则鼓舞胃气，生发气血，为补益气血常用穴；脾经穴位三阴交擅长治疗血证，又可健运脾胃，调补气血，所以对气虚血瘀之象尤为适宜，加配足三里，使补气化瘀之效相得益彰。行针操作一定要足够刺激，否则难以达到调神通气效果，疗效难以保证，正如《灵枢·九针十二原》所说："刺之要，气至而有效。"但刺激量也要建立在患者耐受度上。治疗过程中，一定要针后及时练习说话，或者跟进言语训练，方能达到通窍的效果，体现即刻疗效，也更容易激发患者康复信心，尤其是病程较短者，疗效更为突出。

验案 2

朱某，女，62 岁，2019 年 8 月 12 日初诊，患者 4 月 13 日被家属发现瘫软在地，言语不能，右侧肢体活动不能，二便失禁，被紧急送至商水县人民医院，查头颅 CT 提示"脑出血"，于次日转至某医院继续治疗，予以

"开颅血肿清除术"及内科综合治疗，术后 2 天意识障碍，后意识转清，住院期间出现右下肢静脉血栓形成，予以"取栓及滤器植入术"，并予以抗凝及改善循环等治疗，病情稳定，为求综合康复治疗来我院就诊，经治疗患者言语较前改善，但仍流利不清晰，可在监护下室内步行，后出院至某医院行下肢静脉滤器取出术，术后为求进一步康复治疗遂来诊。门诊以"中风；脑出血"收住院。入院症见：神志清，精神一般，言语不清，右侧肢体活动不遂，右上肢持物不能，可监护下室内步行，纳眠可，小便正常，大便每日一行。

中医诊断：中风。

西医诊断：脑出血。

辨证：阴虚风动证。

治法：调神通窍，育阴息风。

处方：心俞、百会透颔厌、廉泉、金津、玉液、中冲、照海、肾俞、风池。

操作：常规消毒诸穴后，调神通窍法，按技术要求操作。金津、玉液、中冲刺血，每 3 日 1 次；照海、肾俞、风池常规针刺，以补法为主。每 10 分钟行针 1 次，连续行针 3 次后拔出。每周治疗 5 次，10 次为 1 个疗程。

8 月 26 日：针刺治疗 1 个疗程，进行言语评定，患者理解、复述、命名、自发谈话分值较治疗前有明显改善，尤其是理解力更加显著。

9 月 2 日：针刺治疗半个疗程，患者自发讲话较多，但仍不够清晰。

9 月 23 日：共针刺两个半疗程，患者复述和命名能力也较前改善，但稍有重复性，患者家属已经很满意了，自诉去了好几家医院，也没这么好的疗效。

按语：肾主骨生髓，脑为髓海，所以对于阴虚风动证患者还是要重取肾经穴位，尤其是重取照海，因为肾经循喉咙，夹舌本，照海通于阴跷脉，而行于咽喉，故对于肝肾阴虚型失语患者，照海最为适宜。五脏有病，重取背俞穴，所以肾俞可以补肾气固本元，风池为祛除风邪要穴，更能改善后循环，而达醒脑开窍之效。另外，在治疗患者言语的同时，勿忘肢体功能的康复，因肢体功能进步，可加强患者康复的信心，有助于言语和肢体功能的恢复，故要重视整体康复。但脑出血患者如果出血量大，即便手术，也会严重影响言语和肢体功能的恢复，所以，预后相对较差。而且，患者患病时间较长，脑部修复能力较弱，疗效较为缓慢。

验案 3

蒋某，男，57 岁，2019 年 5 月 8 日初诊。2018 年 12 月 27 日 12 点左右患者无明显诱因突然出现左侧肢体活动不利、麻木，未重视，3 点左右患者家属发现其意识不清，呼之不应，由急诊 120 送至某医院，当时磁共振检查示：新发大面积脑梗死，急诊以"新发脑梗死"为诊断收入院住院治疗。当日 22:00 左右在全麻下行颅内动脉取栓术，术后给予对症治疗，患者意识转清，病情稳定后行综合康复治疗。2019 年 3 月 4 日患者复查磁共振示：右侧小脑半球、脑干、两侧丘脑及右侧顶枕叶多发急性－亚急性脑梗死；继续对症治疗；4 月 18 日患者出现发热，体温最高 39℃，恶心、呕吐，吐物色暗，急送医院，头颅 CT 未见明显异常，诊断为"消化道出血"对症治疗，经系统治疗后，仍遗留言语不利，左侧肢体活动不利，能独坐，生活不能自理，为进一步康复治疗，遂来就诊，门诊以"中风病；脑梗死"为诊断收入我科。入院症见：患者神志清，精神差，情绪低落，烦躁易怒，言语不利，反应迟钝，左侧肢体活动不利，能独坐，留置胃管，饮水呛咳，偶有咳嗽，咳黄色痰，眠可，小便正常，大便每 3 日一行。

中医诊断：中风。

西医诊断：脑梗死。

辨证：气虚血瘀证。

治法：调神补气，化瘀通窍。

处方：调神通窍法治疗。

取穴：心俞、百会透额厌、廉泉、金津、玉液、中冲、足三里、三阴交。

操作：常规消毒诸穴后，调神通窍法，按技术要求操作金津、玉液、中冲刺血，每 3 日 1 次；足三里、三阴交穴常规针刺，以补法为主。每 10 分钟行针 1 次，连续行针 3 次后拔出。每周治疗 5 次，10 次为 1 个疗程。

5 月 10 日：治疗 3 次，吞咽功能有所改善，并能发出单调的语音。

5 月 21 日：治疗 1 个疗程，患者胃管已经拔下，吞咽功能基本恢复，能反复叫出自己名字。

6 月 7 日：治疗 2 个疗程，患者自主言语能力明显改善，只是欠流利。

共治疗 3 个疗程，患者已能主动用长句子描述病情，言语清晰度、流利度较前改善，效果满意。

按语：该患者大面积脑梗死，脑部损伤较重，又长期卧床，极容易久卧伤气，并出现各种并发症，如发热、坠积性肺炎、下肢深静脉血栓形成等，使患者身体更虚，更难修复。所以，要加强患者肢体功能的主被动运动，配合呼吸训练。而针灸疗法是通经络、行气血很好的方法，尤其是重取足三里、三阴交，不仅可以健脾益气，还能活血祛瘀，对于气虚血瘀患者尤为适用。同时，要重视从脑论治，因为舌窍虽然为心所开，但舌窍居于脑窍，脑窍为病，则舌窍受累，故从脑从头论治，调神通窍，是重要法则之一。该患者病程较久，治疗效果却较为明显，提示调神通窍法治疗技术成熟，疗效突出。另外，患者吞咽功能较差时，要先解决吞咽问题，解除胃管后，对言语康复有着明显的促进作用。并且要抓住时机，尽早康复，病程越短，恢复疗效越突出。

第三十五章 理肺调肠法

一、技术简介

理肺调肠法，是在"邵氏五针法"的基础上发展而来，根据不同病情选取不同的配穴，用以治疗溃疡性结肠炎、炎症性肠病、功能性腹泻等。"邵氏五针法"是邵经明治疗哮喘临床实践的经验总结，以肺俞（双）、大椎、风门（双）为主穴，根据不同病情选取不同的配穴。邵氏针灸流派传承人权春分，经过多年的实验及临床研究发现，"邵氏五针法"在治疗溃疡性结肠炎、炎症性肠病、功能性腹泻等疾病方面疗效显著。

1. 技术处方

主穴：肺俞、大椎、风门、大肠俞、天枢、足三里。

配穴：寒湿困阻配气海、关元；湿热壅肠配中脘、阴陵泉；饮食停滞配建里、梁门；肝气乘脾配三阴交、太冲；脾胃虚弱配脾俞、胃俞；肾阳虚衰配肾俞、命门。

2. 技术特点

（1）善用背俞，脏腑为要：背俞穴是脏腑精气输注背腰部之处，且背俞穴与相应的脏腑有联系，治疗相应脏腑病症具有特异性。现代研究发现背俞穴的分布规律与脊神经阶段性分布特点大致吻合，针刺背俞穴能够达到恢复脏腑生理功能、消除炎症反应、预防和治疗疾病的目的。"理肺调肠法"通过调整脏腑功能，阴阳平衡，从根本上消除病因，既能快速缓解症状，又能长久巩固疗效。

（2）精准配穴，针刺守机："理肺调肠法"除善用背俞穴外，临证多取募穴、五输穴等，取穴精简，配伍精当，在保证疗效的同时尽量减少患者针刺痛苦和心理负担。准确把握针刺时机，针下悉心审慎，若针下气迟不至，需加强行针刺激；若针感迟而不至，则需在穴位附近另寻其上下左右临近穴位或反应点，运用手法耐心引导，静待经气达于病所。

（3）治神调气，存乎于心：《灵枢·九针十二原》言"粗守形，上守神"，邵经明在临床中强调治神、调神的重要性，认为大部分疾病与情绪、心理压力关联，泄泻虽病在大肠，然与肝、脾胃、肾、肺等脏腑功能失调密切相关。肝藏魂，魂乃神之变；脾藏意，为心之所忆；肾藏志，为意之所存；肺藏魄，魄随神往来；神藏于心，所有情绪的变化都会牵引、扰动心神。现代研究提出"脑－肠轴"之说证实肠道疾病与情绪和心理因素关系密切。"理肺调肠法"在整个治疗过程中强调治神守气，不仅要求医者在针刺操作时专心致志，注意力集中，做到目无外视，手如握虎，心无内慕，如待贵人，而且要善于观察患者情绪、心理变化，及时给予心理疏导，医患配合，做到"必一其神，令志在针"，才能获得良好效果。

3. 理论基础

（1）肺合大肠，联系紧密：《黄帝内经》最早提出"肺合大肠"，唐代医家孙思邈第一次明确提出"肺与大肠相表里"理论，为后世医家发展此理论指明方向。

①肺与大肠功能联系：肺居于上焦，主治节，通过有节律的呼吸运动，调控机体气机升降，从而使各脏腑活动有节；肺主宣发肃降，以此使全身津液输布、运行、排泄协调有序。大肠居下焦，承接小肠下移之饮食残渣，重吸收剩余精微物质及水分，参与体内水液代谢，并形成粪便排出体外。故在生理功能上，大肠以通为用，肺以降为和，二者相辅相成。在气机升降方面，大肠排浊气而升清气，肺气肃降，两者一升一降，相互配合，全身气机得以调达通畅。在水液代谢方面，肺气宣降、通调水道，大肠通下、主津，二者功能协调，人体水液代谢平衡有序。

②肺与大肠经络联系：肺与大肠在经络方面络属相通，《灵枢·经脉》载"肺手太阴之脉，起于中焦，下络大肠，还循胃口，上膈属肺""大肠手阳明之脉，起于大指次指之端……下入缺盆络肺，下膈属大肠"，肺与大肠通过经脉的络属而构成表里相合关系，二者正经直接相连，其络脉、经别也相互沟通；肺经与大肠经在上肢部均循行于手臂桡侧，肺经为内，大肠

经为外，二者经络循行一内一外，一阴一阳，表里呼应。

③肺与大肠解剖联系：组织胚胎学证实肺与大肠拥有共同的胚胎起源，呼吸组织来源于肠的前肠，原肠内胚层又可分化发育成呼吸道上皮和腺体，二者拥有共同胚胎渊源和共同的结构基础；另外呼吸道和消化道相关淋巴样组织以分泌型免疫球蛋白 IgA（SIgA）为主要抗体构成人体的公共黏膜免疫系统，二者在信号转导通路和菌群微生态方面也具有相关性。

由于肺与大肠这种特殊的表里关系，使得二者在生理上相辅相成，病理上相互影响，治疗上亦相互为用。经过多年的临床实践证实：以肺俞、大椎、风门为主穴辨证配伍他穴治疗泄泻较传统针刺疗效更确切，效果更持久，并将这一疗法命名为"理肺调肠法"。

（2）肺肠合治，功效益彰：本技术的主穴选取肺俞、大椎、风门、大肠俞、天枢、足三里。肺俞、大肠俞为足太阳膀胱经之背俞穴，是脏腑精气输注背腰部之处，发挥着调节脏腑、气血和平衡阴阳的重要作用，现代医学认为背俞穴是脏腑神经反射点，在临床诊断、治疗和判断预后中具有特殊的意义。肺俞具有宣通肺气、补虚清热、降气平喘的功效；大肠俞调理肠胃，理气化滞，既能泄热通便，又能固肠止泻；大椎属于"阳脉之海"的督脉，为督脉与手足六阳经之会，可振奋全身阳气，调动气血，提高机体免疫力；风门属足太阳膀胱经穴，位近肺俞，有理肺泄邪、固表强卫之功；天枢为足阳明胃经穴、大肠腑气汇聚于腹部之募穴，具有双向良性调整作用，即能通腑泻浊，又能固肠止泻；《杂病穴法歌》有"泄泻肚腹诸般疾，三里内庭功无比"，《四总穴歌》云"肚腹三里留"，足三里为足阳明胃经合穴，亦是胃之下合穴，擅健脾益胃、通腑化浊、调和气血、扶正祛邪，大量医学实验证实针刺足三里能够调节胃肠道功能紊乱，恢复肠道运动，亦可提高机体免疫力，增强抗病能力。诸穴伍用，肺肠合治，通过宣肺理气，传导大肠气机，以调节肠道运动，改善胃肠功能，较传统配穴更具优势。

气海、关元为任脉穴位于下腹部，二穴伍用以培元固本、扶正祛邪，灸之则能温化寒湿、固肠止泻、通络止痛；中脘为胃之募穴，八会穴之腑会，具有健脾和胃，升清降浊，理气止痛之效，现代研究证实针刺中脘可改善胃肠循环、促进黏膜炎症、水肿的消散，提高机体代谢，修复受损黏膜，亦可促进胃肠运动，调整胃肠功能；阴陵泉为足太阴脾经之合穴，是治湿第一要穴，擅健脾利湿、通利水道；建里、梁门二穴临近，功效相似，伍用能健脾和胃、通腑降浊、调理气机；三阴交为足三阴经交会穴，既能疏肝理气、健脾补肾，又能活血化瘀、通络止痛；太冲穴是足厥阴肝经的原穴，擅疏肝理气、行气消胀；脾俞、胃俞能健脾和胃、祛湿化痰、益气生血；命门、肾俞擅壮命门之火、补肾固阳；对肾阳不足引起的下元虚冷、泻利肢冷具有温煦和固摄之功。

二、临床应用

理肺调肠法主要治疗泄泻。泄泻是指以排便次数增多，粪质溏薄或完谷不化，甚至泻出如水样为主要表现的病症。古人将大便溏薄而病势缓者称为"泄"，大便清稀如水而病势急者称为"泻"，因临床很难截然分开，现统称为泄泻。西医学的腹泻型肠易激综合征、肠功能紊乱、慢性肠道感染性疾病、炎症性肠病、功能性腹泻、吸收不良综合征、药物相关性肠炎、肠道恶性肿瘤、内分泌代谢疾病等皆可归属于泄泻范畴。

三、技术操作

1. 施术前准备

（1）针具准备：选用规格为 0.35mm×25mm（1 寸）、0.35mm×40mm（1.5 寸）普通一次性无菌针灸针。

（2）辅助工具：火罐、棉签、碘伏、治疗盘、镊子、锐器盒、垃圾桶、酒精灯、皮肤消毒液、消毒棉签、消毒棉球、快速手消毒剂等辅助用具。必要时可备毛毯、屏风。无菌物品灭菌合格，在有效期内。

（3）腧穴定位：符合《经穴名称与定位》（GB/T 12346—2021）的规定。

（注：临床选穴可根据疾病的具体情况选取）

（4）体位选择：根据针刺部位，选择患者舒适、医者便于操作的治疗体位。患者采取俯卧位、侧卧位或坐位。

（5）环境：卫生要求符合《医院消毒卫生标准》（GB15982—2012）的规定，保持环境安静，清洁卫生，避免污染，温度适宜。

（6）消毒：施术前应该对受术者针刺部位进行消毒，可用0.5%～1%碘伏棉球或棉签在针刺部位由中心向外做环形擦拭消毒，直径大于5cm，每穴消毒2遍。施术者双手应用肥皂或洗手液清洗干净，再用速干手消毒剂消毒。

2. 施术方式

大椎、天枢、大肠俞、上巨虚、气海、关元、中脘、建里、阴陵泉、足三里、三阴交采用直刺，选用1.5寸毫针，刺入1～1.2寸。

梁门、肺俞、风门、脾俞、胃俞、肾俞、命门、太冲选用1寸毫针，刺入0.5～0.8寸。

行针均采用提插捻转相结合的行针手法。根据针刺部位，行针时上下提插幅度为0.3～0.5寸，向前向后捻转角度在360°以内。针向下插时，拇指向前，向上提时，拇指向后，一般患者操作5～6次，对敏感者上述动作操作3次，在得气基础上采用提插捻转虚补实泻操作。针刺操作时用力要柔和、均匀，切勿大幅度提插、捻转。

针后于大椎、风门、肺俞、肾俞、大肠俞上各拔一火罐。若脾胃虚弱、寒湿困阻、肾阳虚衰患者可加艾灸，以局部潮红为度。

3. 施术疗程

每日针刺1次，10次为1个疗程。疗程间休息3天。

4. 施术后处理

（1）施术后的正常反应：针刺时腧穴局部多有酸胀感，或者出现酸胀感、麻感沿着经脉传导的现象，多在出针后自行消失。

（2）出针：出针时，施术者以押手持消毒干棉球轻轻按压于针刺部位，刺手持针做轻微的提捻动作，感觉针下松动后，将针缓慢退至皮下，再将针迅速退出；然后用消毒干棉球按压针孔片刻。

四、注意事项

1. 施术者应严肃认真，专心致志，精心操作。针刺前应向患者说明施术要求，消除恐惧心理，取得患者的配合。

2. 令患者选择舒适的体位，利于针刺取穴的同时，使患者完全放松，利于留针；在留针过程中，防止他人碰触患者，或衣被覆盖针体，导致弯针、滞针。随时观察患者的反应，若患者感觉头晕、恶心、心慌、胸闷或出汗，应立即将针取出，按照晕针处理。

3. 若患者腹泻严重，在针刺同时可配用艾灸、穴位贴敷等方法综合治疗。若为慢性泄泻应坚持治疗，才可获得好的疗效。

4. 小儿泄泻经治疗痊愈后，因胃肠功能较弱，少量多餐，逐渐增加进食量，以利于消化。并应适当限制含粗纤维多的蔬菜、水果等。

5. 调畅情志，避免不良情绪的影响。养成良好的饮食习惯，选择清淡富有营养、易消化饮食，忌食生冷、辛辣、肥甘油腻之品。调适寒温，避免劳累，要注意加强锻炼，提高抗病力，有利于肠腑功能恢复。

五、临床验案

验案1

葛某，男，42岁，文员，2018年4月26日初诊。主诉：间断泄泻半年余。病史：半年前患者因进食生冷导致腹泻，日行2～3次，严重时泻出如水样，在社区门诊口服西药（具体不详）治疗，症状缓解。后稍进食油腻、生冷及辛辣之物腹泻发作，伴肠鸣腹痛、矢气多，便质稀，偶夹有脓液，无脓血，无里急后重。自发病来体重下降8公斤，且体虚易感冒。半月前因工作劳累，熬夜伤风后导致上述症状再发，日排便3～4次，大便质稀如水样，夹杂不消化食物，肠鸣腹痛明显，矢气多，畏寒怕冷，纳差，四肢疲软无力，形体消瘦，面色萎黄。舌质淡，苔薄白，脉沉细无力。

中医诊断：泄泻。

西医诊断：肠易激综合征。

辨证：脾胃虚弱证。

治法：益气健脾，固肠止泻。

处方：肺俞、大椎、风门、脾俞、胃俞、大肠俞、天枢、足三里。

操作：患者取俯卧位，给选定的穴位消毒，按技术要求操作。然后取仰卧位，天枢、足三里温针灸，选用 1.5 寸毫针，刺入 1.2 寸，然后针尾附长约 1cm 艾条，并在皮肤处覆盖一硬纸板，以防艾灰脱落灼伤皮肤，点燃艾条下端，艾条燃尽即可。每天 1 次，10 次为 1 疗程。

4 月 30 日二诊：按上法治疗 4 次后，腹痛腹泻症状明显减轻，食欲增加，继续治疗。

5 月 7 日三诊：经温针灸治疗 1 疗程后，肠鸣腹痛症状完全消失，日排便 1～2 次，便质尚可，四肢稍有倦怠，体重增加 1 公斤。舌淡，苔薄白，脉细弱。为求巩固疗效，继续下一个疗程治疗。

5 月 18 日四诊：经温针灸治疗 2 个疗程，症状完全消失。中间曾感冒，但症状很快缓解，纳眠好，体力充沛，患者面色红润，精神佳，诉自治疗以来体重共增加 2 公斤。舌质淡，苔薄，脉细。

按语：肠易激综合征属于中医"泄泻"范畴，病位在肠腑，涉及脾、胃、肝、肾、肺、三焦等脏腑。本案患者半年前因误食生冷导致脾胃受损，运化功能失司，土虚不制水，水湿趋下，继而小肠泌别清浊功能失常，大肠传导失职，水谷夹杂而发为泄泻。患者稍进食油腻、生冷及辛辣之物腹泻发作，说明脾胃甚虚。后因工作劳累，正气消伐耗损，加之伤风感冒，导致病情进一步加重。《黄帝内经》最早提出"肺与大肠相表里"理论，《灵枢·经脉》云："肺手太阴之脉，起于中焦，下络大肠。"又云："大肠手阳明之脉，起于大指次指之端……下入缺盆，络肺，下膈属大肠。"手太阴肺经与手阳明大肠经，二者一阴一阳、一表一里相互配合，构成了肺与大肠生理功能密切联系，病理上亦相互影响，互为因果。本案患者长期脾虚腹泻，导致体虚易感，即肠病及肺；后又因伤风感冒，诱发腹泻复发并加重，再次佐证了二者之间的特殊关系。

针灸处方选用肺俞、大椎、风门一则宣肺理气，祛风散寒，二则补益肺气，扶正祛邪，补脏才能安腑；方中伍用大肠俞、天枢，俞募配合，前后呼应，阴阳互引，能够快速调理肠腑功能；选用脾俞、胃俞二穴，以期健运脾胃，精微得化；佐以胃之下合穴足三里，"合治内府"，加强健脾和胃，益气生血之功。针法上采用温针灸法，盖因患者畏寒怕冷，舌质淡，苔薄白，脉沉细无力，一派虚寒之象，针灸结合，温补脏腑之阳，阳气足则阴寒得以消散，水湿得以运化。方、法伍用，共奏培土生金，固肠止泻，益气生血，扶正祛邪之功！

验案 2

孙某，女，36 岁，自由职业，2018 年 9 月 5 日初诊。主诉：泄泻间断发作 2 年余，加重 1 个月。病史：2 年前初秋进食辛辣之物后导致腹泻，每日大便 3～4 次，便质稀色黄而臭，肛门灼热，腹中绞痛，肠鸣，矢气多。曾采用中西药、针灸、药熨等治疗，病情有所缓解，但始终不能完全控制，常反复发作。1 个月前因进食不慎导致上述症状再发并加重，在外院行纤维结肠镜检查提示乙状结肠炎，经口服中西药等治疗（具体不详）未见明显好转，经人介绍来我科就诊。刻下症见：精神欠佳，下腹隐痛时作，来诊前已排便 3 次，便黄而臭不成形，肛周灼热疼痛，有肿物脱出，失眠，晨起口苦，口气明显，咽痛口渴，纳食减少。舌边尖红，苔根黄腻，脉濡。

中医诊断：泄泻。

西医诊断：慢性结肠炎。

辨证：湿热蕴肠。

治法：清热利湿，固肠止泻。

处方：肺俞、大椎、风门、大肠俞、天枢、中脘、足三里、阴陵泉。

操作：令患者俯卧位，取穴肺俞、大椎、风门、大肠俞，用 0.5% 碘伏棉球在穴位皮肤由中心向外做环形擦拭消毒后，选用 1 寸毫针，刺入 0.5 ～ 0.8 寸，行提插捻转泻法，留针 30 分钟，每 10 分钟行针 1 次。然后取仰卧位，穴取天枢、中脘、足三里、阴陵泉，消毒步骤同上，选用 1.5 寸毫针，刺入 1 ～ 1.2 寸，操作方法同上。每天 1 次，10 次为 1 疗程。

9 月 10 日二诊： 经针刺治疗后，腹泻症状明显缓解，口渴、咽痛以及失眠症状亦有所改善，继续治疗。

9 月 15 日三诊： 经针刺治疗 1 个疗程后，腹泻及腹痛症状完全消失，日排便 1 次，便质正常，睡眠正常，口渴及咽痛症状缓解。舌边尖红，苔薄黄，脉濡。为求巩固疗效，继续下一个疗程治疗。

9 月 25 日四诊： 经针刺治疗 2 个疗程，症状完全消失，患者精神佳，诉晨起口苦、口臭已完全消失。舌质淡，苔薄，脉细。

按语： 中医将慢性结肠炎归属于"腹痛""泄泻""久痢"等范畴，其病机为脾胃虚弱，运化失职，湿浊蕴结肠道，郁久化热，致小肠无以分清泌浊，大肠传导失司，发为泄泻。慢性结肠炎的病位在大肠，涉及肝、脾、胃、肾、小肠、三焦等脏腑。目前对于慢性结肠炎的治疗，多以疏肝解郁，健脾补肾为主，然本病的发生与肺功能失常亦密切相关。中医学认为"肺与大肠相表里"，二者五行属金，同气相求，二者一脏一腑、一阴一阳，通过经脉络属建立阴阳表里关系，肺与大肠在气机升降、水液代谢及水谷传导上相互交通，生理上相互关联，病理上相互影响。《素灵微蕴》言："肺与大肠表里同气，肺气化精，滋灌大肠，则肠滑便易。"《症因脉治》载："肺气不清，下遗大肠，则腹乃胀。"《黄帝内经灵枢集注》载："大肠为肺之腑而主大便，邪痹于大肠，故上则为气喘争。故大肠之病，亦能上逆而反遗于肺。"

肺主一身之气，"诸气者皆属于肺"，由肺气运动产生宣发和肃降功能，与大肠传导功能息息相关。本案患者便黄而臭不成形，肛周灼热疼痛，有肿物脱出，说明久泻后中气已虚，大肠传导失司，但湿热蕴结仍胶着不化。处方选用肺俞、大椎、风门，意在宣肺理气，升降同调，一方面升提下陷之中气，另一方面消导肠道壅滞之湿热浊邪；患者初发本病因进食辛辣之物导致腹泻，后泄泻间作，脾气受损，本次复因进食不慎导致症状加重，脾胃虚极，故见精神欠佳，下腹隐痛时作，纳食减少。方中伍用胃之募穴中脘、胃之下合穴足三里，重在健脾和胃，补中益气；脾经合穴阴陵泉五行属水，最宜健脾理气，清利湿热；中脘、足三里、阴陵泉又能培土生金，调理气机枢纽；大肠俞、天枢二穴俞募配伍，气相通应、疏导肠腑。单用针刺上述诸穴，共奏清热利湿，固肠止泻之功。